Digital Dentistry

쉽게 배우는
디지털 치의학

저자 하석민 · 김지현 · 백채환 · 이재성 · 정명진 · 한지상
강정인 · 김지영 · 윤경옥 · 윤미숙 · 이승훈 · 장지언 · 정명희
정임희 · 정화영 · 조세림 · 지민경 · 최규영 · 최미숙 · 최혜정

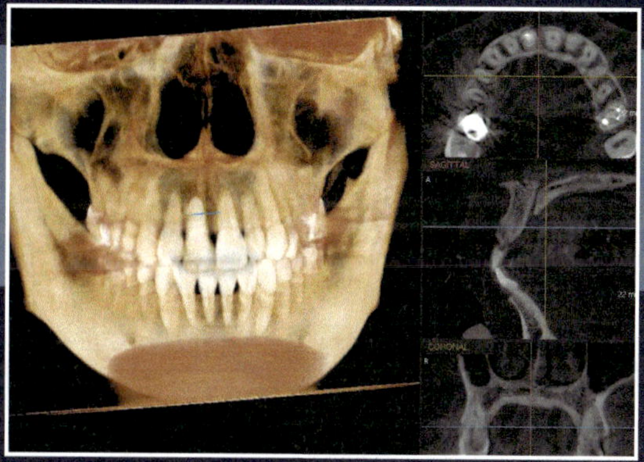

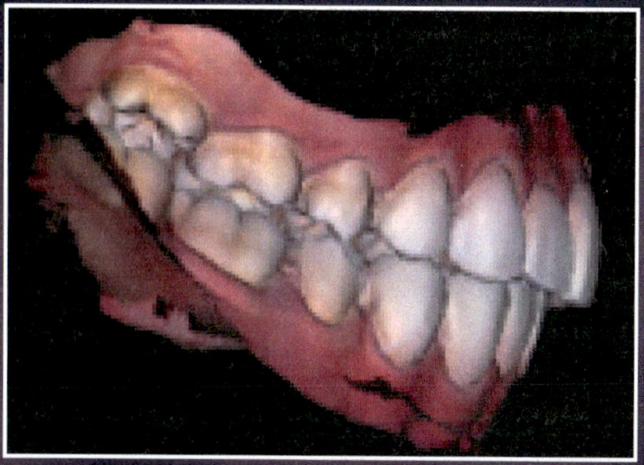

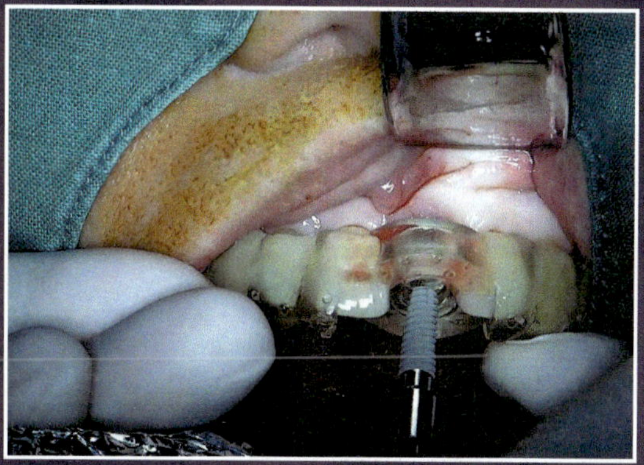

의학교육

편집위원

- **하석민** | 강남역 젊어지는 치과 대표원장
- **김지현** | 강남역 젊어지는 치과 구강관리센터장
  카톨릭대학교 임상치과대학원 외래교수
- **백채환** | 뉴삼성치과 원장
- **이재성** | 서울이건치과 원장
- **정명진** | 가디언즈치과 대표원장
- **한지상** | 바로드림치과 원장
  안산대학교 치위생과 겸임교수

집필진

강정인	호남대학교 치위생학과
김지영	경남정보대학교 치위생과
윤경옥	신성대학교 치위생과
윤미숙	신한대학교 치위생학과
이승훈	삼육보건대학교 치위생과
장지언	수성대학교 치위생과
정명희	송호대학교 치위생과
정임희	을지대학교 치위생학과
정화영	영동대학교 치위생과
조세림	영남이공대학교 치위생과
지민경	호원대학교 치위생학과
최규영	강동대학교 치위생과
최미숙	안동과학대학교 치위생과
최혜정	연성대학교 치위생과

머리말

치의학 분야에서 디지털 기술의 도입은 진료 방식을 혁신적으로 변화시켰으며 임상과정 전반에 걸쳐 정확성과 효율성 및 환자에 대한 의료 서비스의 질을 한층 더 향상시켰습니다.

디지털 치의학은 영상처리 기술, 3D 시뮬레이션, CAD/CAM 기술 및 AI와 빅데이터(big data) 분석의 발전에 의해 급격히 발전하였습니다. 미래 사회는 인간이 하던 일을 인공지능 AI와 로봇이 대신하게 될 것입니다. 앞으로 치과 의료진들이 갖추어야 할 덕목은 세세한 작업을 잘하는 기술적인 능력뿐만 아니라 빅데이터를 해석하고 활용하는 능력, AI를 활용하여 새로운 길을 개척하는 능력, 로봇 등의 자동화 시스템을 활용하고 관리하는 능력 등이 더 중요해질 것입니다.

또한, 미래에는 인간의 평균 수명이 연장됨에 따라 치과의료의 수요도 더욱 증가할 것으로 예측되어, 치의학의 각 분야에서 새로운 능력을 갖춘 우수한 인재가 더 필요해질 것입니다. 이에 디지털 치의학은 우리의 미래를 바꾸는 데에도 큰 도움을 줄 것으로 생각됩니다.

이러한 디지털 치의학의 발전과 함께 치과위생사도 예전과는 다른 새로운 역량이 요구되고 있습니다. 기존의 역량에서 벗어나 디지털 치의학에 대한 새로운 지식의 습득과 이해를 바탕으로 한 디지털 기기의 활용 및 관리와 데이터 처리 등의 중요한 임무를 포함하게 되었습니다.

이 책이 대학교에서 디지털 치의학을 처음 접하는 치위생(학)과, 치기공(학)과 학생들을 비롯해 치과위생사, 치과기공사 등 치과의 여러 분야에서 활동하시는 분들에게 디지털 치의학의 길잡이가 되는 유용한 책이 되었으면 합니다.

● 이 책의 구성 ●

- 1장 디지털 치의학의 개요 및 디지털 치의학에서의 치과위생사의 역할
- 2장 치과임상사진의 종류 및 촬영 실습, 평가, 편집 및 정리
- 3장 CBCT의 원리와 특징 및 주요 활용 분야, 촬영 순서 및 주의사항
- 4장 구강 스캐너, 모델 스캐너, 안면 스캐너, 구강 스캔 실습
- 5장 CAD/CAM의 정의 및 CAD/CAM 소프트웨어, 치과용 밀링기, CEREC 시스템의 이해
- 6장 3D 프린터의 작동 원리 및 유형, 주요 응용 분야, 출력 실습
- 7장 디지털 치의학의 응용(전자차트, 임시치아, 임플란트, 임시의치, 투명교정, 스플린트)

이 책이 출간되기까지 함께 애써주신 저자분들과 도서출판 의학교육 대표님을 비롯해 편집부에 감사의 마음을 전합니다.

대표저자 하석민

목차

Chapter 01 서론

Chapter 03 치과용 CT(CBCT)

Chapter 04 스캐너

Chapter 05 CAD/CAM의 적용

Chapter 06 3D 프린터

Chapter 07 디지털 치의학의 응용

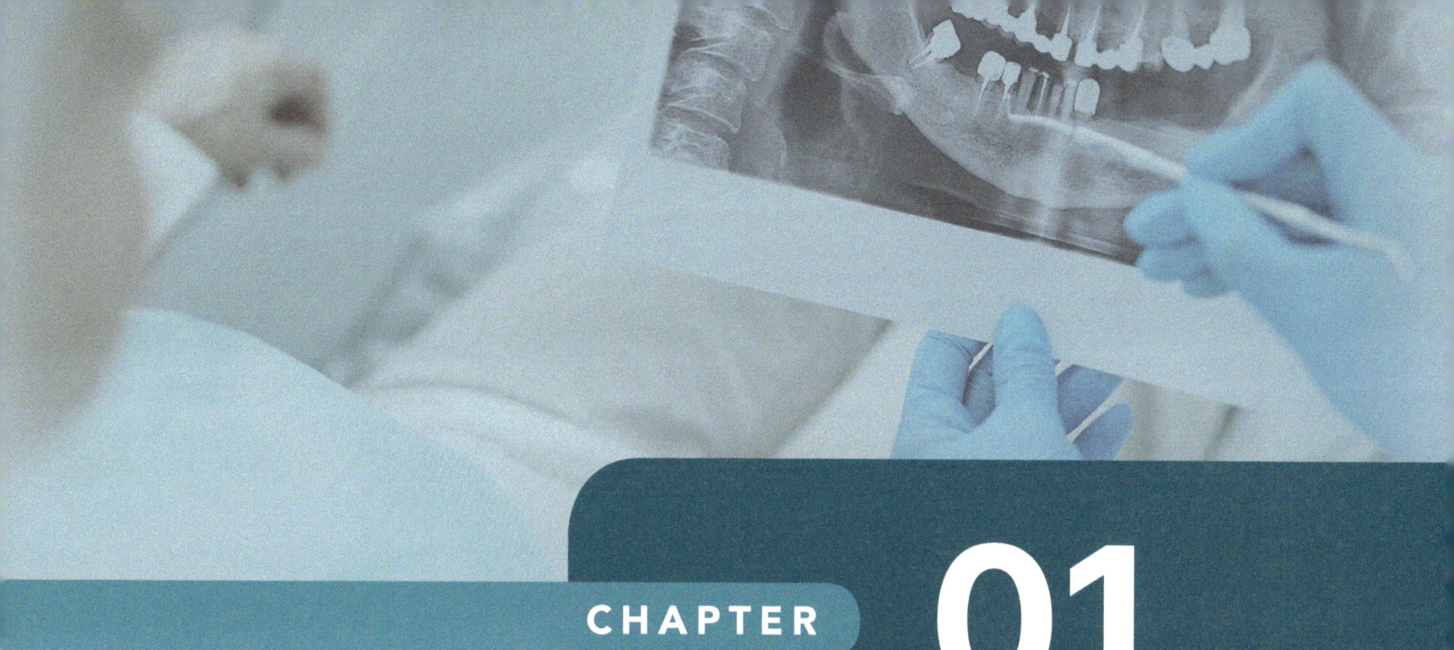

CHAPTER 01

서론

CHAPTER

01 서론

학습목표

- 디지털 치의학의 개념과 기술을 이해하고, 아날로그와의 차이를 분석하여 디지털 치의학이 치과 진료 과정에 미치는 영향을 파악한다.

01 디지털 치의학의 개념

1. 디지털 치의학의 정의

디지털 치의학(Digital Dentistry)은 진단, 치료계획 수립, 보철물 제작, 치료 후 관리에 이르기까지 모든 진료 단계에서 다양한 디지털 기술을 사용하여 정확하고 효율적인 진료를 제공하는 접근 방식이다.

디지털 치의학은 데이터 기반의 맞춤형 치료와 치료 정확도 및 효율성 개선을 통해 환자 만족도를 높이는 것을 목표로 한다.

디지털 치의학의 핵심 장비에는 구강 스캐너, CBCT, CAD/CAM 등이 있으며, 이 장비들은 진료의 모든 과정에서 유기적으로 연계되어 데이터 중심의 치료를 가능하게 한다.

2. 디지털 치의학의 필요성

디지털 치의학의 도입은 정확한 진단과 치료, 효율적인 시간 관리, 환자 맞춤형 데이터 관리라는 세 가지 주요 이점을 제공한다.

(1) 정확한 진단과 치료

디지털 기술로 오차를 줄이고 진료 과정을 시각화함으로써 치과의사와 환자 간의 소통이 강화되고 치료의 신뢰성이 높아진다.

(2) 효율적인 시간 관리

디지털 진료는 진단과 제작 속도를 높여 전체 진료 시간을 단축시킴으로써 환자 대기 시간이 줄어들고 진료 효율이 향상된다.

(3) 환자 맞춤형 데이터 관리

디지털 데이터는 지속적인 기록과 관리가 용이하여 장기적인 구강건강관리와 맞춤형 치료 제공이 가능하다.

3. 디지털 치의학의 변화와 효과

디지털 치의학의 도입은 치과의사, 치과기공사, 치과위생사의 역할에 긍정적인 변화를 일으키며, 임상 과정 전반의 정확성과 효율성을 높였다.

치과의사는 디지털 데이터를 활용해 정밀한 치료 계획을 세우고 환자와의 소통을 강화하며, 치과기공사는 CAD/CAM과 3D 프린팅 기술로 보철물을 신속하게 제작하여 작업 부담을 줄일 수 있다. 치과위생사는 디지털 장비 관리와 환자 교육을 통해 진료의 질을 높일 수 있다. 또한, 디지털 데이터는 정보 전달을 신속하고 정확하게 하며, 보관과 수정이 용이해 진료의 일관성 유지에도 기여한다.

4. 디지털 치의학과 아날로그 치의학의 비교

항목	디지털 치의학	아날로그 치의학
데이터 처리 방식	디지털 스캔 및 3D 데이터 기반	물리적 인상채득 및 수작업 중심
모델 제작	가상 모델 생성	석고 모델 사용
보철물 제작	CAD/CAM 시스템을 통한 자동화 제작	수작업에 의한 제작
정확도 및 오차	높은 정밀도, 오차 감소	인상채득 및 제작 과정에서 오차 발생 가능성 존재
진료 효율성	공정 간소화로 진료시간 단축	여러 수작업 단계 필요, 시간 소요
데이터 저장 및 공유	디지털 데이터의 저장 및 전송 용이	물리적 자료 보관, 공유 어려움
초기 비용	초기 장비 투자 비용이 큼	비교적 낮은 초기 비용
의료진 적응도	기술 습득 필요, 변화에 대한 적응 요구	기존 방식에 익숙한 의료진에게 친숙

02 디지털 치의학의 기술적 배경

디지털 치의학은 영상 처리 기술 및 3D 시뮬레이션, CAD/CAM 기술, 그리고 AI와 빅데이터 분석의 발전에 의해 급격히 발전하였다.

(1) 의료 영상 처리 기술

CBCT와 같은 장비에 의해 구강 및 악골의 구조가 3D로 시각화되어 임플란트와 교정 치료의 성공률을 높이고 있다.

(2) CAD/CAM 기술

컴퓨터 보조 설계(CAD)와 제작(CAM) 기술이 보철물 설계를 자동화하여 정확하고 일관된 보철물을 효율적으로 제작할 수 있게 되었다.

(3) AI와 빅데이터 분석

AI와 머신러닝 기술을 통해 구강 데이터를 기반으로 환자의 위험 요소를 예측하고, 맞춤형 치료계획을 수립할 수 있게 되었다.

03 디지털 치의학의 핵심 기술 및 임상적 적용

1. 구강 스캐너(Intraoral Scanner)

구강 스캐너는 치과 진료에서 기존의 물리적 인상채득을 대체하는 디지털 장비로, 환자의 구강을 3D 디지털 이미지로 변환하는 장비이다.

(1) 장점

- 인상재를 사용하지 않아 환자의 불편을 줄일 수 있다.

- 데이터를 즉시 디지털 형식으로 저장해 치과 기공소나 다른 진료실로 전송할 수 있다.
- 인상채득 변형을 최소화해서 더욱 정확한 결과를 얻을 수 있다.

(2) 적용 분야

- 보철, 교정, 임플란트, 치주질환 진단 및 치료계획 등 다양한 영역에서 구강 구조를 정확하게 측정하는 데 사용된다.

2. CBCT(Cone Beam Computed Tomography)

CBCT는 환자의 구강 및 악골 구조를 3D로 제공하여 임플란트와 복잡한 외과적 시술을 정밀하게 계획할 수 있게 하는 장비이다.

(1) 장점

- 3D 영상을 통해 구강과 악골 구조를 정확하게 시각화함으로써 임플란트 위치와 각도를 정확하게 계획할 수 있어 안전성과 성공률을 높인다.
- 진단 정밀도가 높아서 치료계획 수립과 환자와의 의사소통에 효과적이다.

(2) 적용 분야

- 임플란트, 교정 치료, 치주수술 및 외과적 시술의 진단 및 치료 계획 수립에 사용된다.

3. CAD/CAM(Computer-Aided Design/Computer-Aided Manufacturing)

CAD/CAM 시스템은 디지털 데이터를 기반으로 보철물 설계(CAD) 및 제작(CAM) 과정을 자동화하여 보철물 제작을 빠르고 정확하게 진행할 수 있도록 돕는다.

(1) 장점

- 디지털 설계로 정밀한 보철물 제작이 가능하며 빠르고 일관된 결과물을 제공한다.

(2) 적용 분야

- 크라운, 브릿지, 임플란트 지대주, 맞춤형 교정장치 제작 등 다양한 보철물에 사용된다.

4. 3D 프린터(Printer)

3D 프린터는 디지털 모델 데이터를 바탕으로 (임시)보철물과 수술 가이드를 적층 방식으로 출력하는 장비로, 빠르고 정밀한 제작이 가능하다.

(1) 장점

다양한 재료를 사용하여 자동화된 제작이 가능하고 수술 가이드 제작에 매우 유용하다.

(2) 적용 분야

임플란트 수술 가이드, 교정 장치, 진단용 모델 제작에 사용된다.

5. 밀링머신(Milling Machine)

밀링머신은 CAD 데이터를 기반으로 보철물을 절삭, 가공하여 제작하는 장비로 주로 지르코니아, 금속, 레진 등의 재료를 사용한다.

(1) 장점

정밀한 맞춤형 보철물을 제작하며 표면 마감이 우수하다.

(2) 적용 분야

크라운, 브릿지, 임플란트 지대주 및 맞춤형 보철물 등에 사용된다.

04 디지털 임상 워크플로우 비교

1. 교정 치료의 워크플로우

디지털 교정 치료는 구강 스캐너로 환자의 구강을 스캔하여 정확한 디지털 데이터를 얻은 후, 소프트웨어를 통해 치료 계획을 수립하고 3D 프린터로 교정 장치를 제작하는 방식이다. 이를 통해 기존 아날로그 방식보다 더 정밀하고 빠르게 장치를 제작할 수 있다(표 1-1).

표 1-1 **교정 치료의 워크플로우**

아날로그 방식	디지털 방식
물리적 인상채득	구강 스캐너로 디지털 인상채득
↓	↓
석고 모델 제작	3D 모델 생성
↓	↓
교정 장치 수작업 제작	CAD로 교정장치 설계
↓	↓
교정 장치 장착	3D 프린터를 통한 장치 제작
	↓
	교정 장치 장착

2. 보철 치료의 워크플로우

디지털 보철 치료는 구강 스캐너를 사용하여 인상을 채득한 뒤, CAD/CAM 시스템을 통해 보철물을 디자인한 다음 밀링머신이나 3D 프린터로 보철물을 제작하여 환자에게 장착하게 된다(표 1-2).

표 1-2 **보철치료의 워크플로우**

아날로그 방식	디지털 방식
물리적 인상채득	구강 스캐너로 디지털 인상채득
↓	↓
석고 모델 제작	CAD로 보철물 디자인
↓	↓
보철물 수작업 제작	밀링머신/3D 프린터로 보철물 제작
↓	↓
보철물 장착	보철물 장착

3. 임플란트 치료의 워크플로우

디지털 임플란트 치료는 CBCT와 구강 스캐너로 구강 데이터를 수집하고, 소프트웨어에서 3D로 임플란트 식립 위치를 계획한다. 그 다음 3D 프린터로 수술 가이드를 제작하여 정밀한 임플란트 식립을 가능하게 한다(표 1-3).

표 1-3 임플란트 치료의 워크플로우

아날로그 방식	디지털 방식
물리적 인상채득	CBCT와 구강 스캐너로 데이터 수집
↓	↓
임플란트 치료 계획 수립	소프트웨어로 3D 치료 계획 수립
↓	↓
수술 가이드 제작	3D 프린터로 수술 가이드 제작
↓	↓
임플란트 식립	디지털 가이드를 이용한 정밀 식립

05 디지털 치의학의 최신 연구 동향 및 미래 전망

1. 최신 연구 동향

(1) AI 기반 자동 진단

AI로 구강 스캔 데이터를 분석하여 충치 및 치주질환을 자동으로 진단하는 시스템이 개발되고 있다.

(2) 증강현실(AR) 및 가상현실(VR)

시술 과정과 결과를 시각화하고 수술 시뮬레이션을 통해 안전성과 정확성을 높이는 기술이 활용되고 있다.

(3) 디지털 데이터 통합 플랫폼

다양한 디지털 장비의 데이터를 통합, 관리하여 정밀한 맞춤형 진료를 지원하는 플랫폼이 개발되고 있다.

2. 미래 전망

(1) 의료 로봇 도입

로봇을 통한 임플란트 수술로 정밀한 치료가 가능해져 치과의사의 작업 부담을 줄이고 치료의 정확도를 높일 수 있다.

(2) 예방적 치과진료 강화

데이터 분석으로 질환 발생 가능성을 예측하고, 조기 예방 진료를 강화하여 환자의 구강건강을 더욱 견고하게 유지하는 방향으로 발전할 것이다.

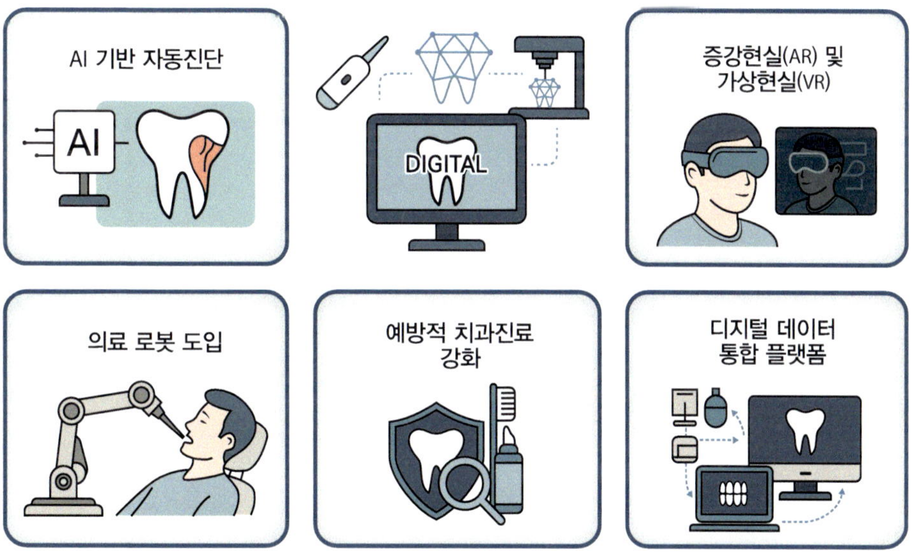

06 디지털 치의학의 사회적 영향

1. 환자에게 미치는 영향

(1) 편리성 증대

구강 스캐너에 의한 인상 채득이 간편해지고, 3D 스캔을 통해 구강 내를 정밀하게 측정함으로써 임플란드, 브릿지, 의치 등의 치료를 정밀하고 빠르게 진행함으로써 환자의 불편이 줄어든다.

(2) 진료의 접근성 향상

데이터 기반 진료로 원격 진단 및 협진이 가능해져, 지방이나 해외에 거주하는 환자도 원활하게 진료를 받을 수 있다.

2. 치과계에 미치는 영향

(1) 치과위생사와 치과기공사의 역할 변화

디지털 기기 관리와 데이터 처리, 환자 교육 등 다양한 역할을 수행하며, 보다 전문적인 직무 수행이 가능해졌다.

(2) 디지털 기술의 표준화 필요성

장비 간 데이터 호환성과 통합적 관리가 중요해지면서 디지털 치의학의 표준화가 중요한 과제가 되고 있다.

07 디지털 치의학의 장·단점

1. 디지털 치의학의 장점

(1) 정밀성과 일관성 향상

- 디지털 장비들은 정밀한 데이터를 기반으로 진료 계획을 수립하여, 치과 보철물의 정확성과 일관성을 높인다.
- 구강 스캐너와 CBCT를 사용하여 구강 내부를 3D로 시각화하고, 오차를 줄여 환자 맞춤형 진료를 가능하게 한다.

(2) 진료 속도와 효율성 개선

- CAD/CAM 시스템과 3D 프린터, 밀링머신을 통해 보철물 제작 시간이 크게 단축된다. 이는 환자와 의료진 모두의 시간을 절약하여 빠른 진료 회전율을 가능하게 한다.
- 기존의 아날로그 방식에서 필수적이던 인상 채득, 석고모델 제작 과정이 디지털 방식으로 간소화되어 전체 진료 시간이 줄어든다.

(3) 환자의 경험과 만족도 향상

- 구강 스캐너는 인상재를 사용하지 않으므로 환자에게 구역반사 등의 불편함을 주지 않는다.
- 디지털 치의학 기술로 진료과정을 시각화하여 설명함으로써 환자가 치료 계획과 과정에 대해 쉽게 이해하고 신뢰를 높일 수 있다.

(4) 디지털 데이터의 저장과 관리 용이

- 디지털 방식으로 구강 데이터와 진료 계획을 저장하여 장기적인 기록 보관과 관리가 용이하다.
- 다른 병원과의 데이터 공유가 가능하여 협진에 유리하며, 진료의 연속성과 일관성을 유지할 수 있다.

2. 디지털 치의학의 단점

(1) 고비용

- 구강 스캐너, CBCT, CAD/CAM, 3D 프린터 등 첨단 디지털 장비의 초기 도입 비용이 높고, 유지 보수 등에 비용이 많이 발생한다.
- 기술이 빠르게 발전하면서 최신 장비로의 교체가 필요한 경우도 많아 지속적인 투자 부담이 발생할 수 있다.

(2) 기술적 의존성과 기기 고장 위험

- 디지털 기기에 의존도가 높아지면서 소프트웨어나 하드웨어에 오류가 발생할 경우 진료 과정에 지장을 초래할 수 있다.
- 장비의 정기적인 점검과 기기 고장이 발생했을 때 즉각적인 수리가 가능하도록 유지 관리 체계를 갖추어야 한다.

(3) 숙련된 기술의 필요성

- 디지털 장비와 소프트웨어 사용에 대한 학습과 지속적인 교육이 필요하다. 의료진이 새로운 기술과 기기를 능숙하게 다루기 위해서는 추가적인 시간과 비용이 요구된다.
- 일부 치과 종사자에게는 기기의 조작이나 데이터 관리가 높은 진입 장벽이 될 수 있다.

(4) 표준화 부족

- 디지털 치의학 장비와 소프트웨어가 다양하게 발전하면서 장비 간 데이터 호환성에 대한 표준화가 부족한 상황이다. 이에 따라 기기 간 데이터 전송에 문제가 발생할 수 있다.

08 디지털 치의학에서의 치과위생사의 역할

디지털 치의학의 확산과 함께 치과위생사의 역할은 기존의 진료 협조에서 벗어나 디지털 기기의 관리와 데이터 처리, 환자 교육 등의 중요한 임무를 포함하게 되었다.

(1) 디지털 기기 관리와 운영

- 치과위생사는 구강 스캐너, CBCT, 밀링머신, 3D 프린터 등 다양한 디지털 장비를 관리하고 최상의 상태로 유지하여 진료가 원활히 이루어지도록 협조한다.
- 기기의 설정을 맞추고 데이터 캡처 및 저장 과정을 지원하며, 정기적인 유지 · 보수와 점검을 통해 장비 오류를 최소화하는 역할을 수행한다.

(2) 데이터 처리 및 관리

- 디지털 기기를 통해 수집된 구강 데이터를 정확하게 기록하고 관리하며, 진료 과정에서 발생한 데이터를 치과의사와 공유해 치료계획 수립에 도움을 준다.
- 디지털 데이터는 환자 기록으로 보관되므로 치과위생사는 해당 데이터를 정리하고 장기적으로 관리할 수 있는 체계를 구축하는 역할도 한다.
- 디지털 데이터를 안전하게 저장하고 공유하며, 데이터 관리에 필요한 소프트웨어를 운용하는 역할을 수행한다.

(3) 환자 교육과 커뮤니케이션

- 디지털 장비를 활용하여 치료 계획과 과정을 환자에게 시각적으로 설명하여 이해도를 높이고, 치료에 대한 신뢰를 쌓는다.
- 구강 스캔 이미지와 CBCT 영상 등을 통해 환자가 자신의 구강 상태를 쉽게 이해할 수 있도록 돕고, 디지털 진료 과정에 대한 교육을 담당한다.
- 특히 교정 치료, 임플란트 치료와 같은 장기적인 치료에서는 환자에게 디지털 치료의 과정과 필요성에 대해 충분히 설명하여 적극적인 협조를 이끌어낸다.

(4) 디지털 진료 과정에서의 협력 역할

- 치과위생사는 의사, 치과기공사와의 협력 하에 디지털 진료 데이터를 효과적으로 전달하고, 팀워크를 통해 진료 과정이 원활하게 진행되도록 한다.

- 보철물이나 교정장치 제작 과정 등에서 데이터의 정확한 전달과 관리가 중요한 역할을 하므로 다른 팀원들이 데이터를 활용할 수 있도록 필요한 정보를 정리하고 공유하는 역할을 한다.

(5) 디지털 기술에 대한 지속적 학습과 관리

- 새로운 디지털 장비와 소프트웨어가 도입될 때마다 치과위생사는 이를 효율적으로 다루기 위해 학습하고 기술을 습득해야 한다.
- 디지털 치의학의 기술 발전이 빠르기 때문에 치과위생사는 지속적인 교육과 훈련을 통해 최신 기기와 시스템을 숙련도 있게 다룰 수 있어야 한다.

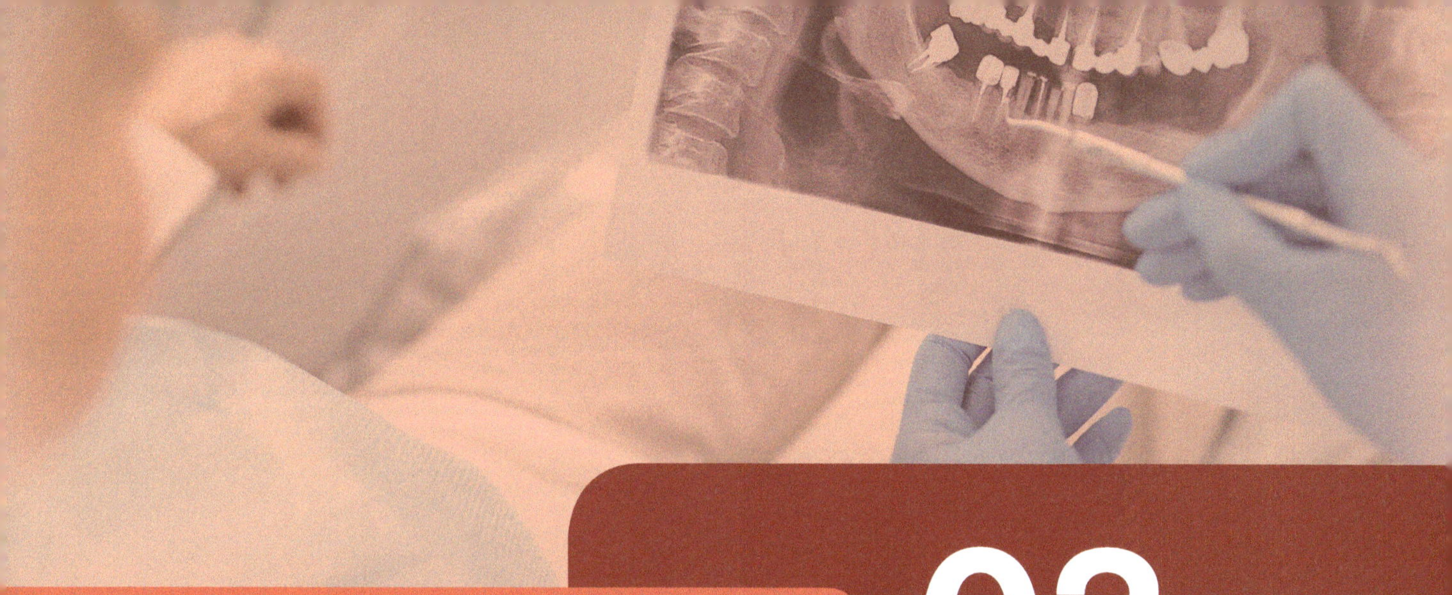

CHAPTER 02

치과 임상 사진

CHAPTER

02 치과 임상 사진

학습목표

- 치과에서 사진 촬영을 하는 이유를 이해하고 목적에 맞는 사진을 직접 촬영할 수 있는 요령을 익힌다.

01 치과 임상 사진의 종류

치과에서 촬영하는 임상 사진은 크게 구내 사진과 구외 사진으로 나뉘는데, 진료 과정에서 각각 다양한 정보를 제공하고, 진단과 치료 계획의 정확성을 높이기 위한 필수적인 자료로 활용된다.

(1) 구내 사진(Intraoral photography)

구내 사진은 환자의 구강 내부를 촬영하여 다음과 같은 경우에 주로 사용된다.

① 치아우식, 마모, 치주질환 진단 및 기록

② 교정 진단 및 교정 치료 계획 수립

③ 보철물 적합성 및 임플란트 상태의 평가

(2) 구외 사진(Extraoral photography)

구외 사진은 환자의 얼굴 및 턱 외부를 촬영하여 다음과 같은 경우에 주로 사용된다.

① 얼굴과 치열의 조화를 확인하여 심미적 요소 평가

② 턱과 얼굴의 비대칭, 턱의 위치, 입술과 턱선의 조화 등의 평가

③ 치아 배열 및 교합 상태 평가(기능 평가)

02 치과 임상 사진의 촬영 목적

치과 임상에서 사진 촬영은 진단과 치료 과정을 지원하는 중요한 도구로, 임상적 자료로서 중요한 역할을 한다. 구강 내부(구내 사진)와 외부 사진(구외 사진)은 환자의 상태를 시각적으로 보여줌으로써 진료의 정확성을 높이고, 치료 효과를 객관적으로 평가하는 데 도움을 준다.

(1) 진단과 치료계획 수립

임상 사진을 통해 환자의 구강 상태를 세밀하게 파악할 수 있어 정확한 진단과 치료 계획 수립에 도움을 준다.

(2) 치료 전 · 후의 비교

치료 전과 후의 상태를 촬영함으로써 결과를 명확하게 비교하고, 치료의 효과를 객관적으로 평가할 수 있다. 이는 특히 보철물의 적합성이나 치주 치료 후 회복 상태 등을 확인하는 데 유용하다.

(3) 환자 상담 및 교육

임상 사진을 이용해 환자에게 자신의 구강 상태를 시각적으로 설명할 수 있어, 치료 필요성을 이해시키고 치료 과정에 대한 동의를 얻는 데 도움이 된다. 또한, 치료 방법에 대한 교육도 효과적으로 전달할 수 있다.

(4) 치료 기록 보관

임상 사진은 환자의 치료 과정을 문서화하는 데 중요한 역할을 한다. 치과 치료는 여러 단계로 이루어지기 때문에, 치료 후 의료분쟁이 발생하였을 경우에는 법적, 의료적 증거로도 활용될 수 있다.

(5) 임상 연구 및 학술적 활용

임상 사진은 연구 자료로 사용되거나 학술 발표, 논문 작성에 유용하게 활용된다. 치의학의 발전을 위해 임상 사례를 공유하거나 새로운 치료법을 증명하는 데도 중요한 자료가 된다.

(6) 종사자 간 커뮤니케이션

복잡한 치료 계획을 세우거나 다른 전문가와 협진이 필요한 경우 임상 사진을 통해 정확한 상태를 전달할 수 있어 치과 종사자들 간의 효과적인 커뮤니케이션이 가능하다.

(7) 심미적 평가

특히 보철물의 경우 심미성을 평가하는 데 사진 촬영이 필수적이다. 자연치와의 조화, 치아 형태, 색상 등을 사진으로 기록하여 최종 결과를 시각적으로 확인할 수 있다.

03 치과 임상 사진 촬영에 사용되는 기기

1. 카메라와 렌즈

치과 임상 사진 촬영에서는 DSLR(Digital Single-Lens Reflex) 카메라나 미러리스(Mirrorless) 카메라가 주로 사용되는데(그림 2-1, 2-2), 해상도가 높고 우수한 초점 제어가 가능해 구강 구조를 정확히 기록할 수 있다는 장점이 있다.

최근에는 구강 내부를 쉽고 빠르게 촬영할 수 있는 구강 카메라(Whicam M, 그림 2-3)와 더불어, 치아 우식 및 크랙(crack), 구강 위생 상태를 생체형광으로 시각화하여 확인할 수 있는 '큐레이(Qray)(그림 2-4)'와 같은 특수 카메라의 사용이 늘어나고 있다. 이 외에도 스마트폰의 경우 좁은 공간에서 조작이 용이해 빠르게 구강 사진을 촬영하는 데 사용하기도 한다(그림 2-5).

DSLR 카메라나 미러리스(Mirrorless) 카메라에 연결하는 렌즈는 환자의 구강 내를 가까운 거리에서 초점을 잡고 선명하게 촬영하기 위해 매크로 렌즈(macro lens)를 사용한다. 보통 60mm, 85mm, 105mm 렌즈가 사용된다. 이 렌즈들은 근거리에서 구강 내부의 미세한 구조와 표면을 선명하게 촬영할 수 있어 치아와 치주 조직을 정밀하게 기록하는 데 유리하다.

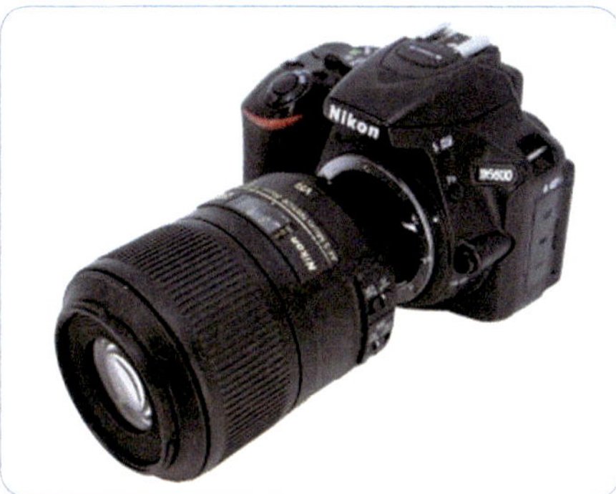

그림 2-1 DSLR 카메라

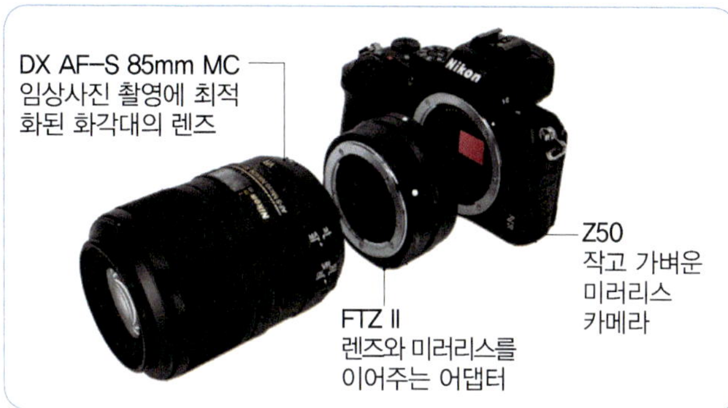
DX AF-S 85mm MC
임상사진 촬영에 최적
화된 화각대의 렌즈
Z50
작고 가벼운
미러리스
카메라
FTZ II
렌즈와 미러리스를
이어주는 어댑터

그림 2-2 Mirrorless 카메라

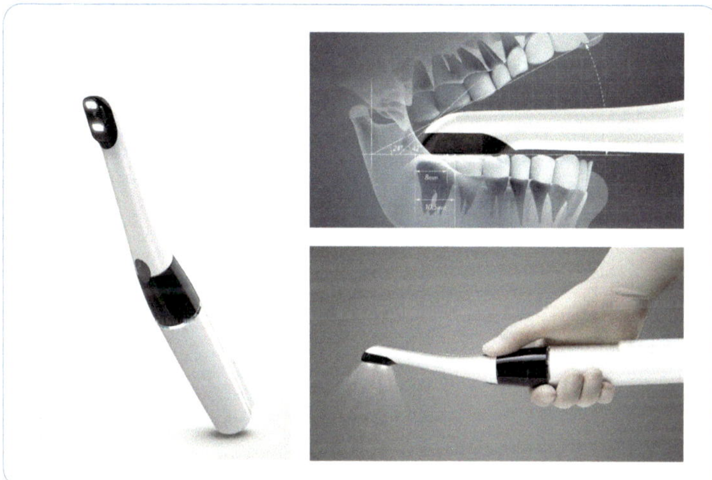

그림 2-3 구강 카메라(Whicam M)

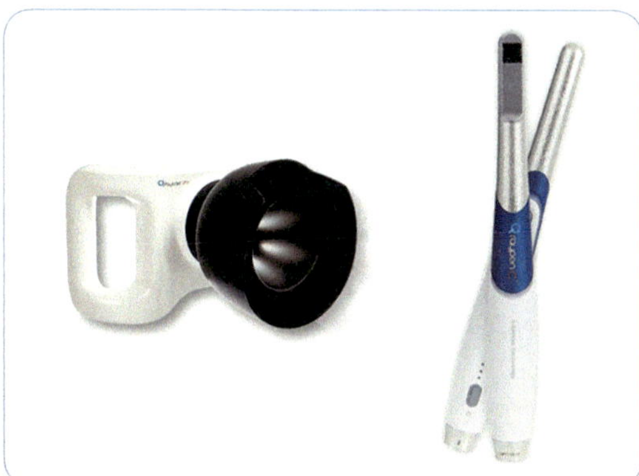

그림 2-4 큐레이(Qray)

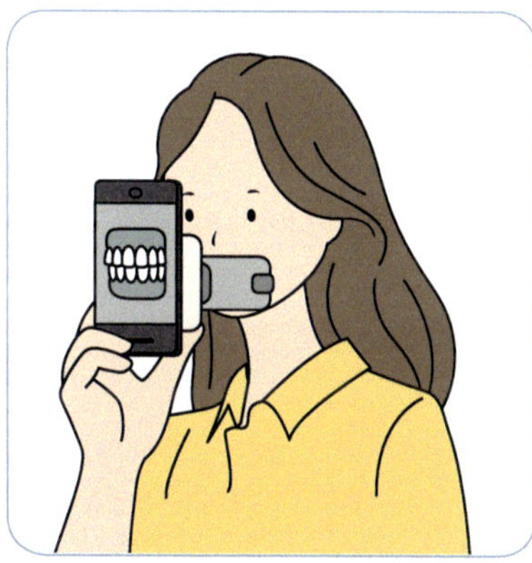

그림 2-5 스마트폰을 이용한 구내 촬영

2. 보조광원

구강 사진 촬영에서는 광량과 광원의 방향을 조절하기 위해 보조광원을 사용한다. 링 플래쉬(ring flash)나 트윈 플래쉬(twin flash)와 같은 일부 보조광원장치를 사용하기도 하고 내장 플래쉬의 발광 경로를 변형하는 장치인 디퓨저(diffuser)를 사용하기도 한다.

링 플래쉬(그림 2-6)는 균일한 조명을 제공하여 그림자를 줄이고, 트윈 플래쉬(그림 2-7)는 각도를 조절해 특정 부위를 강조하는 데 적합하다.

디퓨저(그림 2-8)는 플래쉬 빛을 부드럽게 확산시켜 반사와 그림자를 줄여, 치아의 질감과 색상을 정확하게 표현하는 데 도움을 준다.

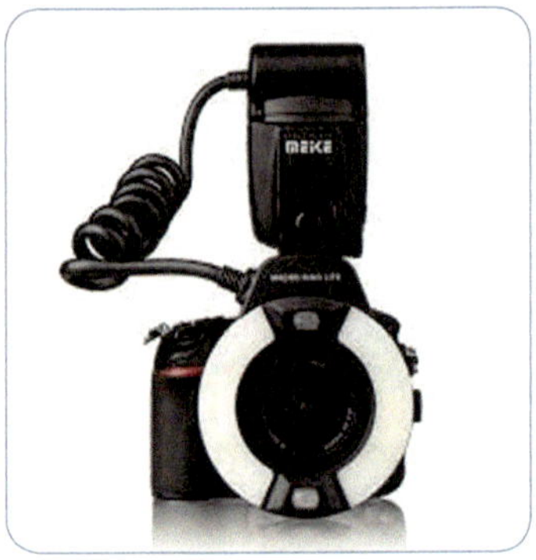

그림 2-6 링 플래쉬

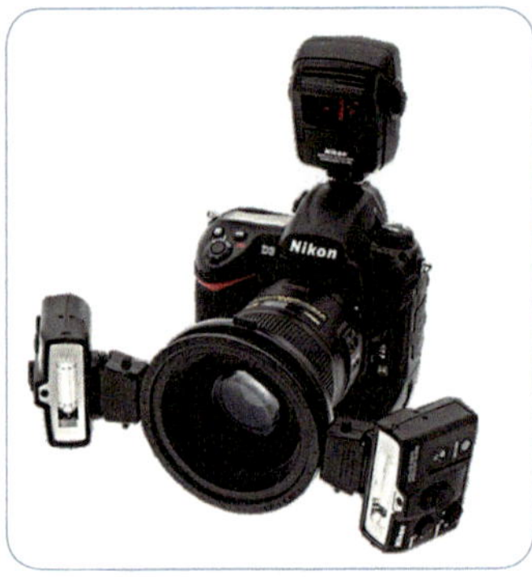

그림 2-7 트윈 플래쉬

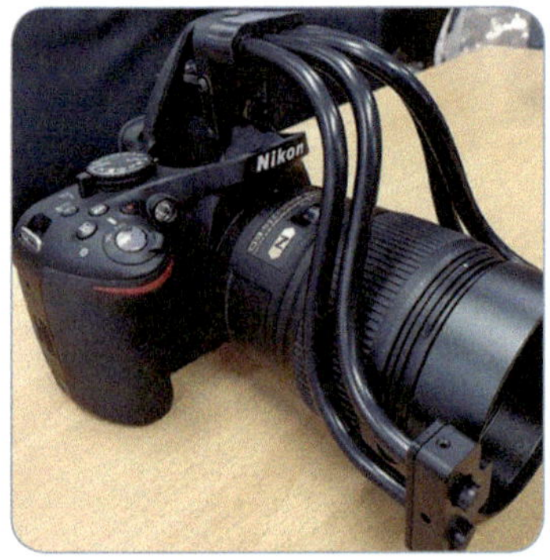

그림 2-8 디퓨저

3. 주변 기자재

사진 촬영 시 구강 내 좁은 공간에서 원하는 부위를 명확하게 촬영할 수 있도록 시야를 확보하고 화질을 개선하기 위해 다양한 기자재가 필요한데 리트랙터(retractor), 미러(mirror), 콘트라스터(contraster) 등이 사용된다.

1) 리트랙터(Retractor)

리트랙터는 입술과 뺨을 당겨 구강 내 촬영 시 시야를 확보하는 도구로, 일반적으로 C형 리트랙터를 많이 사용하는데 입술을 좌우로 당길 때 이용한다. 교합면을 촬영할 때는 J형(리트랙터 또는 hook)을 이용해 입술을 당긴다(그림 2-9).

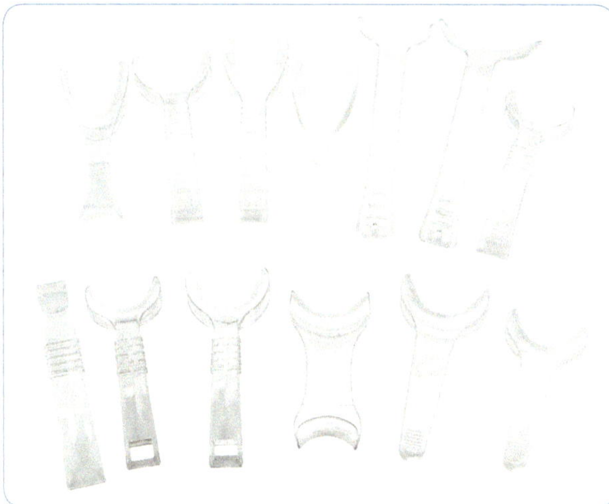

그림 2-9 다양한 형태의 리트랙터

2) 미러(Mirror)

구강 내는 빰과 입술로 둘러싸인 좁은 공간이기 때문에, 그대로 촬영하면 원하는 부위를 정확하게 촬영하기 힘들고 빛이 들어가지 않아 화상이 어두워지기 쉽다. 그러나 미러를 이용하면 원하는 부위를 선명하게 촬영할 수 있다(그림 2-11, 2-12, 2-13).

미러는 교합면, 측면, 설면 등 촬영하고자 하는 부위에 맞는 여러 가지 형태가 있어 필요에 따라 크기와 모양이 다른 것을 사용한다(그림 2-10). 재질은 금속과 유리 재질이 있는데, 금속 미러는 얇고 내구성이 우수하지만 반사율이 낮고 표면에 스크래치가 발생하기 쉽다. 유리 미러는 내마모성이 우수하고 반사율도 높지만, 깨지기 쉽고 이중상이 생길 수 있다.

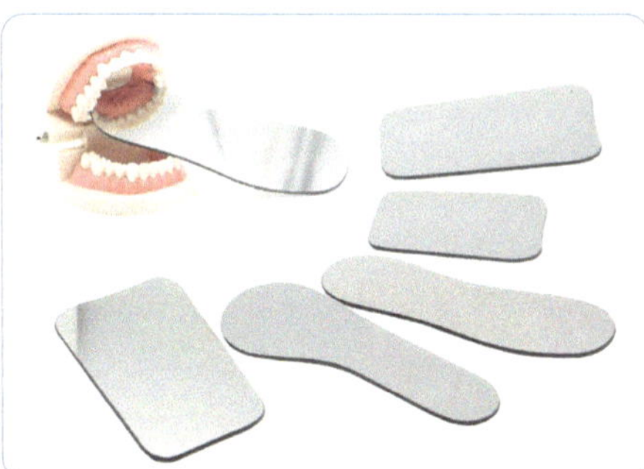

그림 2-10 다양한 형태의 미러

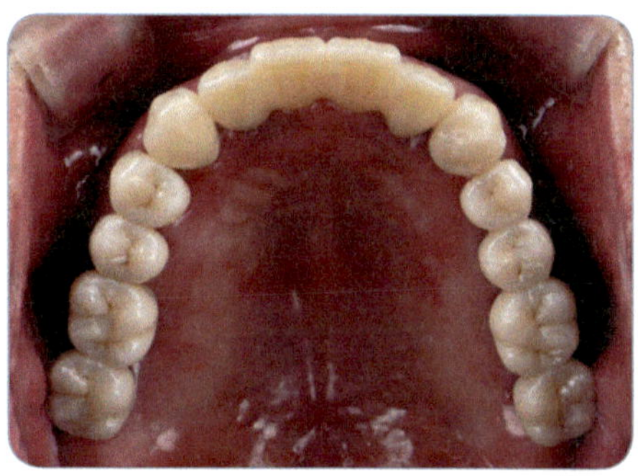

그림 2-11 미러를 이용한 교합면 전체 사진

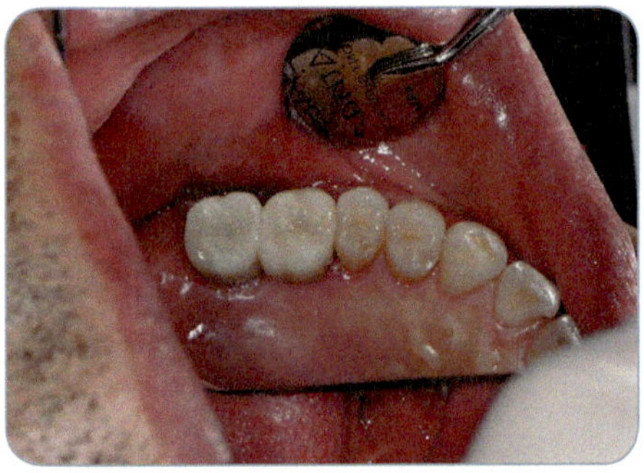

그림 2-12 미러를 이용한 교합면 부분 사진

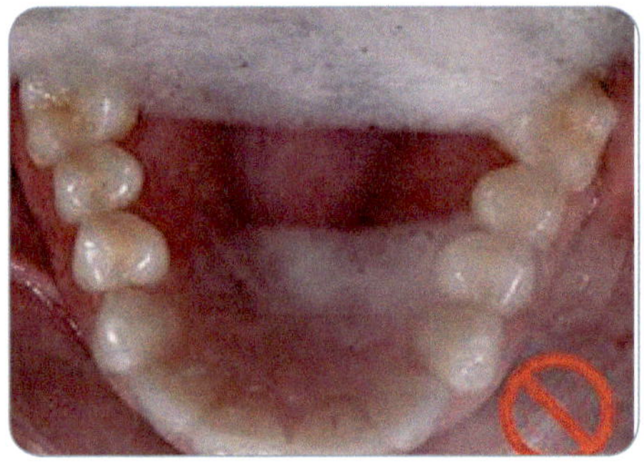

그림 2-13 뿌옇게 된 미러 사진

3) 콘트라스터(Contraster)

콘트라스터는 피사체의 배경을 검게 만들어 피사체를 돋보이게 하는 장비이다. 보통 검은색 실리콘 또는 금속 재질로 만들어지며, 구치부, 전치부에 사용되지만 주로 전치부 사진에서 피사체의 윤곽을 선명하게 강조하는 데 사용된다(그림 2-14, 2-15)

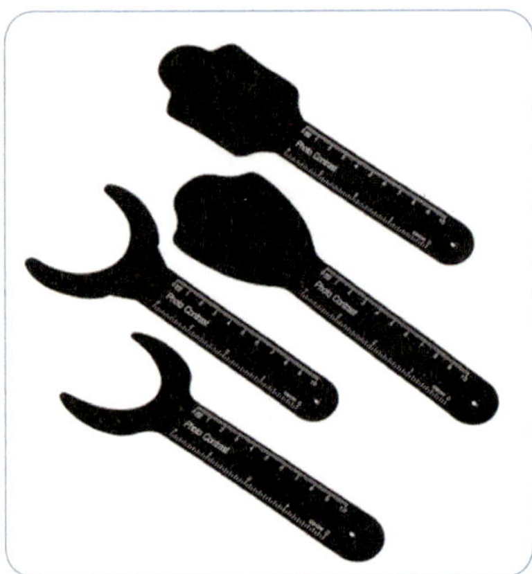

그림 2-14 여러 형태의 콘트라스터

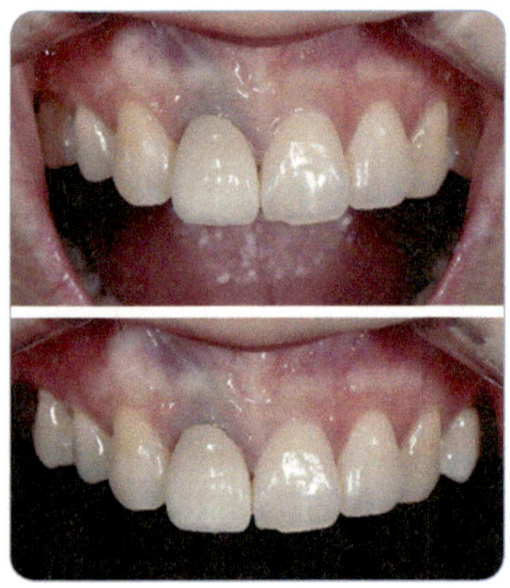

그림 2-15 일반 사진(상)과 콘스타스터 이용 사진(하)

● 미러(금속, 유리)의 관리

〈미러 사용 시 주의사항〉

- 미러를 촬영할 교합면과 45도 각도를 이루도록 넣는다. 이때 환자의 입안에 상처가 나지 않도록 주의한다.
- 환자의 입김에 의해 미러가 흐려질 수 있으니 미리 따뜻한 물에 넣어 미러 표면을 따뜻하게 한 뒤 사용하거나 Air spray를 이용해 촬영한다. FF-Photo를 사용하면 김서림을 방지해 편리하게 촬영할 수 있다.
- 촬영된 결과물은 거울의 반사로 인해 좌우가 바뀌게 되니 추후에 원래의 모습으로 정정한다.
- 스크래치가 생기지 않도록 항상 거울집에 넣어 보관하고 사용 직전에 꺼내서 사용한다.

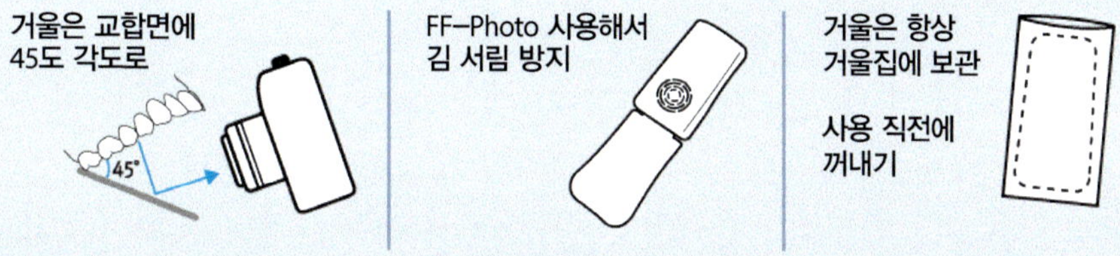
거울은 교합면에
45도 각도로
45°
FF-Photo 사용해서
김 서림 방지
거울은 항상
거울집에 보관
사용 직전에
꺼내기

〈미러의 소독 시 주의사항〉

- 고압멸균 소독을 시행하며 반드시 거울집에 넣고 소독포에 싸서 소독한다. 거울집, 소독포에 싸지 않으면 제품이 손상될 수 있다.
- 고압멸균 소독 시 열선에 닿지 않게 주의한다. 지나치게 높은 온도에 노출되면 손상될 수 있다.
- 화학 소독액에 담그면 얼룩이 생길 수 있다.

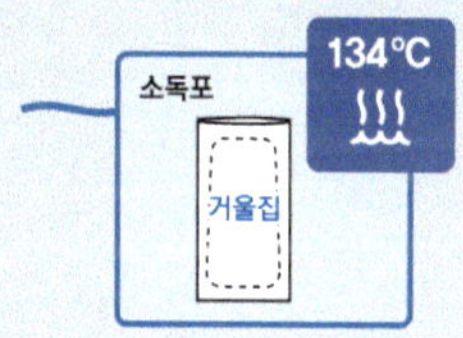
134°C
소독포
거울집

그림 2-16 미러 관리('오성엠앤디와 함께하는 치과 임상 촬영 가이드' 발췌)

04 치과 임상 사진 촬영 실습

치과 임상 사진 촬영을 위한 기기는 다양하지만 주로 DSLR 카메라를 사용하며, 미러리스 카메라 또한 동일한 방법으로 촬영이 가능하다. 여기에서는 DSLR 카메라를 이용한 촬영 방법에 대해 살펴보기로 한다.

1. 촬영 원칙

① 선명도

카메라의 고정, 환자의 고정, 촬영자의 안정된 자세로 사진이 흔들리지 않고 선명해야 한다.

② 균일한 조명

그림자가 생기지 않도록 링 플래쉬나 디퓨저와 같은 보조광원을 활용하여 밝기를 균일하게 유지해야 한다.

③ 일정한 구도와 확대율

동일한 부위를 촬영한 사진은 비교 가능하도록 구도와 확대율을 일정하게 하는 것이 좋다. 자동초점 모드를 활용하면 어떤 거리에서 찍더라도 자동으로 초점이 잡히면서 촬영되기 때문에 편리하지만, 결과적으로 촬영할 때마다 찍히는 범위가 달라지게 된다. 따라서 사진의 규격화를 위해서는 일정한 거리에서만 초점을 잡을 수 있는 수동초점 모드를 활용하는 것이 좋다.

④ 신속성

환자의 불편함을 줄이기 위해 빠른 시간 내에 촬영해야 한다.

⑤ 정보 전달성

촬영 내용이 촬영 의도에 부합하여 진단에 필요한 많은 정보를 확인할 수 있어야 한다.

2. 촬영 준비

1) DSLR 카메라 및 광원 준비

- 보통 DSLR 카메라와 매크로 렌즈, 디퓨저를 많이 사용하며 광원을 조절하면서 사용하기 위해 외장 링 플래쉬나 트윈 플래쉬를 사용하는 경우도 있다.

2) DSLR 카메라 설정

(1) 기본 원리

촬영 시 간단한 기본 원리를 알아두면 촬영 오류에 빠르게 대처할 수 있다.

① 카메라 설정값을 확인한다.

- 바디−M mode 선택, F(조리개값) 22~36, A(셔터스피드) 1/150 이상

② 카메라 설정에서 가장 중요한 두 가지 요소는 조리개값과 셔터스피드이다(그림 2-17).

- 조리개값이 커질수록 심도가 높아져서 피사체가 전체적으로 선명하게 보인다(단, 조리개값이 커질수록 사진은 조금씩 어두워진다)(그림 2-18).
- 셔터스피드는 빠를수록 손떨림으로 인한 흐릿한 사진을 피할 수 있다.

③ 사진 촬영 시 초점이나 밝기가 명확하지 않은 경우 조리개값과 셔터스피드값이 권장 범위 내인지 먼저 확인한다.

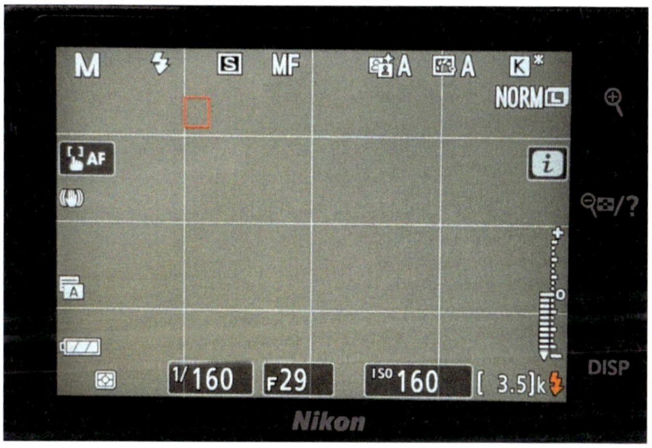

M 모드로 설정
(조리개, 셔터스피드 각각 조절 가능)

셔터스피드: 1/160초
조리개값: F29
MF 모드(수동 초점)

그림 2-17 **카메라 설정값 확인**

● **조리개값**(Aperture value)

조리개란 광학장비에서 카메라 렌즈를 통해 들어오는 빛의 양을 조절하는 장치 또는 구멍의 크기를 말하며 조리개값이란 조리개가 얼마나 열려 있는지를 나타내는 값을 말함

- 숫자(조리개값)가 작을수록 구멍이 크고 많은 빛이 들어오며 숫자가 클수록 구멍이 작고 적은 빛이 들어옴
- 사진의 심도(depth of field)에도 영향을 주어 조리개를 조이면(높은 F값) 더 넓은 범위에 초점이 맞고, 조리개를 열면(낮은 F값) 초점이 맞는 범위가 얕아져 피사체가 더 부각됨[아웃포커싱(outfocusing)]
- 예 : DSLR 카메라, 치과용 스캐너 또는 광학현미경에서의 조리개 조절

● **셔터 스피드**(Shutter Speed)

카메라 셔터가 열렸다 닫히는 데 걸리는 시간으로 빛이 센서에 닿는 시간을 조절하는 요소

- 빠른 셔터 스피드 (예: 1/500초) → 움직임이 정지된 듯 선명하게 촬영됨
- 느린 셔터 스피드 (예: 1/10초) → 흔들림이나 잔상이 생기기 쉬움, 빛은 더 많이 들어옴

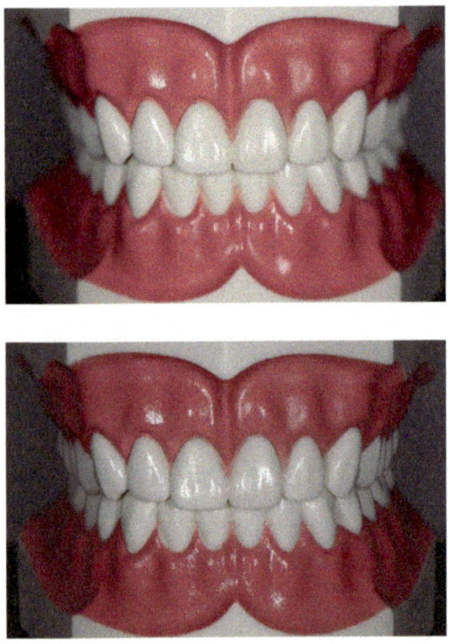

a. 조리개가 개방된 상태(F값 : 5.6)

- 심도가 얕다
- 전치부에만 초점이 잡히고 구치부는 초점이 맞지 않는 상태이다.

b. 조리개가 조여진 상태(F값 : 29)

- 심도가 깊다
- 전치부와 뒤쪽 구치부까지 초점이 맞아 있다. 조리개가 조여지면 들어오는 빛의 양이 감소되어 사진이 어두워 진다.

그림 2-18 조리개값에 따른 심도의 변화 이해

(2) 렌즈 배율

① 렌즈 배율 설정의 필요성

- 치료 전·후 사진을 정확히 비교하기 위해서는 규격화된 이미지가 필요하다.
- 매번 동일한 구도와 배율로 촬영하려면 자동 초점 모드(AF)가 아닌 수동 초점 모드(MF)로 설정한 다음 렌즈 배율을 설정하고 고정한다(그림 2-19, 표 2-1).

② 렌즈 배율이 커질수록 더 멀리서 촬영해야 하며 더 넓은 범위가 촬영됨

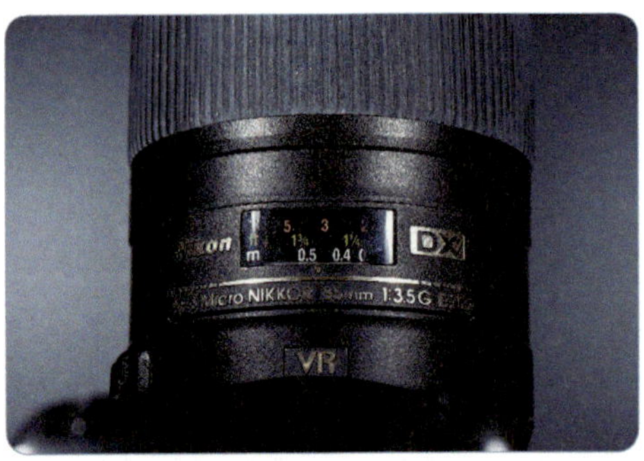

그림 2-19 렌즈 배율 확인 (1:3으로 설정되어 있음)

표 2-1 **촬영 범위에 따른 렌즈 배율 설정**(치과 임상 사진에서 추천되는 배율)
(카메라 바디와 렌즈 기종, 악궁 크기에 따라 배율이 달라질 수 있음)

피사체		배율	필요한 기구
치아 2개	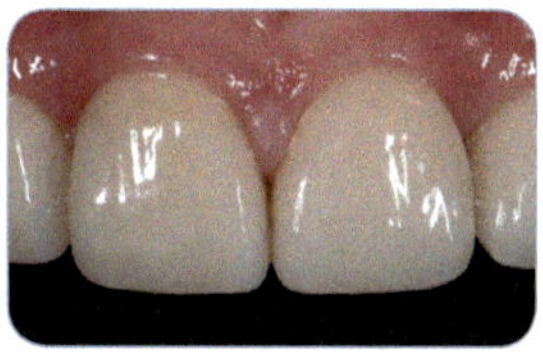	1:1	J형 리트랙터 2개 콘트라스터(옵션)
	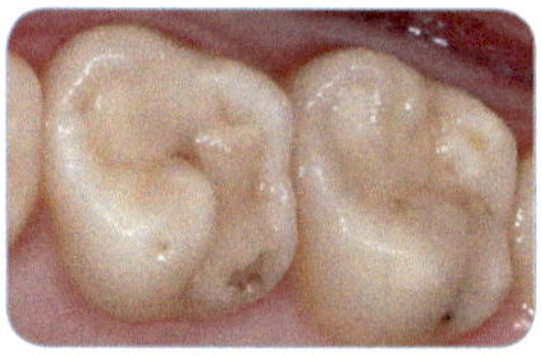		J형 리트랙터 1개 미러(부분악 용)
치아 4개	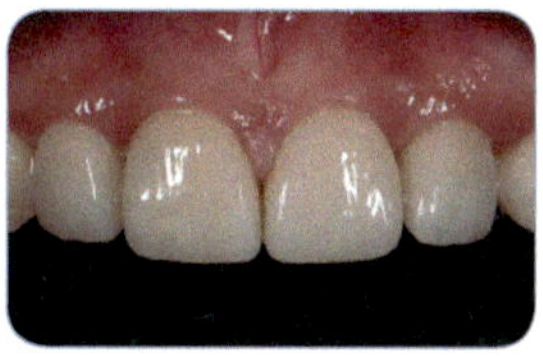	1:1.6	J형 리트랙터 2개 콘트라스터(옵션)
	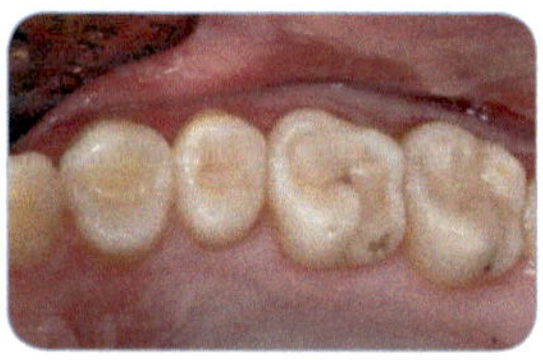		J형 리트랙터 1개 미러(부분악 용)
6전치	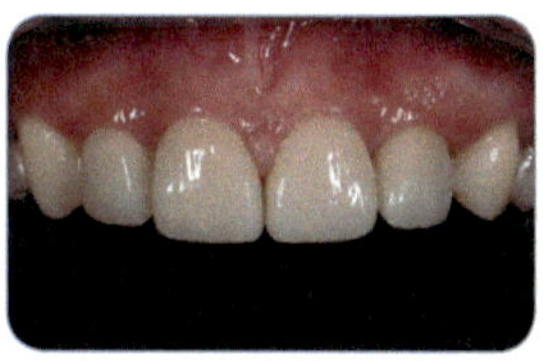	1:2	C형 또는 J형 리트랙터 2개 콘트라스터(옵션)
전악	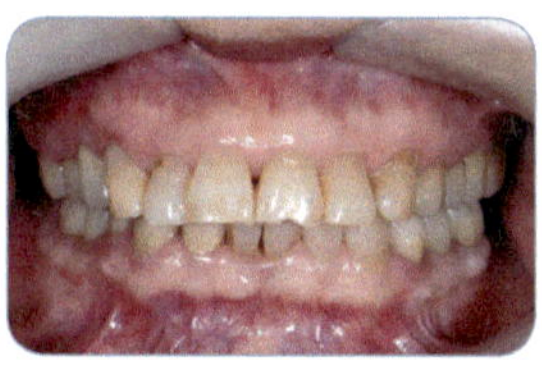	1:3.2	C형 리트랙터 2개
	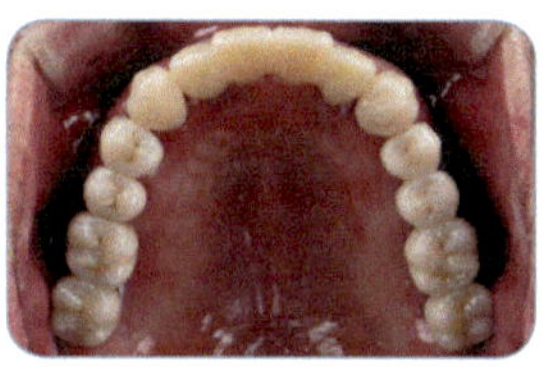		J형 리트랙터 2개 미러(전악 용)

3. DSLR 구내사진 촬영

촬영 전 구강 내에 타액이 고이지 않도록 석션하고 촬영 부위에 가볍게 에어(air)를 불어넣는다. 리트랙터로 촬영 부위를 노출시킨 후 구도를 잡아 촬영을 시작한다(표 2-2).

(1) 촬영 순서

① 원하는 구도가 나올 수 있도록 환자의 머리와 술자의 위치를 조정한다.
② 카메라를 눈에 가져다 댄다.
③ 몸을 앞으로 천천히 움직여 초점이 맞으면 셔터를 누른다.
(카메라를 먼저 눈에 맞추고 구도를 잡으려고 하면 구도 설정이 어려우므로, 원하는 구도를 맞춘 후 카메라를 눈에 가져가 초점을 맞추고 촬영)
④ 교합면 촬영에는 미러를 사용하며, 필요 시 측면 촬영에도 미러를 사용한다.

(2) 추천 구도

① 정면

- 교합평면과 미드라인을 사진의 기준선에 맞춰서 촬영한다.
- 좌우가 같은 정도로 보이게 촬영하며 너무 내려보거나 올려보지 않게 촬영하도록 주의한다.
- 교합평면과 미드라인이 얼굴과 틀어져 있는 경우에는 얼굴을 기준으로 촬영해서, 틀어진 기울기가 사진에 표현되도록 한다.

② 측면

- 견치와 제1대구치의 교합관계가 찍힐 수 있도록 한다.
- 촬영하고자 하는 측면이 많이 노출되도록 반대쪽 리트랙터는 힘을 최소한으로 하여 당긴다.
- 견치, 제1소구치가 사진의 중앙에 오도록 촬영한다.
- 반대쪽 측절치~견치가 보이는 정도로 찍고, 정면과 마찬가지로 너무 내려보거나 올려보지 않도록 촬영한다.
- 필요 시 미러를 이용해서 촬영할 수 있다.

③ 교합면

- 미러를 이용해서 촬영한다.
- 미러의 중앙에 치열의 정중선이 오도록 촬영하고, 최후방 구치가 보이도록 최대 개구 상태에서 촬영한다.

- 전치 순설면이 같이 보이도록 촬영하면 좋다(2,3급 부정교합 케이스 제외).
- 습기가 차지 않도록 보조자가 에어를 불어주거나, 미리 데워 둔 미러를 이용해서 촬영한다.

표 2-2 **구내 사진 촬영 방법**

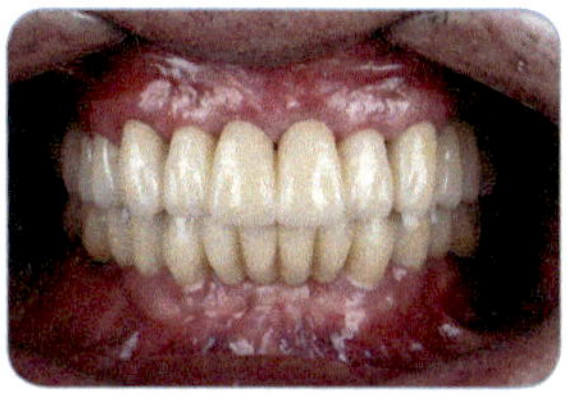	**[정면 촬영]** • C형 리트랙터 이용 • 교합평면과 미드라인을 사진의 중앙에 맞춰 촬영
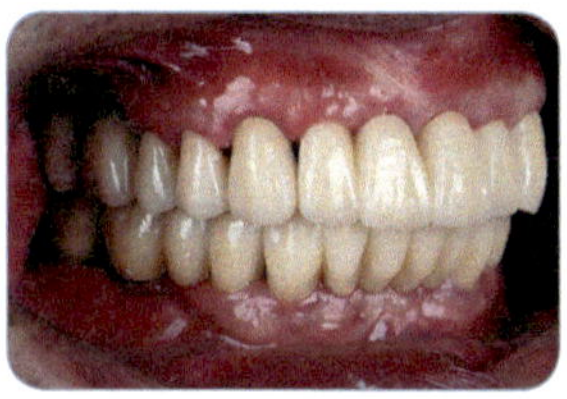	**[우측면 촬영]** • 3번과 6번의 교합관계가 보이도록 견치, 제1소구치를 중심으로 촬영 • 교합평면을 중앙에 맞춰 촬영하고 필요 시 미러를 이용
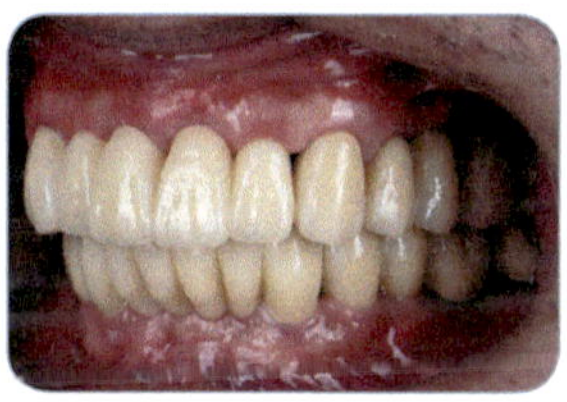	**[좌측면 촬영]** • 3번과 6번의 교합관계가 보이도록 견치, 제1소구치 중심으로 촬영 • 교합평면을 중앙에 맞춰 촬영하고 필요 시 미러를 이용
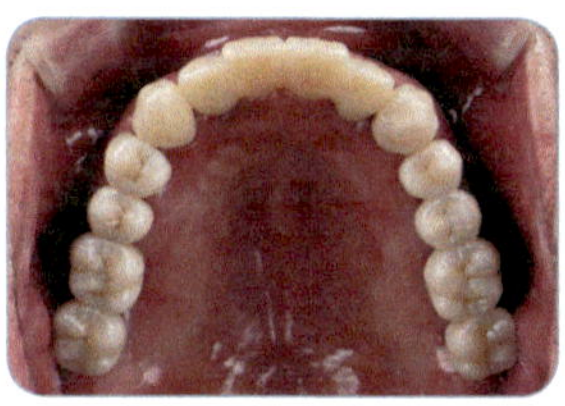	**[상악 교합면 촬영]** • J형 리트랙터와 교합면 촬영용 미러를 이용 • 정중선을 미러 중앙에 맞춰 촬영
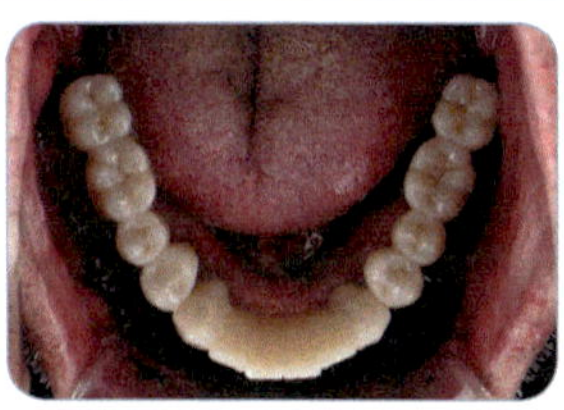	**[하악 교합면 촬영]** • J형 리트랙터와 교합면 촬영용 미러를 이용 • 정중선을 미러 중앙에 맞춰 촬영

(3) 5매법 사진

5매법은 구강 내를 정면, 좌우 측면, 상하 교합면으로 촬영하여 전체 구강을 삼차원적으로 파악할 수 있는 진단과 치료 계획에 매우 유용한 자료가 된다. 촬영 시 구도와 배율을 일정하게 맞춰 일관된 사진을 얻는 것이 중요하다. 이러한 촬영 방법은 진단과 치료 전·후 비교에서 신뢰성 있는 자료를 제공한다.

5매법 사진 촬영에서는 다음 사항을 준수하여야 구강 내 상태를 체계적으로 기록할 수 있다.

① 안모 중심선과 동공선 확인

촬영 전 안모의 중심선과 동공선을 확인하고 치열 중심선의 위치와 교합평면이 이루는 각이 사진에 표현되도록 촬영한다.

② 렌즈 배율 통일

동일한 렌즈 배율로 촬영하여 모든 사진에서 치아 크기와 비율이 일관되도록 한다.

③ 정면과 측면 구도

정면과 측면 촬영 시 교합평면이 사진 중앙에 위치하여 연속된 구도로 보여야 한다.

④ 정중선 일치

정면 및 교합면 촬영 시 치열 중심선이 사진의 중심선과 일치하도록 조정하여 각도를 맞춘다.

(4) 5매법 이외의 사진

5매법 사진은 구강 상태를 삼차원적으로 파악하기 위한 기본적인 사진이고 보철과 수복치료 과정에서는 더 많은 정보를 얻기 위해 추가 사진이 필요하다.

① 구치부 4매법 사진 (그림 2-20)

구치부를 확대해서 보고자 할 때 촬영하는 방법이다. 미러를 이용해서 촬영한 후 한 눈에 보기 쉽도록 정리한다. 치열이 사진의 상하 중앙에 위치하도록 하고 1소구치부터 2대구치까지 보이는 게 좋다. 치열의 방향이 화상의 수평면과 평행하도록 촬영한다.

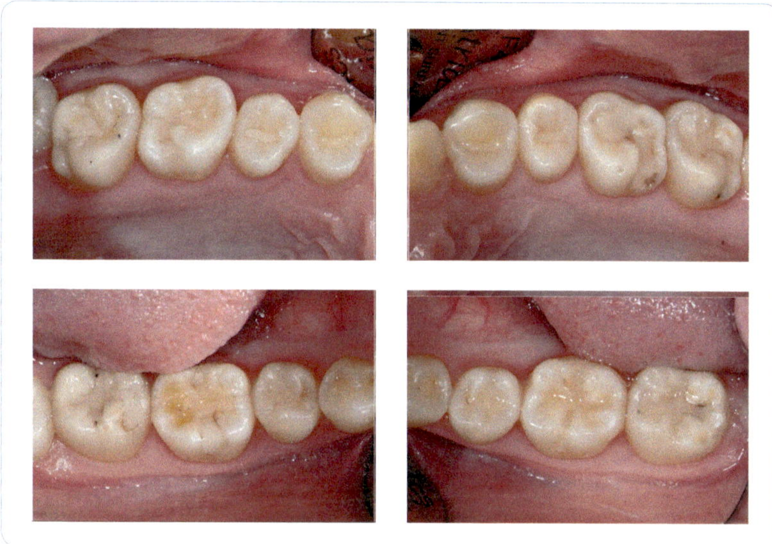

그림 2-20 구치부 4매법 사진

② 수평피개, 수직피개 및 편심운동 사진

전치부의 피개 정도와 편심운동 상태를 촬영한 사진은 전방 가이드 및 구치부의 이개 정도를 파악하는 데 유용하다(그림 2-21~23).

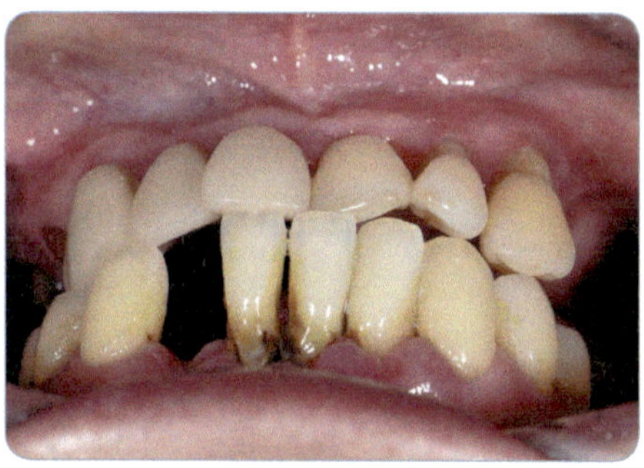

그림 2-21 수직피개 사진

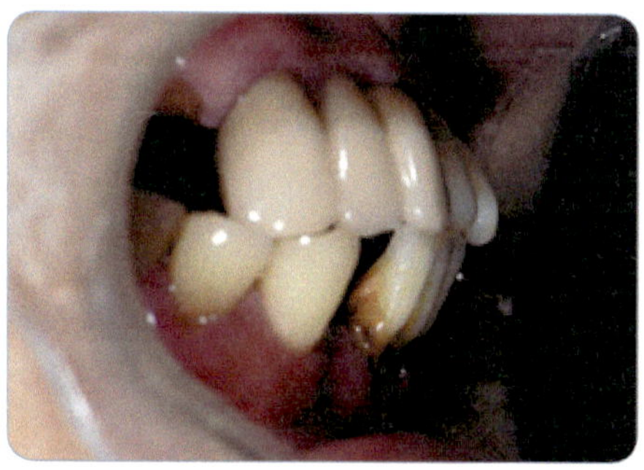

그림 2-22 수평피개 사진

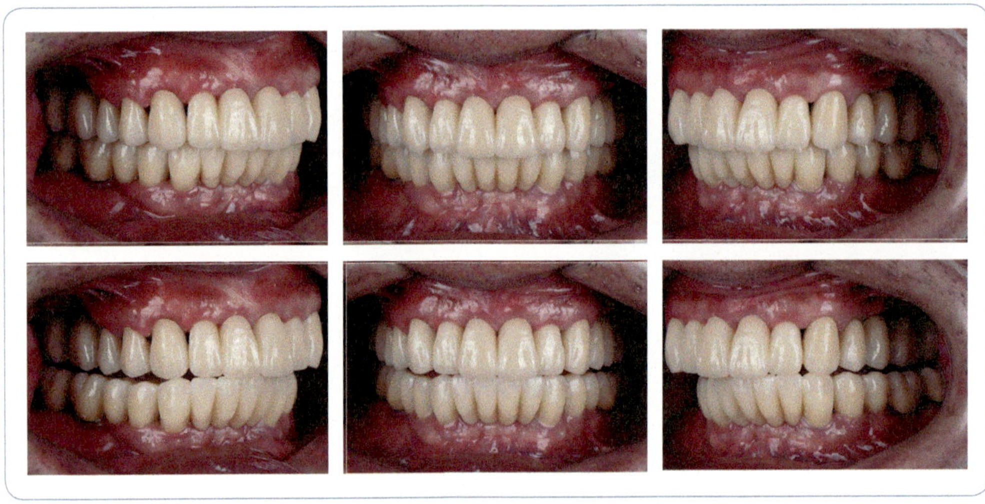

그림 2-23 편심운동(우측방운동, 전방운동, 좌측방운동) 사진

③ 6전치 사진

전치부의 치료 전·후를 비교하는 상담 자료로 활용하기 좋은 사진이다. 상악 전치는 하순의 curve와 비슷한 정도의 curve를 이루도록 촬영하고, 하악 전치는 반대로 약간 아래에서 위를 올려다보는 각도로 촬영하는 것이 좋다(그림 2-24, 2-25).

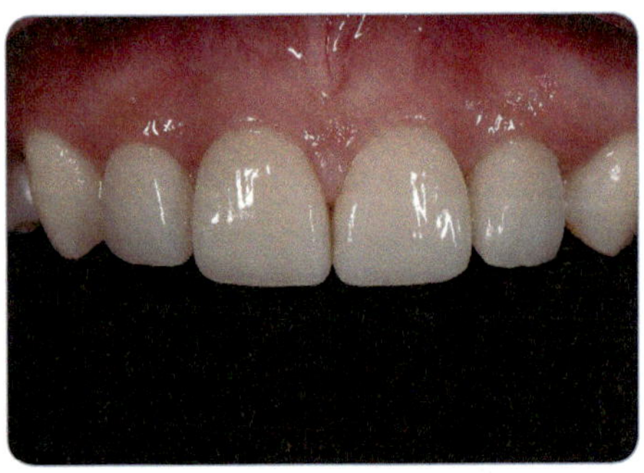

그림 2-24 상악 6전치 사진

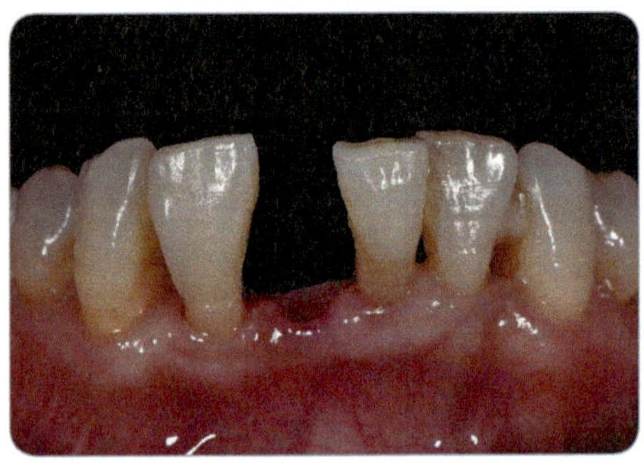

그림 2-25 하악 6전치 사진

● 안모 사진

안모 사진은 교정치료 과정에서 자주 촬영되며 보철치료에서도 중요한 참고 자료로 활용된다.

● 촬영 방법

환자가 입술에 힘을 빼고 입을 가볍게 다문 상태에서 정면 촬영을 한다. 또한 치아가 약간 보이는 자연스런 미소(social smile)와 환한 미소(full smile) 상태에서도 촬영을 진행한다. 구내 사진은 수동 초점(MF) 모드 상태에서 렌즈배율을 정해서 촬영하지만, 안모 사진은 자동 초점(AF) 모드를 사용해도 된다(그림 2-26).

● 활용 목적

안모 사진을 통해 치열의 중심선과 교합평면이 안모와 어느 정도 틀어져 있는지 확인할 수 있고, 치아의 노출 정도와 돌출 정도도 파악할 수 있다.

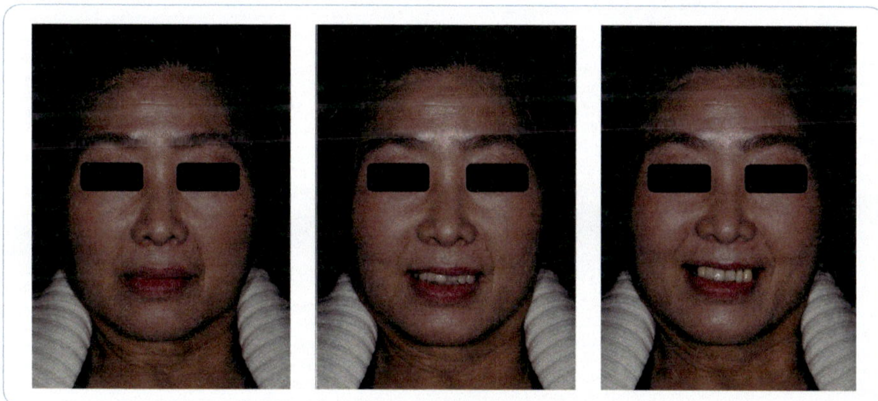

그림 2-26 안모 사진

4. 바이오 형광 사진(큐레이 사진) 촬영 및 평가

큐레이(Qray)란 특수 필터를 이용한 형광빛을 통해 육안으로 보기 어려운 치면 상태를 검사하는 형광 검사 시스템이다.

큐레이 사진은 405nm의 푸른색 가시광선을 구강 조직에 조사하였을 때, 자연치아와 구강 조직에서 발생하는 자가형광(autofluorescence) 반응을 특수 필터를 통해 시각화한 사진이다. 이 사진에서 관찰되는 생체형광(biofluorescence) 정보는 수치로도 정량화할 수 있으며, 구강 질환 및 구강 위생 상태를 파악하는 데 중요한 정보로 활용된다.

1) 큐레이 시스템의 원리 (그림 2-27, 28)

① 건전한 치아에 큐레이의 푸른색 광원을 조사하면 녹색의 형광을 발현하며 특수필터를 통해 흰색으로 관찰된다.

② 초기 우식병소나 균열과 같은 치아 경조직의 손상부위는 건전한 치아와 달리 어둡게 나타나며, 이는 다공성 증가나 치아 경조직의 파괴로 인한 빛의 산란으로 자가형광이 감소한 결과이다.

③ 구강 내 세균이 분비하는 대사산물인 포피린(porphyrin)은 큐레이의 푸른색 광원에서 붉은색의 형광을 발현한다.

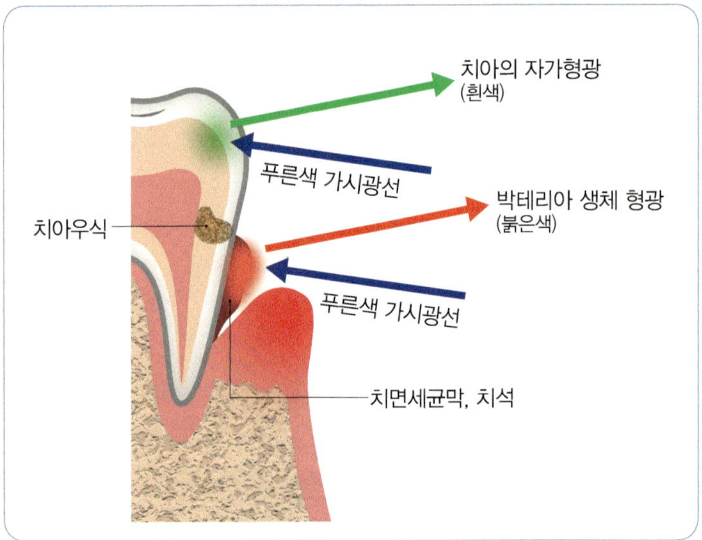

그림 2-27 큐레이 시스템의 원리

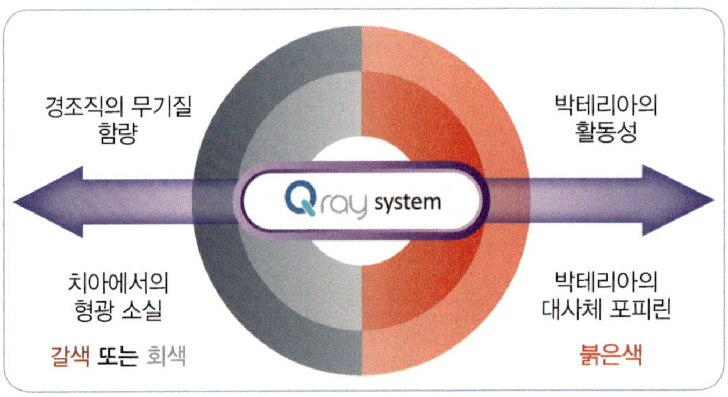

그림 2-28 큐레이의 기능

2) 큐레이 사진 촬영 기기

큐레이 사진은 1회의 촬영으로 백색광의 일반 사진과 형광의 특수 사진을 연속적으로 얻을 수 있다. 현재 활용할 수 있는 큐레이 사진 촬영 기기는 5매법 구내 사진을 촬영할 수 있는 큐레이캠 프로(Qraycam Pro, 일반 카메라형)와 구강 내에 넣어 개별 부위 사진을 크게 촬영할 수 있는 큐레이펜 C(Qraypen C, 구내 카메라형)가 있다(그림 2-29, 2-30).

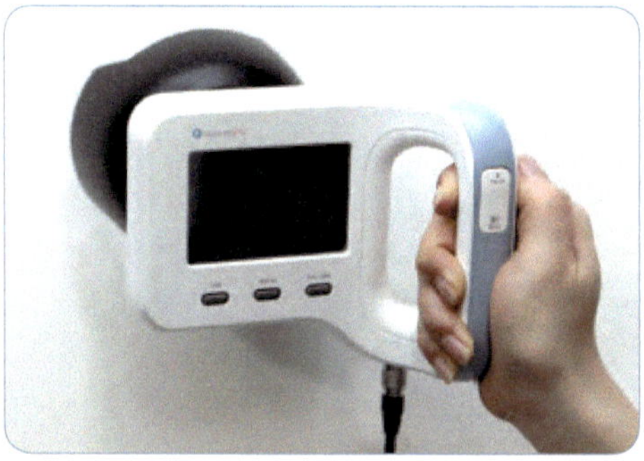

그림 2-29 큐레이캠 프로

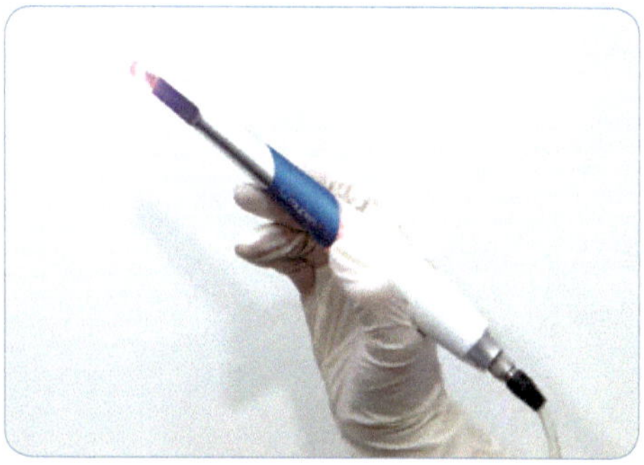

그림 2-30 큐레이펜 C

3) 큐레이 사진의 활용 (그림 2-31~41)

분류	항목 예시
진단 및 평가	초기우식, 치아우식, 치아마모, 치아균열, 설태/구취, 임플란트 치주염
치료 판단 및 모니터링	재광화, 치면열구전색 대상 선정, 심미수복물 평가, 의치 평가
예방 및 교육	치면세균막 검사, 구강위생 교육, 동기부여
변화 추적	반복 촬영을 통한 구강상태 변화 비교

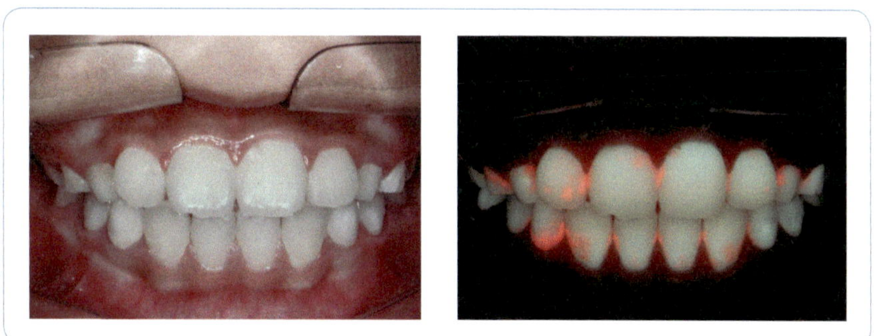

그림 2-31 큐레이캠 프로로 촬영한 사진에서 관찰되는 치면세균막

(좌: 일반사진, 우: 형광사진)

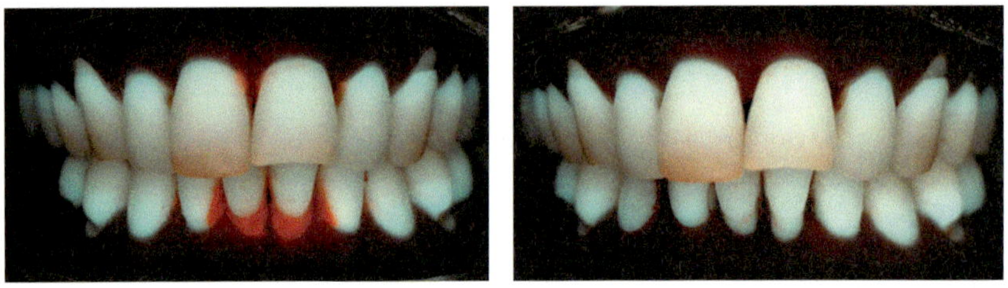

그림 2-32 큐레이캠 프로로 촬영한 치석제거 전 · 후 모습

(좌: 치석제거 전, 우: 치석제거 후)

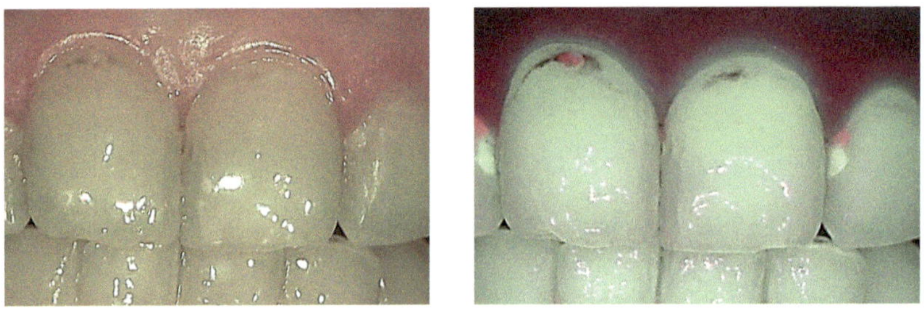

그림 2-33 큐레이캠 프로로 촬영한 초기우식 모습

(좌: 일반사진, 우: 형광사진)

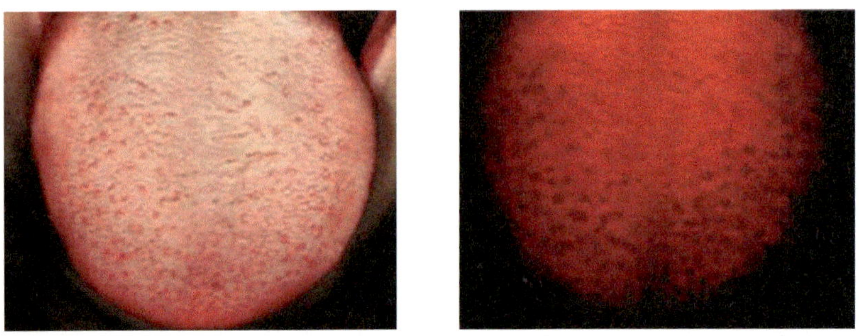

그림 2-34 큐레이캠 프로로 촬영한 설태 모습

(좌: 일반사진, 우: 형광사진)

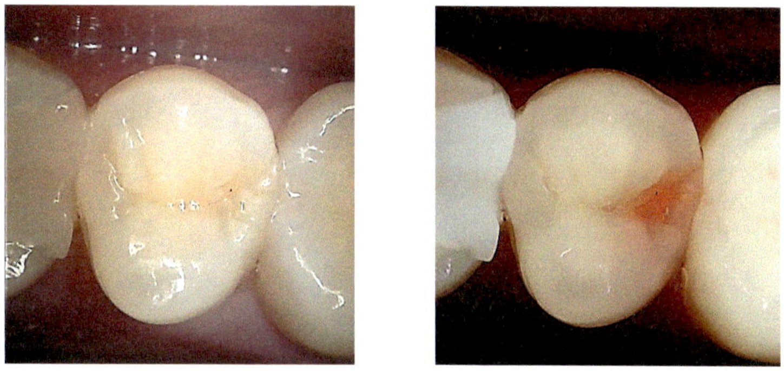

그림 2-35 큐레이펜 C 사진에서 확인되는 인접면 우식 상태

(좌: 일반사진, 우: 형광사진)

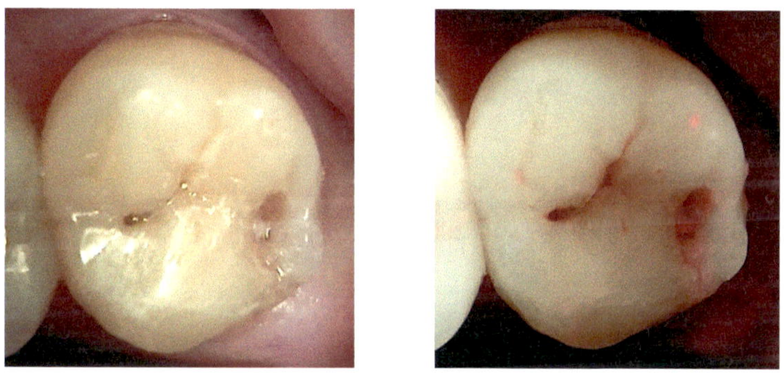

그림 2-36 큐레이펜 C 사진에서 확인되는 교합면 우식 상태

(좌: 일반사진, 우: 형광사진)

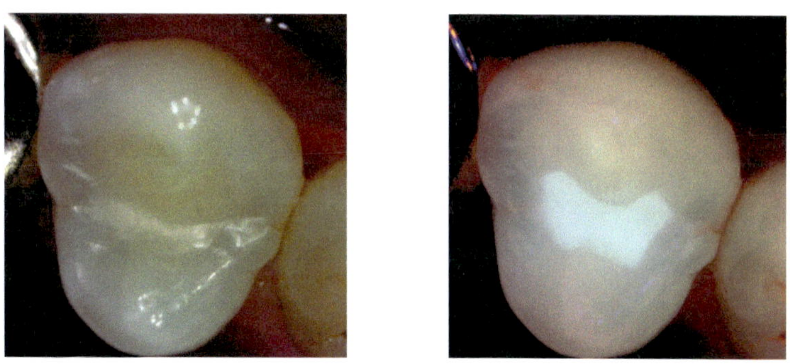

그림 2-37 큐레이펜 C 사진에서 확인되는 심미수복물 상태

(좌: 일반사진, 우: 형광사진)

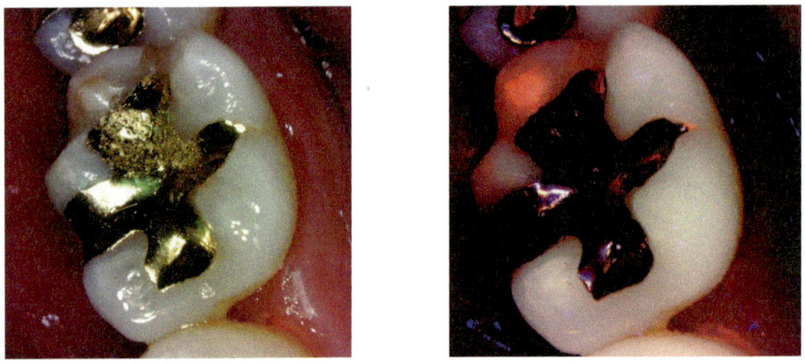

그림 2-38 큐레이펜 C 사진에서 확인되는 2차 우식 상태

(좌: 일반사진, 우: 형광사진)

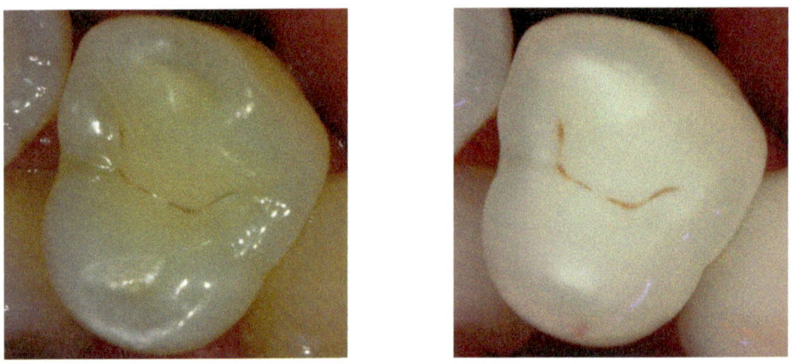

그림 2-39 큐레이펜 C 사진에서 확인되는 치아 마모 상태

(좌: 일반사진, 우: 형광사진)

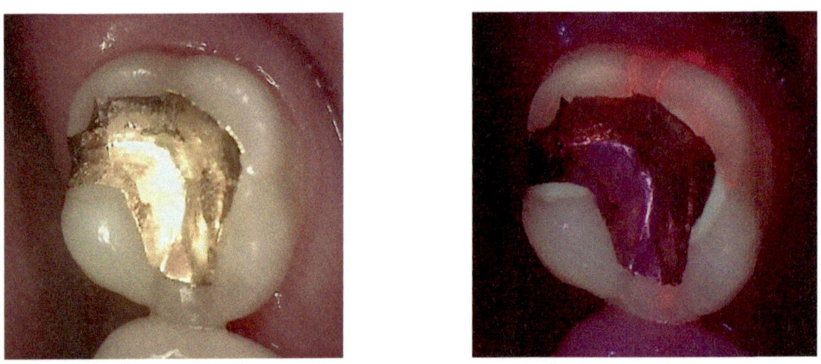

그림 2-40 큐레이펜 C 사진에서 확인되는 치아 균열 상태

(좌: 일반사진, 우: 형광사진)

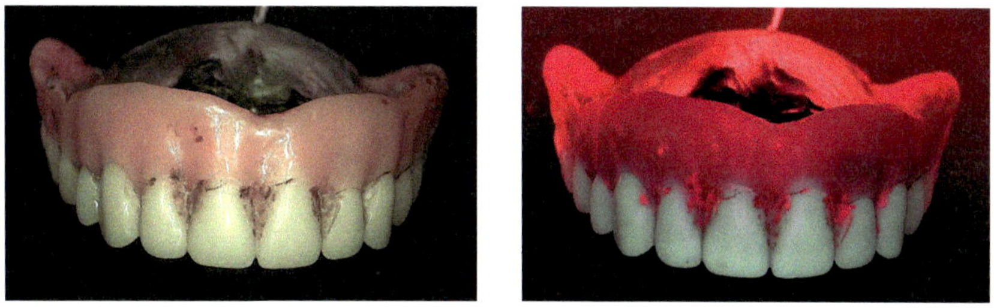

그림 2-41 큐레이펜 C 사진에서 확인되는 틀니 관리 평가

(좌: 일반사진, 우: 형광사진)

TIP

큐레이 사진 촬영 시 건강보험 요양급여 청구

큐레이 소프트 웨어를 통해 촬영한 형광사진과 측정값은 건강보험 요양급여 청구 시 활용될 수 있다.

- **보험청구 기준**(2024년 12월 기준)
  - 급여 대상 : 15세 이하 소아 · 청소년
  - 실시 간격 : 구강당 1회/3개월(기존 6개월에서 단축)
  - 적용 목적 : 치아우식증(충치) 진단 보조 및 진행 여부 모니터링
  - 상병 코드 : 치아우식증 상병[K02.~]에 한해 적용

- **청구 시 작성**
  - 큐레이 촬영 형광사진
  - 치아우식으로 인한 형광소실 측정값(큐레이소프트웨어로 측정)
  - 판독소견

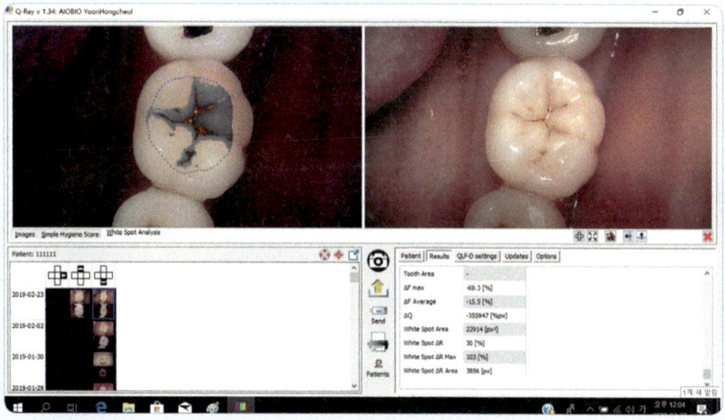

큐레이 소프트웨어를 이용한 치아우식 형광소실 측정값 산출 과정

05 치과 임상 사진 평가

(1) 적절한 구내 사진

구내 사진은 초점이 맞고 매번 같은 구도와 배율로 촬영되어서 치료 전·후의 상태가 비교될 수 있어야 한다. 가장 많은 빈도로 이용되고 있는 5매법 구강 내 전체상을 한 번에 볼 수 있도록 배치해서 구강 내 정보를 삼차원적으로 파악하는 촬영법으로 진단과 치료 계획에 매우 유용한 자료가 된다. 정확한 5매법 사진을 얻기 위해서는 기본 구도를 정확히 맞춰 촬영하는 것이 중요하다(그림 2-42, 2-43).

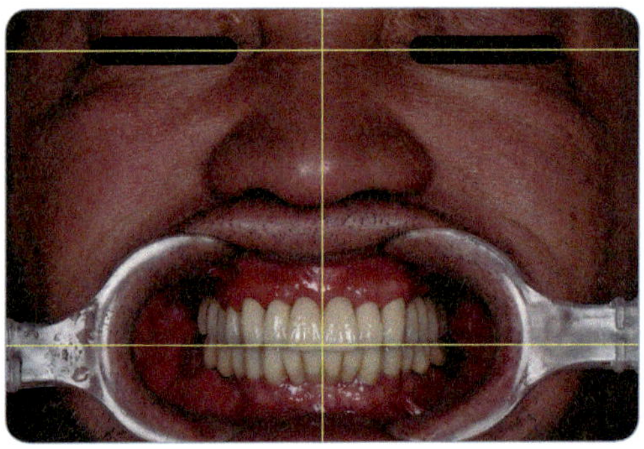

그림 2-42 5매법 촬영 전 안모 중심선과 동공선 확인

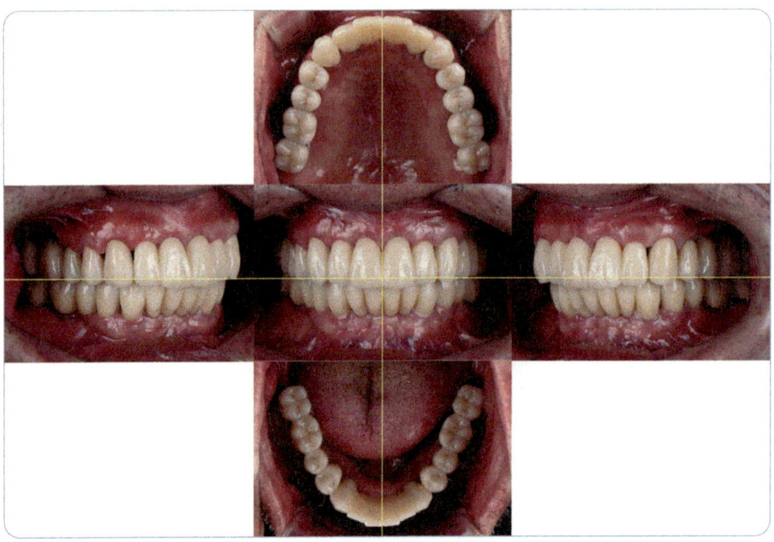

그림 2-43 5매법 사진의 적절한 예시

(2) 부적절한 구내 사진

구도가 일정하지 않거나 교합면 사진에서 노출이 부족한 경우 전체적인 구강 상태를 파악하기 어렵다(그림 2-44). 사진의 중앙과 치열의 정중선이 일치하지 않고 치우친 경우 진단에 혼란을 줄 수 있으므로 주의해야 한다. 각 부위별 부적절한 예시를 통해 어떤 점이 부적절한 지 자세히 살펴보고 개선할 부분을 파악해보자.

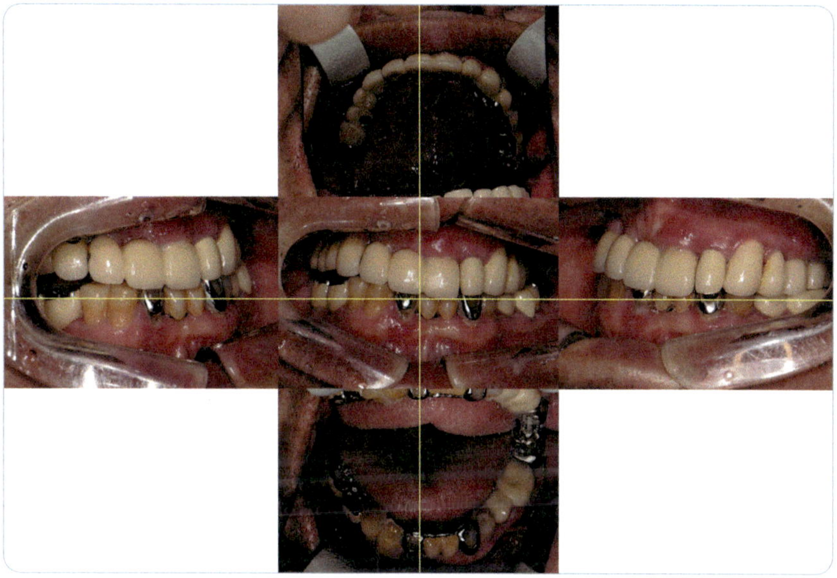

그림 2-44 부적절한 5매법 사진

① 정면 촬영 사진

a. 부적절한 정면 사진 - 예시 1(그림 2-45)

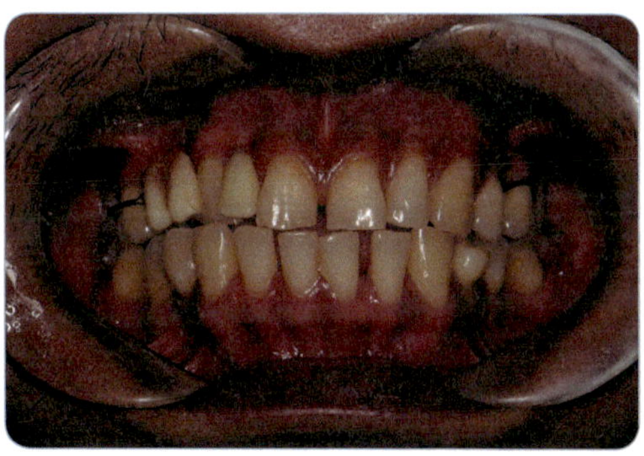

그림 2-45 부적절한 정면 사진(예시 1)

문제점

- 치아 외에 리트랙터의 많은 부분이 사진에 포함되어 있다.
- 치열의 중앙이 사진의 중앙에 맞게 촬영되었지만 약간 아래에서 위를 올려다보는 방향으로 촬영되었다.
- 혀가 치아의 설면에 접촉되어 치아 사이의 공간이 메워져 있다.

개선점

- 렌즈 배율이 적절한지 확인하고, 배율을 약간 줄여 좀 더 좁은 범위가 촬영되도록 한다.
- 환자의 전두면과 직각인 방향에서 촬영하여, 교합평면이 약간 하방을 향해 커브를 이루도록 촬영한다.
- 치아가 교합된 상태에서 혀가 치아 설면에 접촉하지 않도록 유도한 후 촬영한다.

b. 부적절한 정면 사진 - 예시 2 (그림 2-46)

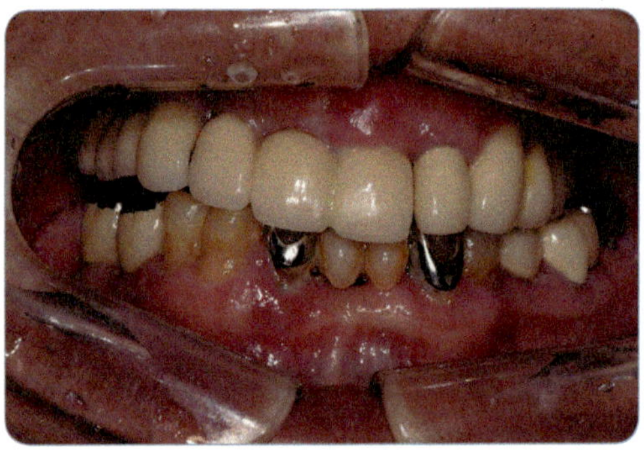

그림 2-46 **부적절한 정면 사진(예시 2)**

문제점

- 리트랙터가 입술을 충분히 젖히지 못해 상악 구치부가 보이지 않는다.
- 교합평면이 사진의 중앙에서 위쪽으로 치우쳐 있다(상악이 덜 보인다).
- 교합평면이 기울어져 있다(다만, 환자의 안모에 대해 기울어져 있으면 문제 없음)

개선점

- 리트랙터의 형태를 조절하여 구치부까지 충분히 보이도록 한다.
- 교합평면의 위치를 사진의 중앙에 맞춘다.
- 안모에 맞는 교합평면의 기울기와 치열의 정중선 위치를 확인하고, 사진에 그대로 표현되도록 촬영한다.

주의할 점

정면사진을 촬영하기 전에 치열이 환자의 안모에 대해 어떤 배열을 이루고 있는지 먼저 확인하는 것이 중요하다. 치열의 정중선과 안모의 정중선이 일치하는지, 교합평면과 안모의 수평선(또는 동공 간선)이 평행을 이루는지 미리 확인한다.

문제가 없다면, 치열의 정중선과 교합평면을 사진의 중앙선과 수직선에 맞추어 촬영한다. 만약 치열이 기울어져 있다면 안모를 기준으로 카메라를 맞춰 치열의 기울기가 사진에 표현되도록 촬영한다.

② 측면 촬영 사진

a. 부적절한 측면 사진 - 예시 1 (그림 2-47)

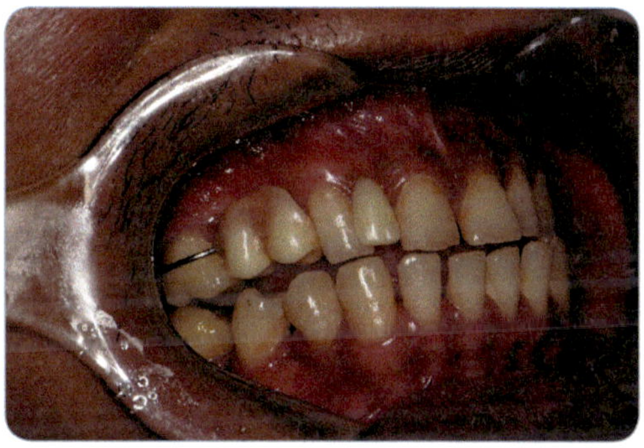

그림 2-47 부적절한 측면 사진(예시 1)

문제점

- 치아에 비해 리트랙터가 지나치게 많이 노출되어 반대쪽 리트랙터도 보인다.
- 상 · 하악이 제대로 교합되지 않은 상태로 촬영되었다.
- 교합평면이 사진 중심선에 비해 심하게 기울어져 있다.
- 대구치 부위 교합관계가 거의 보이지 않는다.
- 아래에서 위를 올려다보는 각도로 촬영되었다.

개선점

- 렌즈 배율을 조정해 리트랙터의 노출을 줄인다.
- 셔터를 누르기 전 교합 상태를 확인하고 리트랙터 사이즈가 너무 커서 교합을 방해하지는 않는지 확인한다.
- 사진의 수평 중심선과 교합평면이 일치하도록 조정해서 촬영한다.

• 대구치 교합관계가 보이도록 리트랙터를 더 당기고, 필요 시 리트랙터의 사이즈를 작은 것으로 교체해서 입술이 더 많이 당겨질 수 있게 한다.
• 카메라가 수직적으로 교합평면 높이와 비슷한 상태에서 촬영한다.

b. 부적절한 측면 사진 - 예시 2 (그림 2-48)

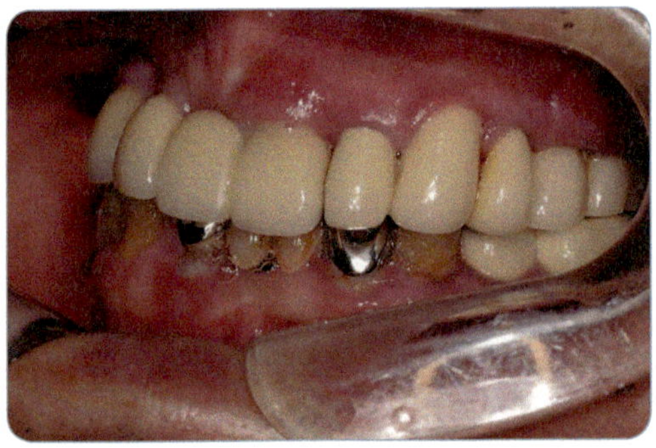

그림 2-48 부적절한 측면 사진(예시 2)

문제점

• 리트랙터가 하악 치아의 노출을 방해하고 있다.
• 위에서 아래를 내려다보는 상태로 촬영되었다.
• 대구치 교합관계는 거의 보이지 않고, 전치부가 불필요하게 많이 보인다.

개선점

• 리트랙터의 형태를 바꾸어서 상·하악 치아가 균형있게 노출되도록 한다.
• 교합평면 높이에서 촬영되도록 카메라의 방향을 조절한다(약간 아래로).
• 견치와 제1소구치가 사진의 중앙에 오도록 대구치를 더 노출시킨다(리트랙터를 더 당기고 반대쪽 리트랙터는 당기지 않는다).

③ 상악 교합면 촬영 사진

a. 부적절한 상악 교합면 사진 - 예시 1 (그림 2-49)

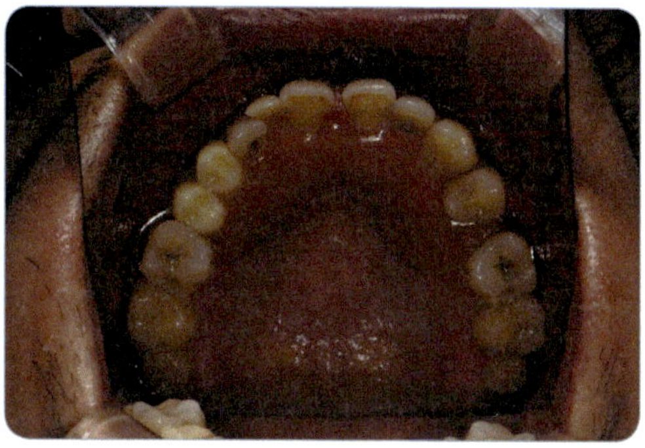

그림 2-49 부적절한 상악 교합면 사진(예시 1)

문제점

- 빛이 충분히 도달하지 않아 사진이 어둡다.
- 치열의 정중선이 사진의 정중선과 맞지 않는다.
- 미러와 환자의 뺨까지 불필요하게 넓은 부위가 촬영되었다.

개선점

- 더 밝은 사진을 얻기 위해 광량을 높이거나 반사율이 좋은 미러로 교체한다.
- 심도에 영향을 주지 않는 범위 내에서 조리개값을 아주 약간 열어준다.
- 렌즈 배율을 더 낮게 설정해서 치열 부위만 촬영되도록 한다.
- 치열의 정중선이 중앙에 있는지 구도를 확인한 후에 셔터를 누른다.

b. 부적절한 상악 교합면 사진 - 예시 2 (그림 2-50)

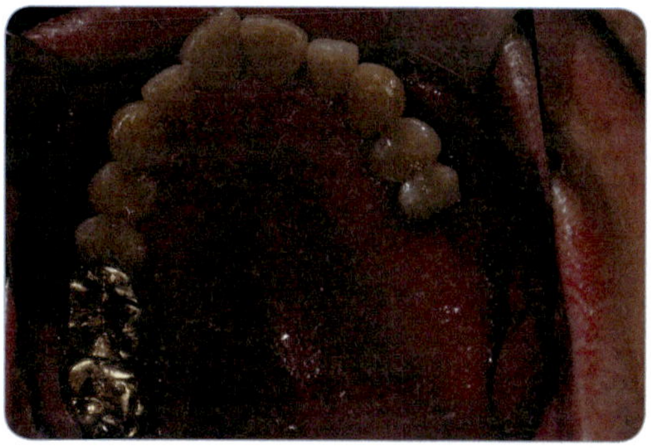

그림 2-50 부적절한 상악 교합면 사진(예시 2)

문제점

- 빛이 충분히 도달하지 않아 사진이 어둡다.
- 치열의 정중선이 사진 중심선과 맞지 않고 한쪽으로 치우쳐 기울어져 있다.
- 입술과 거울 경계부까지 불필요한 부위가 촬영되었다.

개선점

- 더 밝은 사진을 얻기 위해 광량을 높이거나 반사율이 좋은 미러로 교체한다.
- 심도에 영향을 주지 않는 범위 내에서 조리개값을 약간 열어준다.
- 렌즈 배율을 더 낮게 설정해서 치열 부위만 촬영되도록 한다.
- 치열의 정중선이 중앙에 있는지 구도를 확인한 후 셔터를 누른다.

④ 하악 교합면 촬영 사진

a. 부적절한 하악 교합면 사진 - 예시 1 (그림 2-51)

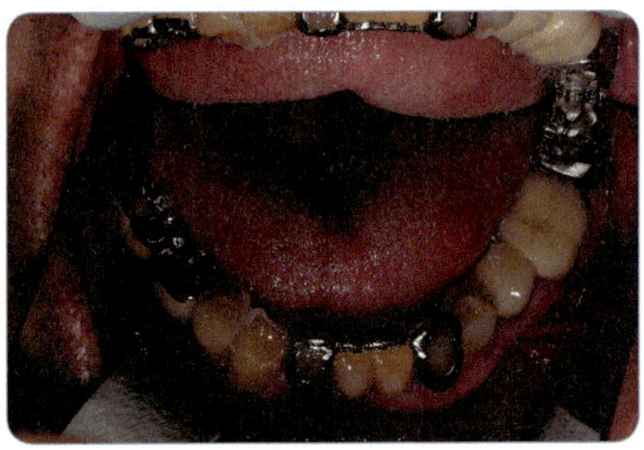

그림 2-51 **부적절한 하악 교합면 사진(예시 1)**

문제점

- 빛이 충분히 도달하지 않아서 사진이 어둡다.
- 최후방 구치가 미러에 닿아 있는 상태로 촬영되어 미러상과 치아가 동시에 보인다.
- 혀가 대구치 교합면을 덮고 있다.

개선점

- 더 밝은 사진을 얻기 위해 광량을 높이거나 반사율이 좋은 미러로 교체한다.
- 최후방 구치의 원심 부위 잇몸이 노출되도록 미러 후방을 하악 교합면에서 띄운 상태로 촬영한다.
- 혀가 치아 하방에 위치하도록 유도한 후 촬영한다.

b. 부적절한 하악 교합면 사진 - 예시 2 (그림 2-52)

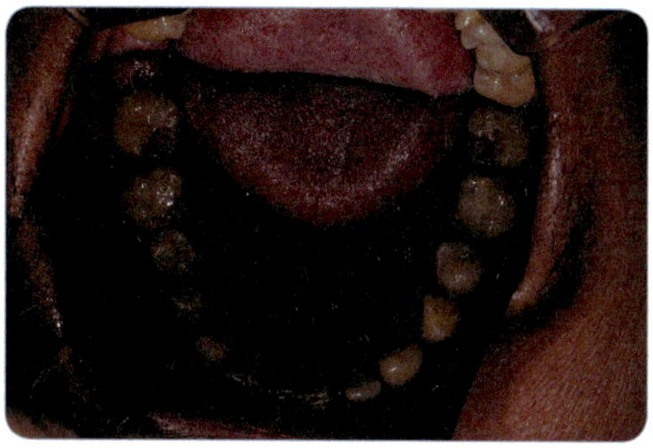

그림 2-52 부적절한 하악 교합면 사진(예시 2)

문제점

- 빛이 충분히 도달하지 않아 사진이 어둡다.
- 치열의 정중선이 사진 중심선과 맞지 않고 한쪽으로 치우쳐 기울어져 있다.
- 입술과 거울 경계부까지 불필요한 부위가 촬영되었다.

개선점

- 더 밝은 사진을 얻기 위해 광량을 높이거나 반사율이 좋은 미러로 교체한다.
- 심도에 영향을 주지 않는 범위 내에서 조리개값을 아주 약간 열어준다.
- 렌즈 배율을 더 낮게 설정해서 치열 부위만 촬영되도록 한다.
- 치열의 정중선이 사진 중앙에 있는지 구도를 확인한 후 셔터를 누른다.

TIP

일반적으로 미러를 이용한 사진은 어두워지기 쉽고 구도를 맞춰서 촬영하기가 어려우므로 숙달될 때까지 많은 연습이 필요하다.

● 미러를 이용한 사진 촬영 시 주의사항

(1) 미러 표면에 습기가 차지 않도록 주의

촬영 중 미러에 습기가 차지 않도록 보조자가 미러에 가볍게 에어를 불어주거나 미러를 체온과 비슷한 온도로 미리 데워 놓고 촬영하는 것이 좋다.

(2) 치열 구도를 먼저 설정

환자의 머리 위치와 술자의 위치를 정한 후 미러를 구강 내에 넣고 미러 안에 보이는 치열 구도를 먼저 맞춘다. 치열 구도가 올바르게 설정되면 미러는 움직이지 않고 카메라를 눈에 가져다 댄 후 앞뒤로 움직여서 초점을 맞춘 다음 셔터를 누른다(그림 2-53, 2-54).

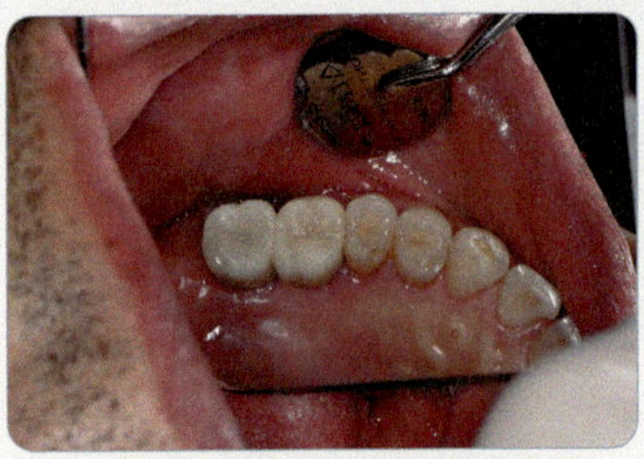

그림 2-53 먼저 미러에 보이는 치열 구도가 맞도록 미러 위치를 잡는다.

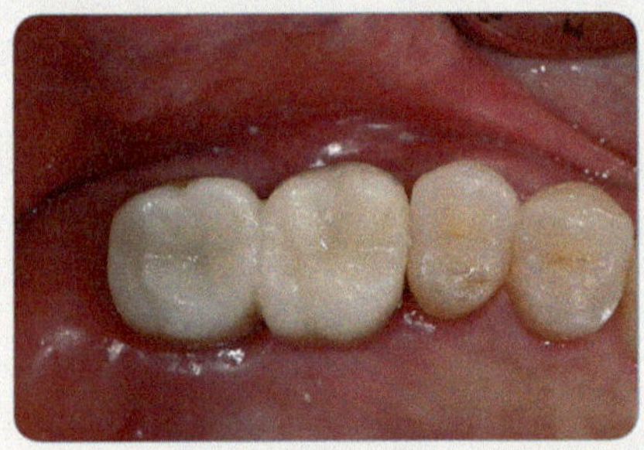

그림 2-54 구도를 맞춘 후 카메라를 눈에 대고 초점을 맞춘 다음 셔터를 누른다.

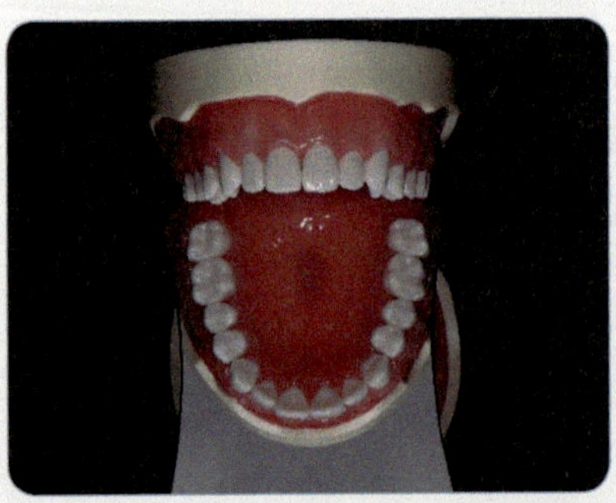

그림 2-55 미러 안의 치열 구도가 맞은 상태

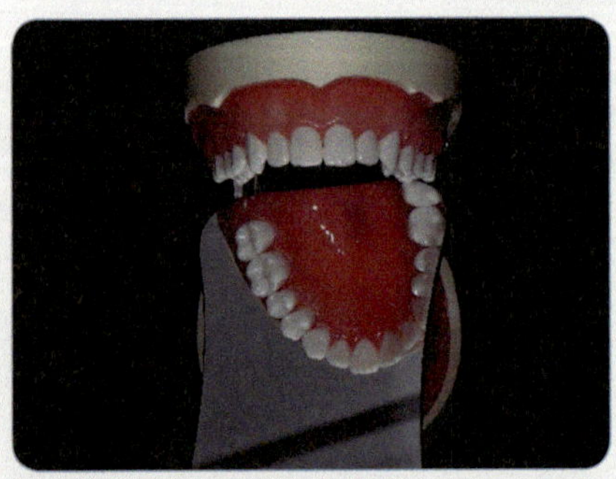

그림 2-56 미러 안의 치열 구도가 맞지 않은 상태

TIP

미러 안의 치열 구도가 맞지 않은 상태에서 카메라를 눈에 댄 후 미러를 움직여 치열 구도를 맞추는 것은 매우 어렵다. 카메라를 눈에 대기 전에 미러 안의 치열 구도가 정확히 맞춰져 있어야 한다.

(3) 최후방 구치와 미러 사이 떼어놓기

개구량이 제한적이기 때문에 미러를 최후방 구치에 밀착시켜 지렛대처럼 최대한 벌리려고 하는 경우가 많다. 이렇게 되면 잇몸이 눌려서 불편감이 생길 뿐 아니라 최후방 구치와 미러가 접촉되어 최후방 구치 원심면이 잘 보이지 않게 된다(그림 2-57, 2-58).

따라서 미러를 이용해서 교합면 사진을 찍을 때에는 미러의 후방 부위에 힘을 주어서 최후방 치아 교합면에서 미러가 약간 떨어지게 하여 촬영하는 것이 좋다(그림 2-59, 2-60).

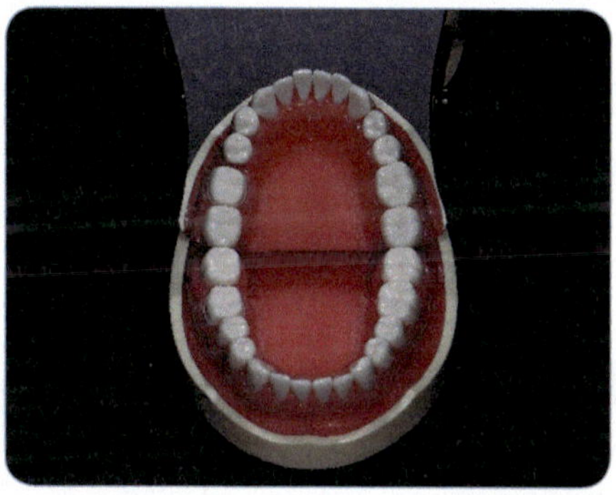

그림 2-57 미러를 최후방 구치에 밀착시킨 사례(하악 전체 사진)

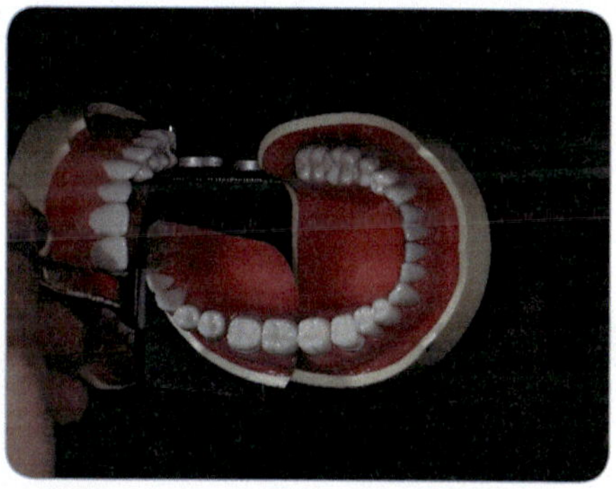

그림 2-58 미러를 최후방 구치에 밀착시킨 사례(하악 부분 사진)

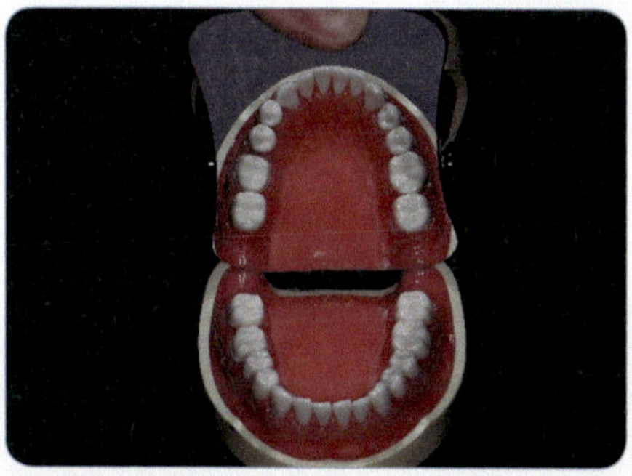

그림 2-59 미러를 최후방 구치로부터 약간 떼어놓은 사례(하악 전체 사진)

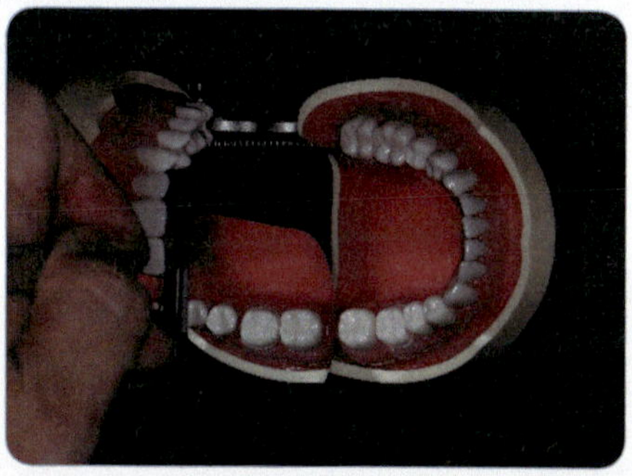

그림 2-60 미러를 최후방 구치로부터 약간 떼어놓은 사례(하악 부분 사진)

06 촬영 사진의 편집 및 정리

미러를 이용하여 촬영한 사진은 실제로 눈으로 본 상태와 동일하게 하기 위해 반전시켜 편집해야 한다. 전체 치아를 한눈에 볼 수 있도록 5매법으로 정리하거나, 구치부 4매법 및 편심운동 사진처럼 정리할 수도 있다. 편집과 정리를 위해 별도의 프로그램을 사용할 수 있지만 널리 사용되는 전자차트로도 쉽게 할 수 있는 방법을 소개한다.

(1) 덴트웹 전차차트를 이용한 사진 무선 전송 및 편집 방법

① 덴트웹 전자차트에 무선 전송이 될 수 있도록 카메라를 세팅한다(자세한 설정방법은 덴트웹 설명 참조)

② 사진 촬영 전 Eye–Fi 탭을 클릭하면 대기 창이 뜬다(그림 2–61).

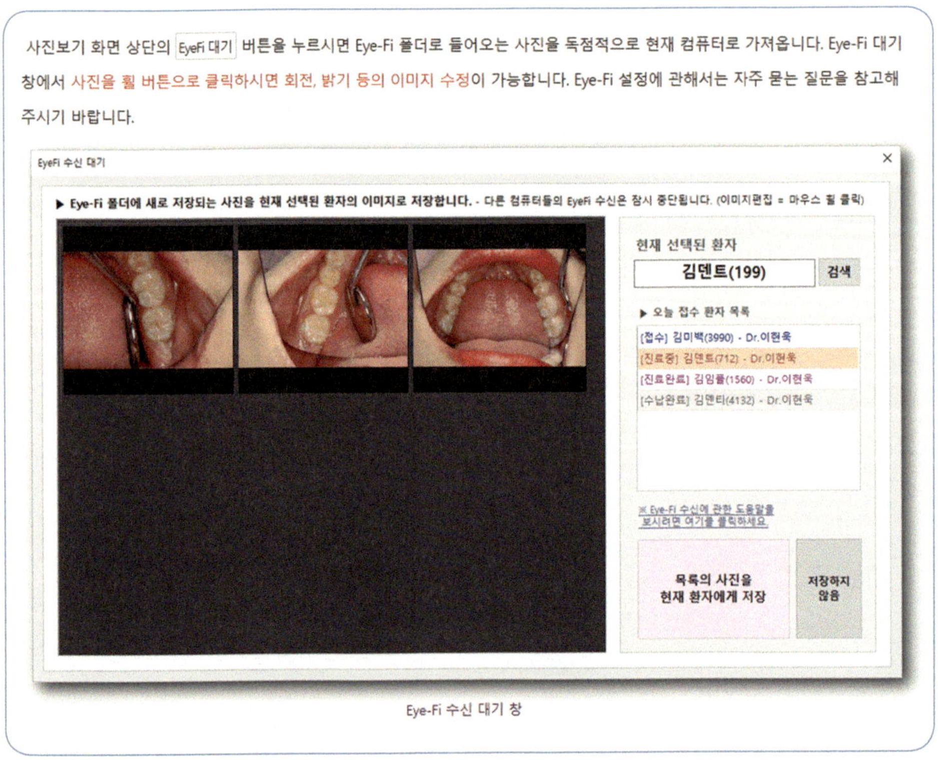

그림 2–61 덴트웹 Eye–Fi 수신 대기 창

③ 셔터를 누르면 사진이 자동으로 무선 전송된다.

④ 해당 환자 차트에 사진이 저장된다(그림 2-62).

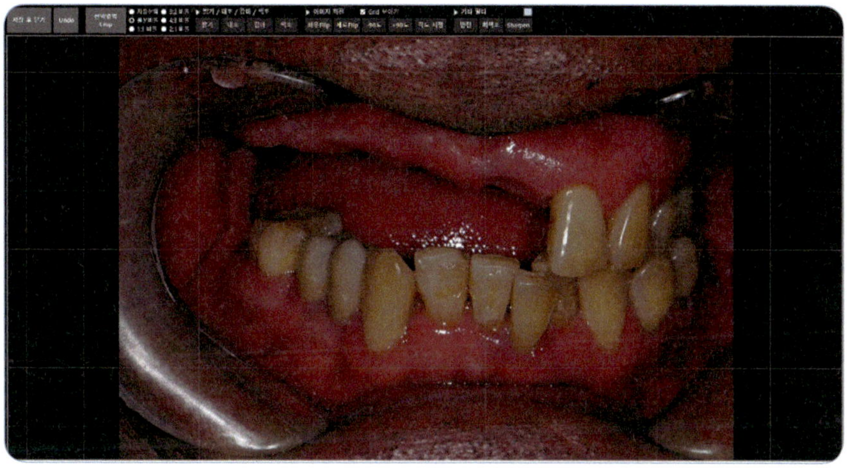

그림 2-62 덴트웹 환자 차트에 저장된 사진

⑤ 편집 모드에서 미러 사진은 반전시킨다.

⑥ 원하는 템플릿으로 볼 수 있고 저장도 가능하다(그림 2-63).

화면 분할을 선택하여 사진 배치를 N x N 분할, 5분할 구내사진, 표준촬영 템플릿으로 표시할 수 있습니다.

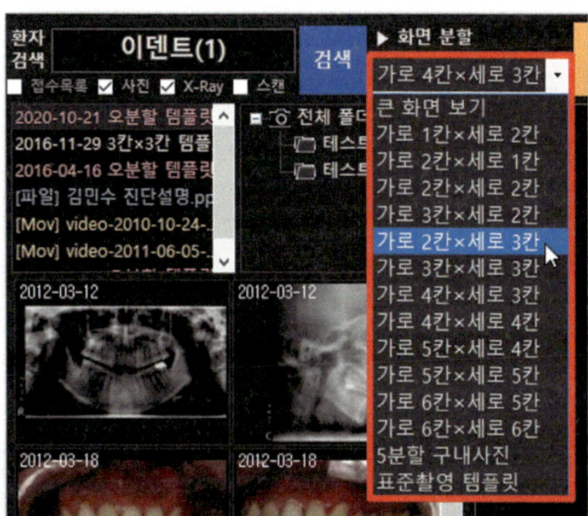

그림 2-63 덴트웹의 사진 선택 및 배치 템플릿

실습목록

1. 5매법 사진 촬영 후 편집(미러상 반전) 및 정리할 수 있다.
2. 구치부 4매법 촬영 후 편집(미러상 반전) 및 정리할 수 있다.
3. 안모사진 촬영 후 편집 및 정리할 수 있다.

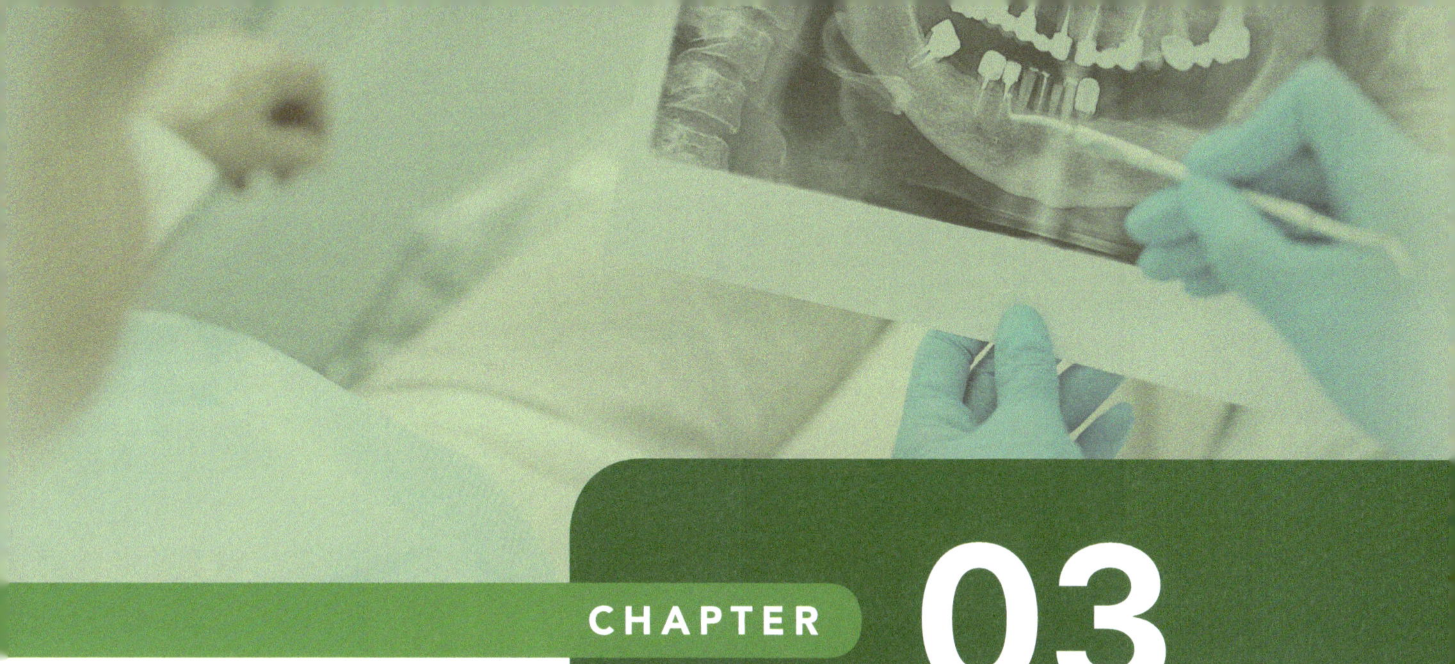

CHAPTER 03

치과용 CT(CBCT)

CHAPTER

03 치과용 CT(CBCT)

학습목표

- 치과에서 사용하는 CT의 기본 개념을 이해하고 활용분야를 파악하며 이미지 형식 및 데이터 활용에 대해 이해할 수 있다.

01 CBCT의 원리와 특징

CT(Computed Tomography, 컴퓨터 단층 촬영)는 X선속의 방식에 따라 부채꼴 모양의 Fan beam(그림 3-1)과 원뿔형의 Cone beam(그림 3-2), 두개의 카테고리로 나누어진다.

Fan beam의 X선을 사용하는 기존 CT는 선원형 검출기를 사용하여 각 검출기에 입력되는 정보를 바탕으로 2차원의 단면상을 형성한다. 그에 비해 Cone beam의 X선을 사용하는 CT는 X선 조사 시 피사체의 투과 감쇠를 2차원적인 평면으로 검출하고 이를 여과 중첩 재구성법(filtered back projection)이라고 하는 수학적 알고리즘에 적용하여 3차원 체적의 정보를 획득한 후, 이로부터 여러 방향의 단면상(axial, coronal, and sagittal view)을 얻어 영상화한다.

치과에서 사용하는 CT는 주로 Cone Beam CT(CBCT)이며 특히, 구강악안면외과에서 진단과 치료계획 수립을 위해 널리 사용된다. CBCT는 기존의 의료용 CT와 유사한 원리를 가지고 있지만, 구강악안면과 두경부 영역에 특화된 기술을 가지고 있다. 원뿔형(Cone-shaped)의 X선 빔을 사용하는데 이 X선 빔이 환자의 두경부를 중심으로 360도 회전하면서 데이터를 수집하게 되며 이 과정에서 여러 각도에서의 2D 영상을 획득하고, 이를 3D 볼륨 데이터로 재구성하여 고해상도의 단층 이미지를 생성한다.

CBCT는 일반적인 2D 치과 방사선 사진(예: 파노라마, 치근단 사진)보다 훨씬 더 임상적으로 중요한 해부학적 정보, 즉 미세한 뼈 구조, 치아 형태, 신경관의 위치 등을 3차원으로 시각화하여 제공한다.

또한 CBCT는 기존의 의료용 CT에 비해 방사선 노출량이 훨씬 적다. 일반적인 의료용 CT는 큰 범위의 신체를 촬영하기 때문에 방사선 노출량이 비교적 많은 반면, CBCT는 국소적인 영역(예: 치아, 턱)을 촬영하기 때문에 상대적으로 방사선 노출량이 적다.

최근의 CBCT는 한번의 촬영으로 파노라마 이미지까지 획득이 가능하여 방사선 노출량을 더욱 감소시킬 수 있고 시간도 절약할 수 있다(그림 3-3).

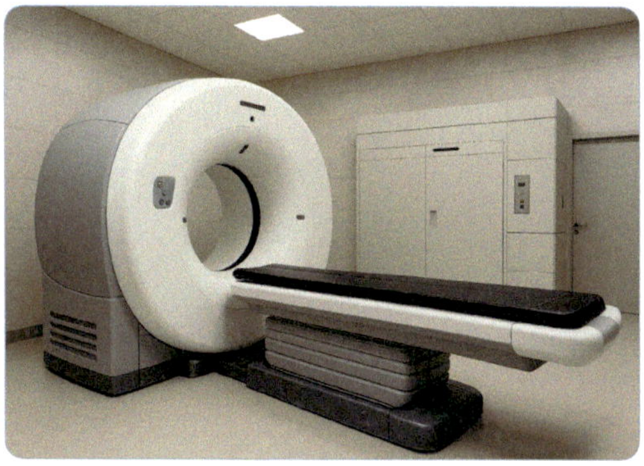

그림 3-1 Fan beam CT

원통형 구조물이 앞뒤로 움직이며 촬영한다

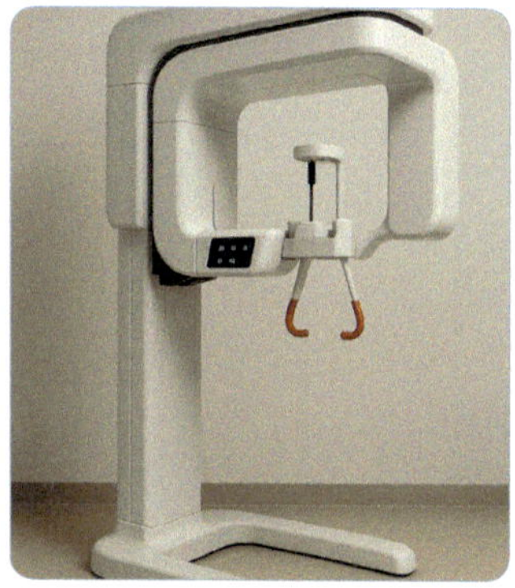

그림 3-2 CBCT

X-ray beam과 센서가 동시에 회전하며 촬영

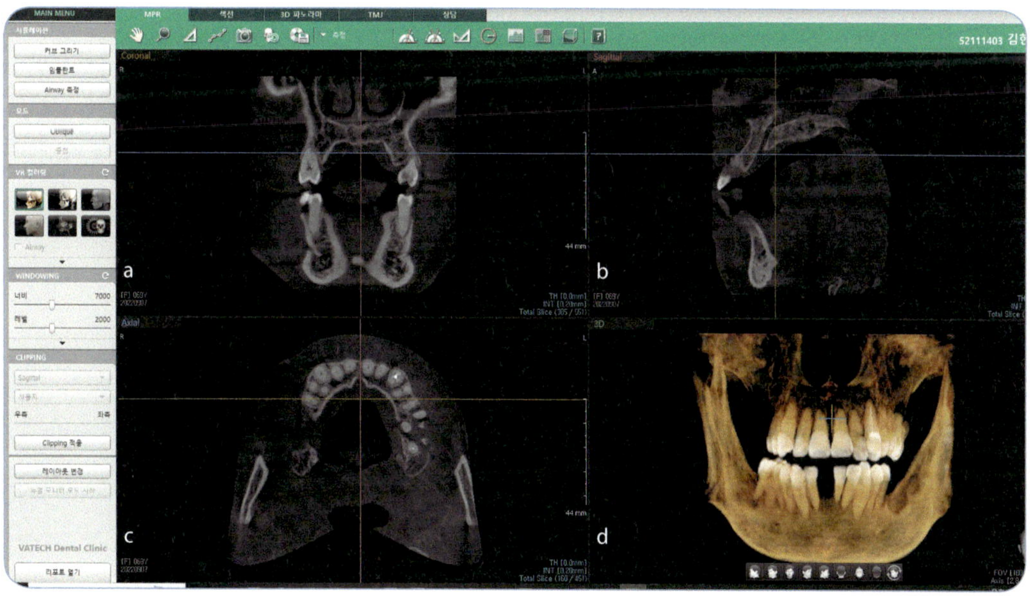

그림 3-3 CT viewer (출처: Vatech Ez3D-i))

a : coronal view(관상면), b : saggital view(시상면), c : axial view(횡단면), d : 3D skull(두개골)

디지털 CT의 가장 큰 장점은 술자가 원하는 방향의 단면을 쉽게 볼 수 있다는 점이다.

02 CBCT의 장점

CBCT는 2D X선보다 훨씬 정밀하고 구체적인 정보를 제공하여 진단과 치료계획 수립의 정확성을 크게 높이고 있다. CBCT의 장점은 다양한 측면에서 치과 진료를 혁신적으로 변화시키며, 특히 환자 맞춤형 치료와 안전성을 보장하는 데 기여하고 있다.

(1) 정확하고 상세한 해부학적 정보 제공

① 3D 이미지로 상세하고 구강 구조의 확인이 가능

CBCT는 치아, 악골, 신경관, 혈관 등 구강과 턱의 복잡한 해부학적 구조를 입체적으로 보여준다. 단순한 2D X선으로는 확인하기 어려운 뼈의 두께, 밀도, 신경과의 위치 관계를 정확히 분석할 수 있다. 예를 들어 임플란트 시술 시 신경 손상을 피하기 위해 신경관과 임플란트 위치를 정확하게 파악할 수 있다(그림 3-4, 3-5).

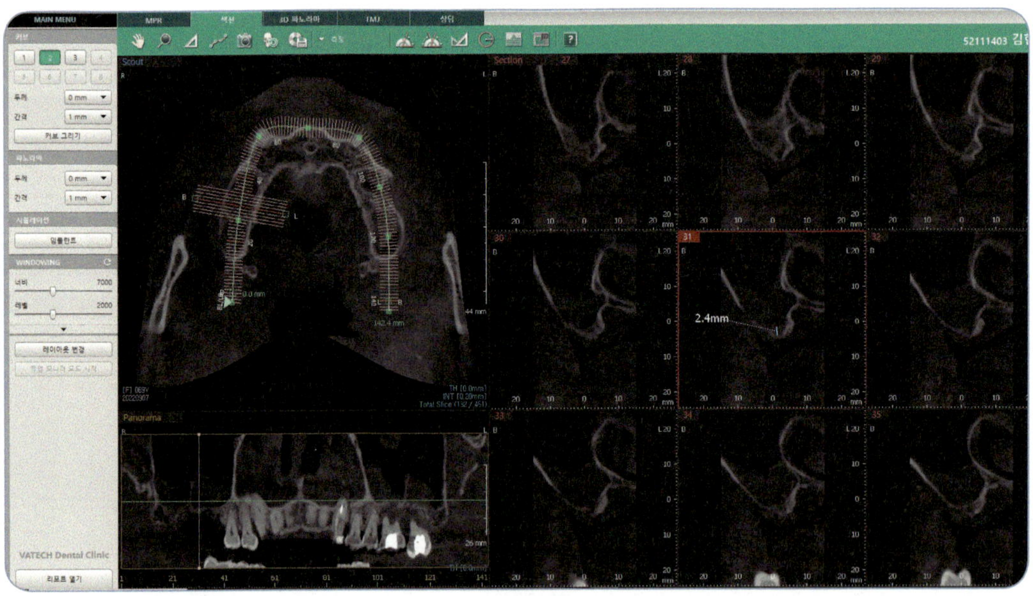

그림 3-4 상악동 단면도(잔존골의 양과 상악동 내 염증 소견을 볼 수 있음)

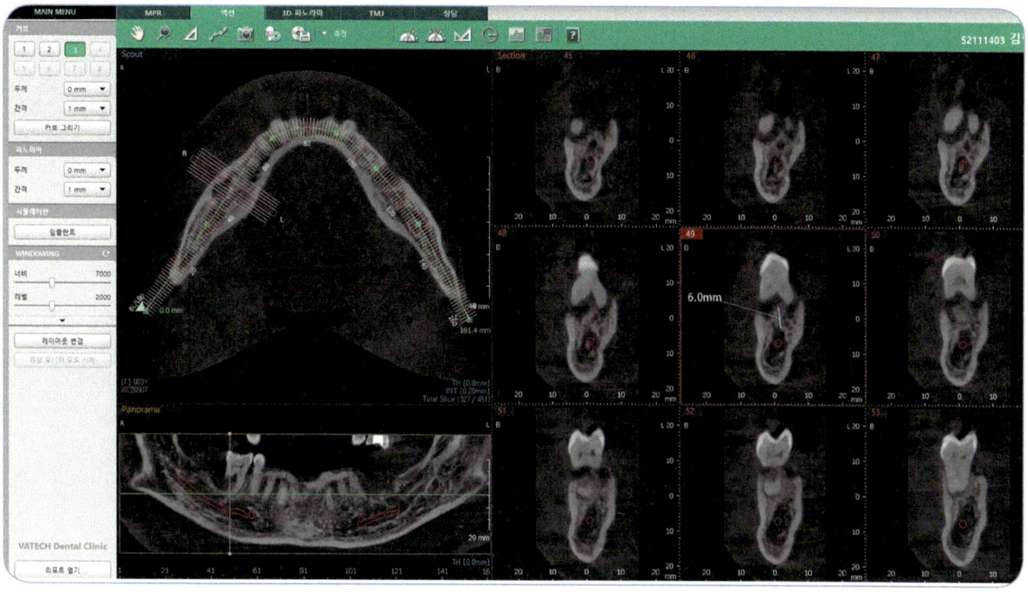

그림 3-5 **하악골 단면도**(치조골의 모양과 하치조신경과의 거리를 알 수 있음)

② 겹침(Overlapping)이 없는 이미지 가능

일반 X선은 구조물이 겹쳐 보여 복잡한 부위를 분석하기 어렵다. 그러나 CT는 층별로 단면 이미지를 제공하므로 겹지는 구조 없이 각 부위를 선명하게 관찰할 수 있다.

(2) 임상적 의사 결정의 정확성 향상

① 임플란트 시술에서의 활용

CT는 악골의 밀도와 두께를 정확히 측정함으로써 임플란트 고정의 안정성을 얻는 데 도움을 준다. 신경관과 임플란트의 위치를 고려한 최적의 각도와 깊이를 계획할 수 있어 신경 손상 및 시술 실패를 방지하는 데 도움을 준다.

② 교정 치료에서의 활용

CT는 매복 치아의 위치와 방향을 정확히 파악함으로써 치아이동 경로를 설계하는 데 도움을 준다. 악골의 비대칭 여부를 확인하여 교정 장치의 부착 위치를 최적화하는 데 도움을 준다.

③ 수술 가이드 제작 시 활용

CT 데이터를 바탕으로 3D 프린터로 수술 가이드를 제작할 수 있다. 이는 수술 정확도를 높이고 합병증 발생 가능성을 낮추어준다(그림 3-6).

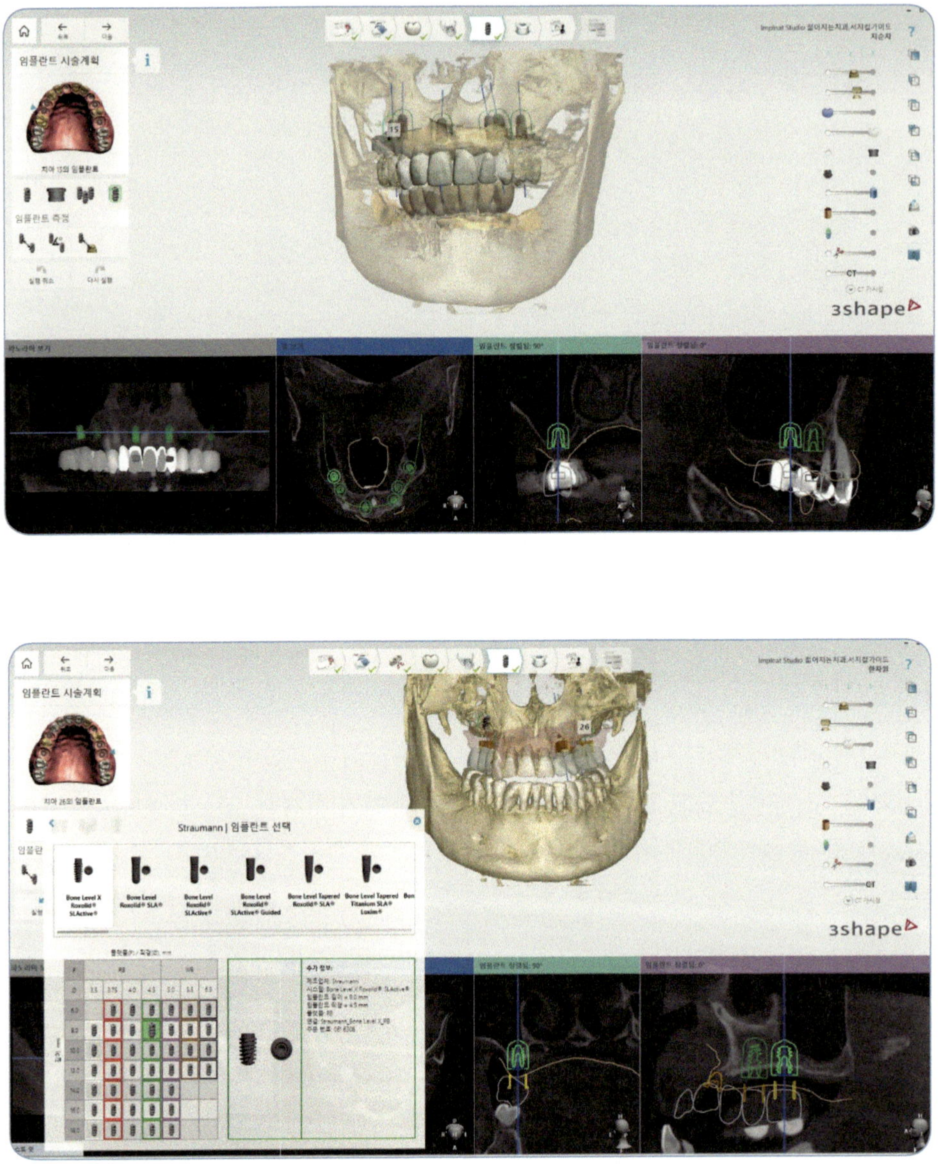

그림 3-6 대표적인 임플란트 가이드 제작 프로그램인 Implant studio(3-shape)

(3) 낮은 방사선 노출량

① CBCT 방사선의 높은 안전성

치과에서 주로 사용되는 CBCT는 일반 의료용 CT에 비해 방사선 노출량이 현저히 낮다. 방사선 노출에 민감한 어린이와 임산부에게도 상대적으로 안전하다.

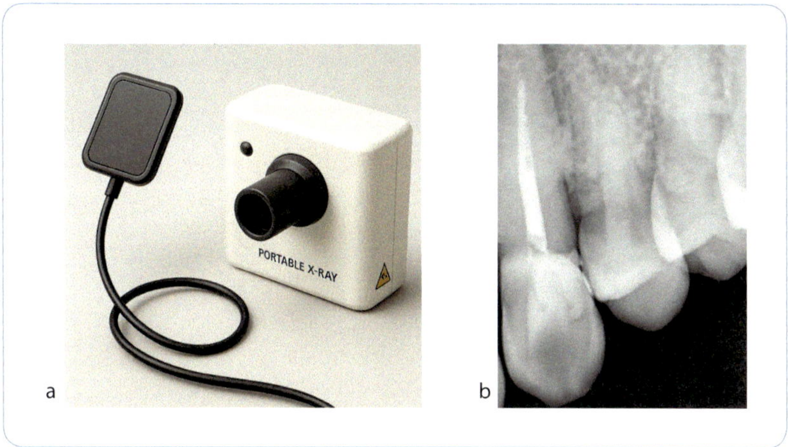

그림 3-7 a : Digital Sensor와 Portable X-ray, b : Standard X-ray(치근단 사진)

(아날로그 방식에서는 필름을 사용하여 현상했으므로 자료의 저장도 어려웠고 인력과 시간이 많이 필요했음)

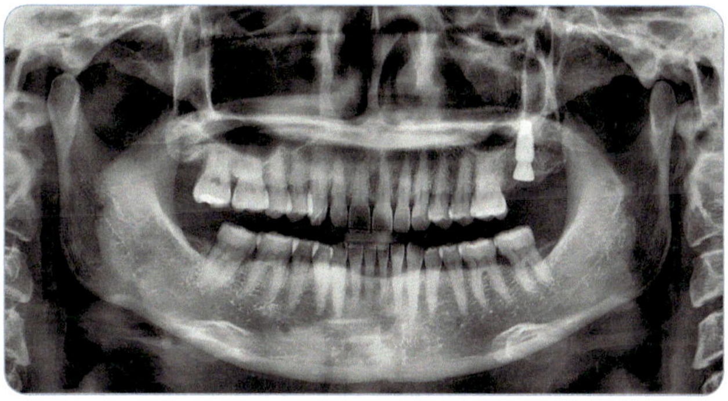

그림 3-8 Digital Panorama

(파노라마도 디지털 방식으로 바뀌면서 촬영, 검색, 보관이 매우 편리해졌음)

② 필요한 부위만 선택적으로 촬영이 가능

CBCT는 촬영 범위를 조정할 수 있어 필요한 부위만 선택적으로 촬영할 수 있다. 이는 불필요한 방사선 노출을 줄이는 데 기여한다.

(4) 빠르고 간편한 촬영

① 짧은 촬영 시간

CT 촬영은 보통 몇 초에서 몇 분 안에 완료되므로 환자의 불편함을 최소화한다. 특히, 움직임이 많은 어린이 환자나 불안한 성인 환자에게도 적합하다.

② 간편한 촬영 과정

환자는 앉거나 서서 촬영할 수 있어 다양한 치과 환경에서도 쉽게 사용할 수 있다. 장비가 치과 진료실에 적합하게 설계되어 있어 컴팩트하며 설치가 간단하다.

(5) 진단 및 치료계획의 효율성 증가

① 구체적인 치료계획 수립에 도움

CT는 구강 상태를 정밀히 분석해 구체적인 치료계획을 수립하는 데 도움을 준다. 치료 전 환자의 상태를 명확하게 파악하여 치료 과정에서의 불확실성을 최소화한다.

② 환자에게 맞춤형 치료 제공

CT 촬영을 통해 얻은 데이터를 바탕으로 환자 개인에게 최적화된 치료를 설계할 수 있다. 예를 들어, 치관 제작, 임플란트 삽입 위치 조정 등 환자별로 세부적인 치료계획이 가능해진다.

(6) 진단 사각지대의 해소

① 병변의 조기 발견

CT 촬영을 통해 낭종, 종양, 염증 같은 병변을 초기 단계에서 발견할 수 있다. 예를 들어, 일반 X선에서는 확인하기 어려운 골조직 내 병변도 CT에서는 쉽게 확인할 수 있다.

② 숨겨진 구조물 위치 확인에 도움

CT 촬영을 통해 매복 치아, 악관절 이상, 치근 손상 등을 정확히 확인할 수 있다. 특히, 사랑니가 신경관과 가까이 위치한 경우, 이를 확인하여 시술 중 신경 손상을 예방할 수 있다. 뿐만 아니라 임플란트 시술 시 신경관 거리 확인을 통해 안전한 시술이 가능하며 상악동 염증 유무 또한 사전에 확인하여 안전하고 빠른 수술이 가능하다(그림 3-9).

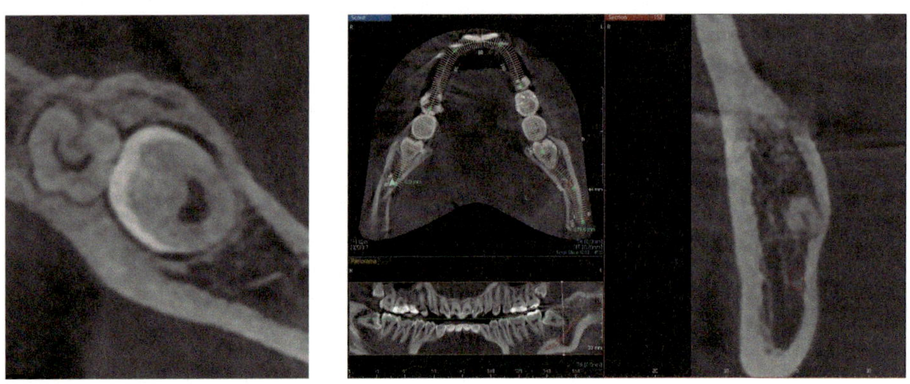

그림 3-9 다양한 각도에서 본 매복 사랑니의 CT

(7) 환자와의 소통 및 교육 도구로 활용

① 객관적인 영상 제공 가능

3D 이미지는 환자에게 구강 상태를 설명하고 치료계획을 보여주는 데 매우 유용하다. 환자가 자신의 상태를 더 쉽게 이해할 수 있어, 사전동의를 얻는 데도 도움이 될 뿐만 아니라 객관적인 자료를 통해 환자와 의료진 간의 신뢰를 쌓는 데도 도움이 된다.

② 시뮬레이션 활용

치아 이동, 임플란트 수술 및 수술 후 결과를 시뮬레이션하여 환자에게 보여줄 수 있다. 임플란트 수술 전에는 환자의 뼈 상태를 환자에게 보여주며 치료 과정을 자세히 설명할 수 있고 임플란트 수술 후에는 수술 결과를 직접 보여줄 수 있다. 이는 환자와의 신뢰를 구축하고 치료 만족도를 높이는 데 도움을 준다(그림 3-10).

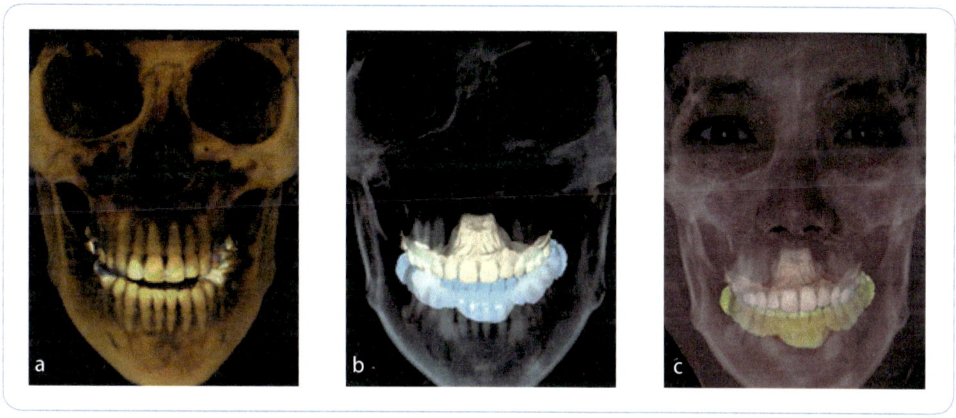

그림 3-10 덴탈 아바타를 이용한 임플란트 시뮬레이션 사진(Megagen R2-studio 제공)

뼈를 볼 수 있는 CT(a)와 CT 사진에 구강 스캔 데이터를 정합(b)하고, 여기에 안면스캔 데이터를 하나로 정합한 자료(c)를 만들어서 진단, 치료계획 수립 및 환자 설명용으로 유용하게 사용할 수 있다.

(8) 정밀성과 비용 효율성의 균형

CBCT는 높은 초기 비용에도 불구하고, 정확한 진단과 효율적인 치료계획 수립을 가능하게 함으로써 장기적으로 비용 절감 효과를 나타낸다. 정확한 치료계획을 통해 수술 시간을 줄이는 것은 물론, 수술 시 발생할 수 있는 예기치 못한 상황 또한 미리 대비하여 안전하게 수술을 진행할 수 있다. 뿐만 아니라 시술 실패 가능성을 줄이고, 재치료를 최소화함으로써 환자와 병원 모두에게 경제적 이점을 제공한다.

03 CBCT의 기술적 특징

(1) 다양한 재구성 기능

CBCT는 얻어진 데이터를 이용해 여러 가지 방식으로 영상을 재구성할 수 있다. 예를 들어 단면 이미지(axial, coronal, sagittal)를 통해 다양한 방향에서 해부학적 구조를 관찰할 수 있으며, 3D 볼륨 렌더링(volume rendering)을 통해 전체 구조를 입체적으로 볼 수 있다.

(2) Field of View(FOV)

CBCT의 FOV는 촬영할 영역의 크기를 말하며, 소형(FOV가 작은) 시스템은 치아 몇 개를 촬영할 수 있고, 대형(FOV가 큰) 시스템은 두개골 전체를 촬영할 수 있다. 필요한 촬영 범위에 맞춰 FOV를 선택할 수 있다(그림 3-11).

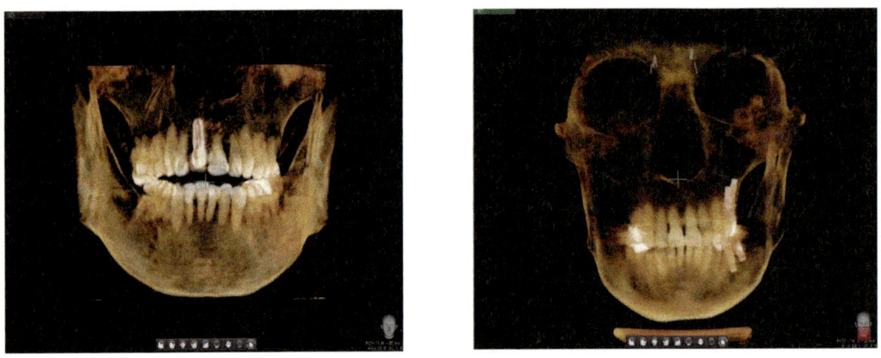

그림 3-11 FOV 크기에 다른 랜더링 이미지. 100 x 85mm(좌), 150 x 150 (우)

(3) 정밀도와 해상도

CBCT는 비교적 높은 공간 해상도를 제공하여 미세한 구조까지 확인할 수 있다. 픽셀 크기에 따라 정밀도가 결정되며 이는 임상적 필요에 따라 조정할 수 있다.

04 CBCT의 한계

(1) 연조직 평가의 어려움

CBCT는 주로 치아와 뼈와 같은 고밀도 조직을 평가하는 데 적합하며, 연조직의 대비도는 낮아 연조직 평가에는 제한적이다. 연조직의 세부 구조를 평가하기 위해서는 MRI와 같은 다른 영상진단 기법이 필요하다(그림 3-12).

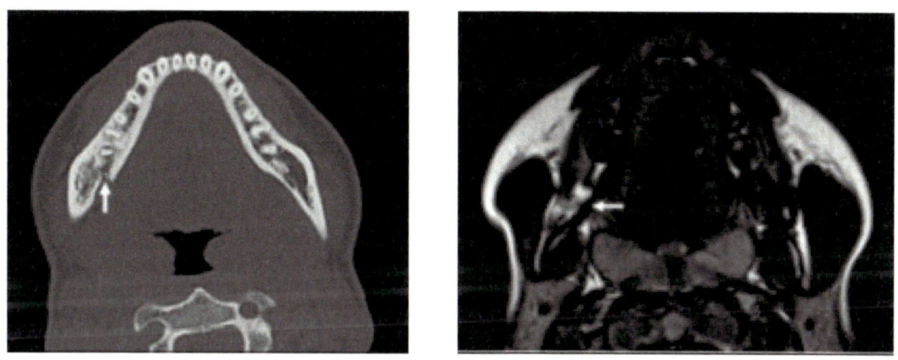

그림 3-12 하악골의 CT(좌) 와 MRI(우) 사진

(2) 노이즈와 왜곡 가능성

금속 보철물(크라운, 임플란트 등) 주변에서는 노이즈가 발생할 수 있는데 이는 영상 품질에 영향을 미쳐 정밀한 해부학적 평가를 방해할 수 있다(그림 3-13).

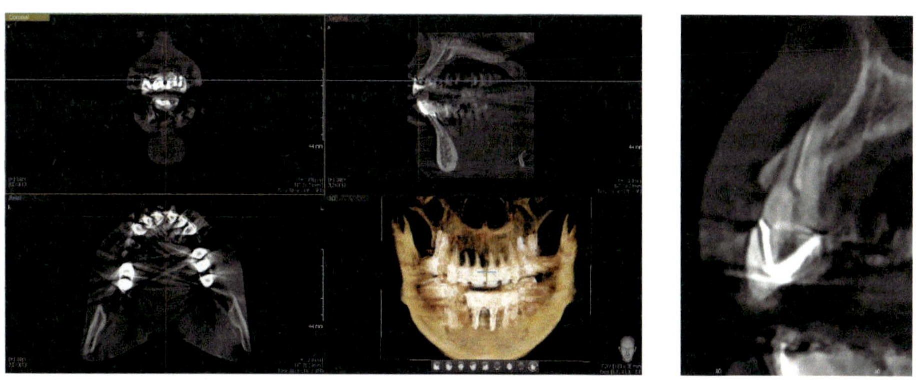

그림 3-13 다수의 금속 수복물과 임플란트로 노이즈가 많이 발생한 영상

(3) 비용과 접근성

CBCT 장비는 고가의 의료 장비이고 촬영 비용도 일반 치과 방사선 촬영에 비해 다소 높을 수 있다.

05 CBCT의 주요 활용 분야

(1) 임플란트 시술 계획

CBCT는 임플란트 시술에 있어서 필수적인 도구가 되었다. 임플란트를 식립하기 전 뼈의 양과 밀도를 평가하고 주변의 해부학적 구조물(예: 하악신경, 상악동 등)의 위치를 정확하게 파악해야 하는데, CBCT를 통해 뼈의 두께와 높이, 신경의 위치 등을 명확하게 볼 수 있어 임플란트 식립 위치와 각도를 정확하게 파악할 수 있다.

(2) 외과 수술

악골의 골절, 종양, 낭종 등의 위치와 크기를 파악하여 병변을 진단하고 수술 계획을 세울 때 CBCT는 매우 유용하다. 예를 들어 악골의 재건 수술을 할 때 CBCT를 통해 뼈의 손상 부위를 정확하게 파악하고, 필요한 보철물의 크기와 모양을 계획할 수 있다.

(3) 보철 치료

CBCT는 보철물(크라운, 브릿지 등)이 악골과 치아에 정확히 맞도록 설계하는 데 도움을 준다. 3차원 분석을 통해서 치아모형을 설계할 수 있으며 이를 바탕으로 임플란트 수술 시 사용되는 가이드(guide) 제작에도 활용한다.

(4) 교정치료

교정치료에서는 치아와 턱뼈의 위치 관계를 정확히 파악하는 것이 매우 중요하다. CBCT는 교정장치가 이동할 치아의 위치와 주변 구조를 3D로 시각화하여, 교정장치의 정확한 배치와 이동 경로를 계획하는 데 유용하다. 특히, 매복치(impacted teeth)의 위치와 방향을 평가하여 발치나 이동 경로를 결정할 때 도움을 준다.

(5) 치주 치료

CBCT를 통해 치조골의 높이와 밀도를 확인하여 치주질환 치료에 활용한다. 치조골의 밀도 확인으로 환자가 놓친 전신 질환의 유무 혹은 복용약 등을 확인할 수 있으며 치조골의 높이와 밀도 확인으로 필요한 치주 치료를 추가적으로 할 수 있다.

(6) 근관치료(신경치료)

CBCT를 통해 치아 내부의 근관구조를 3D로 볼 수 있어 복잡한 근관의 형태를 정확하게 파악하고 치료할 수 있다. 또한 근관의 파절 여부, 추가적인 근관의 존재 여부, 치아의 근단 병소 등을 확인할 수 있다.

(7) 매복치와 사랑니 평가

CBCT를 통해 특히 사랑니와 같이 매복된 치아의 위치와 주변 해부학적 구조와의 관계를 정확하게 평가할 수 있다. 신경관과의 거리, 발치 시 발생할 수 있는 위험 요소 등을 미리 파악하여 안전한 시술 계획을 세울 수 있다.

06 CBCT 영상파일

CBCT 영상파일은 STL 파일과 DICOM 파일이 있다. 3D 이미지를 저장하고 처리하는 방식에서 차이가 있지만 둘 다 치과 디지털 워크플로우에서 중요한 역할을 한다.

(1) DICOM 파일

DICOM(디지털 영상 및 통신 표준, Digital Imaging and Communications in Medicine)은 의료 영상의 표준 파일 형식으로, 주로 CT, MRI, X선 등의 데이터를 저장하는 데 사용된다. CBCT의 경우, 연조직과 경조직을 포함한 3D 데이터를 제공하여 치과진단, 임플란트 계획, 교정치료 등에 활용된다.

DICOM 파일은 여러 슬라이스 이미지를 포함하여 3D 모델을 구축할 수 있고, 이미지 내에 환자 정보, 스캔 날짜, 설정 정보 등 다양한 메타데이터를 포함할 수 있다(그림 3-14).

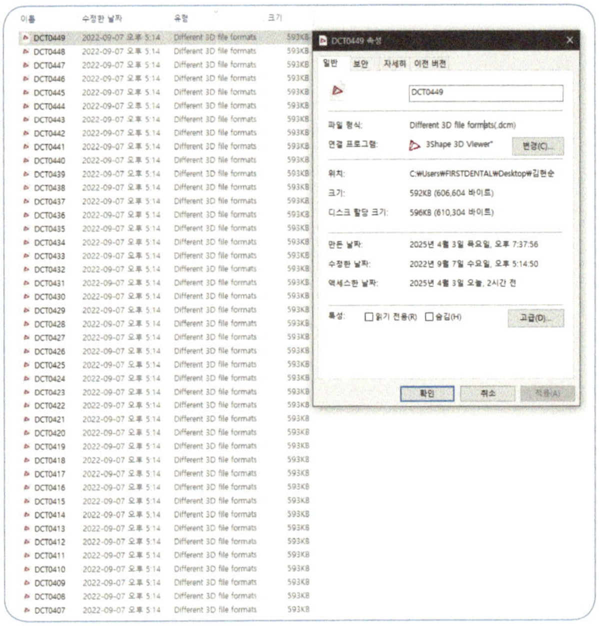

그림 3-14 DICOM 파일(확장자가 .dcm이다)

CT 촬영 후 영상 내보내기로 만들수 있다. 타 치과에서 찍은 CT를 환자가 CD로 들고 오는 경우 CT viewer 등의 응용 프로그램을 통해서 볼 수 있다.

● 슬라이스(slice)

3차원 영상(CT, MRI, STL 파일 등)을 해석하거나 출력하기 위해 층으로 분할된 단면 이미지

- 3D프린터에서 출력하기 위해서는 스캔한 STL파일이 Slicer되어야 한다. 즉, 층으로 분할하는 작업을 한 후 프린터로 출력하게 되는데 이때 사용하는 대표적인 프로그램이 Citubox이다.

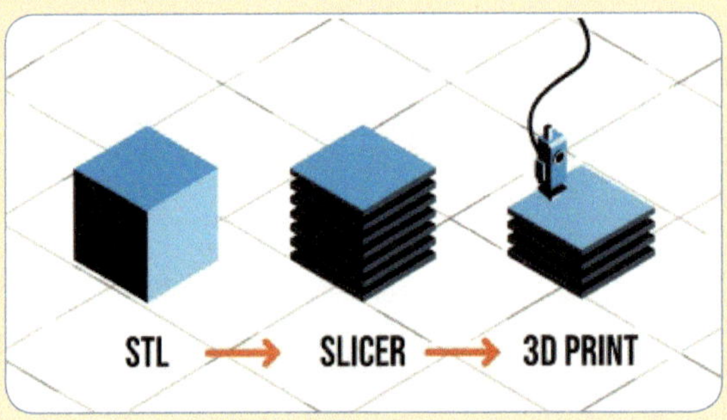

(2) STL 파일

STL 파일(표면 삼각형화 언어, Standard Tessellation Language)은 주로 3D 프린팅이나 CAD(컴퓨터 지원 설계) 작업에서 사용되는 파일 형식으로, 표면의 삼각형 메쉬(mesh) 정보만을 포함한다. STL 파일은 주로 DICOM 파일에서 변환하여 생성되며, 치과에서는 주로 치과 보철물, 임플란트 가이드, 교정장치 등의 3D 프린팅에 활용된다. STL 파일은 표면 데이터만 저장되기 때문에 DICOM 파일처럼 조직 정보를 포함하지는 않지만, 치아와 뼈의 표면 구조를 명확하게 표현할 수 있어 모델 제작에 적합하다(그림 3–15, 3–16).

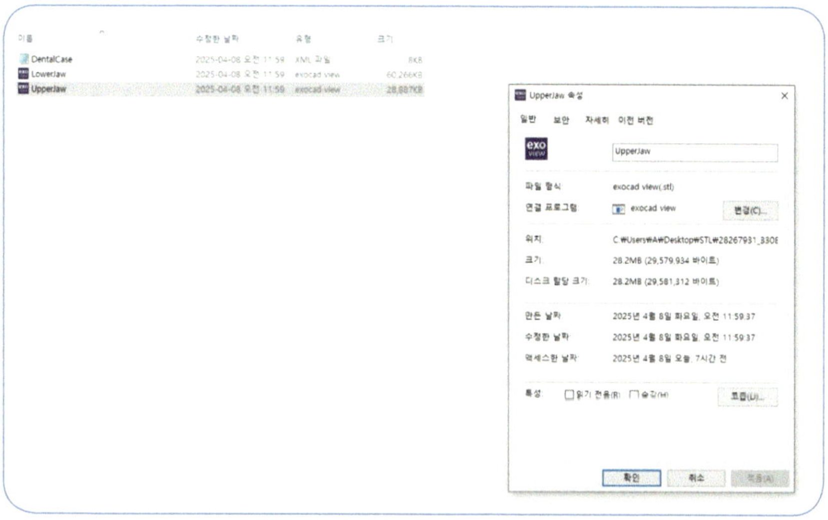

그림 3–15 상 · 하악 스캔 후 저장된 STL 파일(확장자가 . stl이다)

입체적인 메쉬 정보가 기록되어 있음. 디자인 프로그램에서 변형이 가능하고 프린팅이나 밀링을 통해 보철물 제작이 가능한 파일임

● **메쉬**(mesh)

3D 모델링에서 물체 표면을 표현하는 데이터 구조로 여러 폴리곤(다각형)으로 구성됨

- 폴리곤이 많을수록 모델이 더 정밀하고 부드럽게 표현되지만 처리 속도는 느려짐
- 디지털 치과에서 메쉬는 스캔된 치아나 보철물의 표면을 정확하게 재현함
- 폴리곤의 수와 품질이 보철물 제작의 정밀도에 중요한 영향을 미침

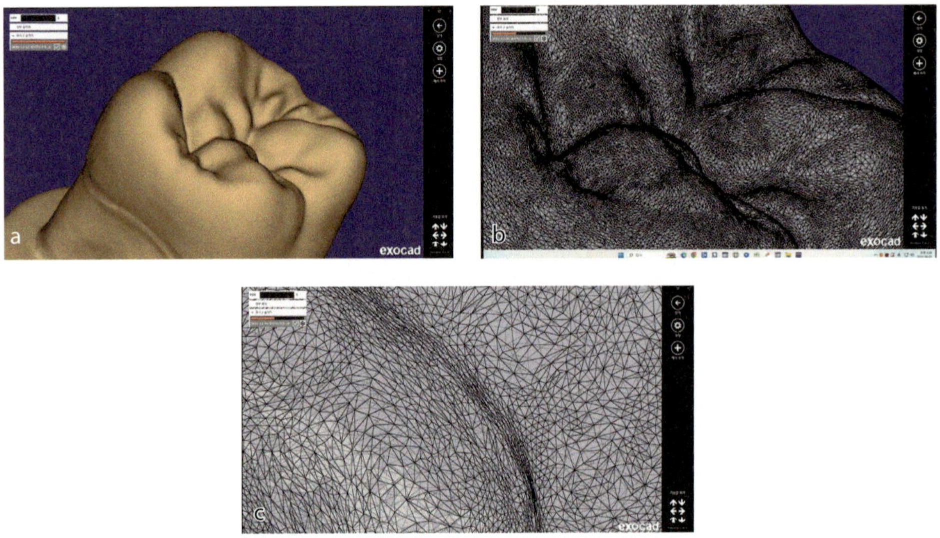

그림 3-16 **스캔 데이터에 의한 입체적 형태**

a : 스캔 데이터를 불러오면 입체적인 형태가 보임
b : 메쉬 모드로 변환
c : 더 크게 확대하면 삼각형의 모양이 보임

07 CBCT 촬영

1. 촬영 과정

(1) 환자 상담 및 준비

- 촬영 전에 환자에게 CBCT의 목적, 과정, 방사선 노출의 위험성 등을 설명하여 동의를 구한다.

(2) 환자 자세 설정

- 촬영 장치의 조정이 필요하며, 환자가 올바른 자세를 취하도록 한다.
- CBCT는 서서 촬영하거나 앉아서 촬영할 수 있으며 일부 장비는 누운 자세로도 촬영이 가능하다.
- 환자의 머리가 촬영 장치의 중심에 오도록 하고 머리가 움직이지 않도록 고정한다. 보통 턱 지지대나 머리 지지대를 사용하여 안정성을 높인다.

(3) 촬영 부위 확인 및 설정

- 촬영할 영역(예: 상악, 하악, 턱 전체)을 장비에서 설정한다.
- 촬영 범위와 해상도를 맞추기 위해 FOV 크기와 픽셀 크기를 조정한다.

(4) 촬영 시작

- 촬영 장치가 환자의 머리 주위를 회전하며 데이터를 수집한다.
- 촬영 시간은 보통 20초에서 40초 정도 소요된다.
- 촬영하는 동안 환자가 움직이면 영상이 왜곡될 수 있으므로 움직이지 않도록 유도한다.

(5) 영상 확인 및 저장

- 촬영 후 생성된 3D 영상을 확인하여 해부학적 구조물이 잘 보이는지 왜곡이나 노이즈가 없는지 점검한다.
- 필요한 경우 추가 촬영을 할 수 있다.

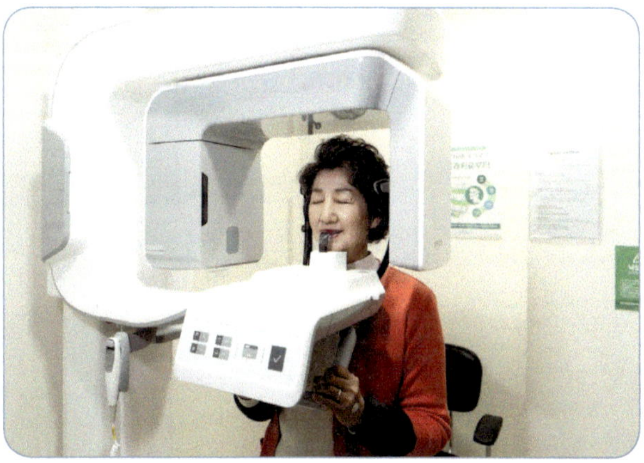

그림 3-17 CT(파노라마)촬영 모습

환자는 제조사에서 권장하는 방법으로 촬영 자세를 취해야 정확한 방사선 사진을 얻을 수 있음

2. CBCT 촬영 시 주의사항

CBCT 촬영 시 다음과 같은 주의사항을 준수하면 CBCT 촬영을 안전하고 정확하게 수행할 수 있다.

(1) 촬영 적응증 확인

환자에게 CBCT 촬영이 꼭 필요한 경우인지 검토하고, 정당한 진단적 목적에 따라 촬영을 진행해야 한다. 임신 중이거나 방사선 노출을 피해야 하는 환자에게는 다른 진단 방법을 고려해야 한다.

(2) 장비 점검

촬영 전에 장비의 상태를 점검하여 기계 오작동이나 센서 불량으로 인한 촬영 오류를 방지한다. 정기적인 장비 유지 보수와 캘리브레이션(calibration, 계기류의 정밀도를 표준기와 비교하여 바로잡음)을 통해 촬영 품질을 유지해야 한다.

(3) 방사선 안전 수칙 준수

방사선 노출을 줄이기 위해 촬영할 때 보호용 방사선 차단복(방사선 가운, 갑상선 보호대 등)을 환자에게 착용시킨다. 불필요한 촬영을 피하고, 최소한의 방사선량으로 필요한 영상을 얻도록 촬영 매개변수를 조정한다.

(4) 금속성 물질 제거

촬영 전에 환자가 착용한 금속성 물질(보청기, 피어싱, 금속 의치 등)을 반드시 제거한다. 금속 물질이 영상에 노이즈(아티팩트)를 발생시켜 해부학적 구조 평가에 방해가 될 수 있다.

(5) 적절한 FOV 설정

촬영 범위(FOV)를 필요한 부위로 제한하여 방사선 노출을 최소화한다. 예를 들어, 특정 치아나 턱 부위만 촬영할 경우 작은 FOV를 설정한다.

(6) 환자의 움직임 최소화

촬영 중 환자의 움직임은 영상 왜곡을 초래할 수 있으므로 촬영 전 충분한 설명을 통해 움직이지 않도록 주의시킨다. 특히 어린이나 노약자의 경우 촬영 시 머리 고정 장치를 사용하거나 보호자가 옆에서 안정적으로 촬영을 돕도록 한다.

실습목록

1. 디지털 CT 촬영을 위해 환자가 자세를 취하게 할 수 있다.
2. Portable X-ray와 Digital Sensor를 이용해 치근단 사진을 촬영할 수 있다.
3. 촬영된 CT 데이터를 DICOM 파일로 저장하여 전송할 수 있다.
4. CT viewer 프로그램을 이용하여 환자의 방사선 사진 데이터를 저장하고 편집할 수 있다.

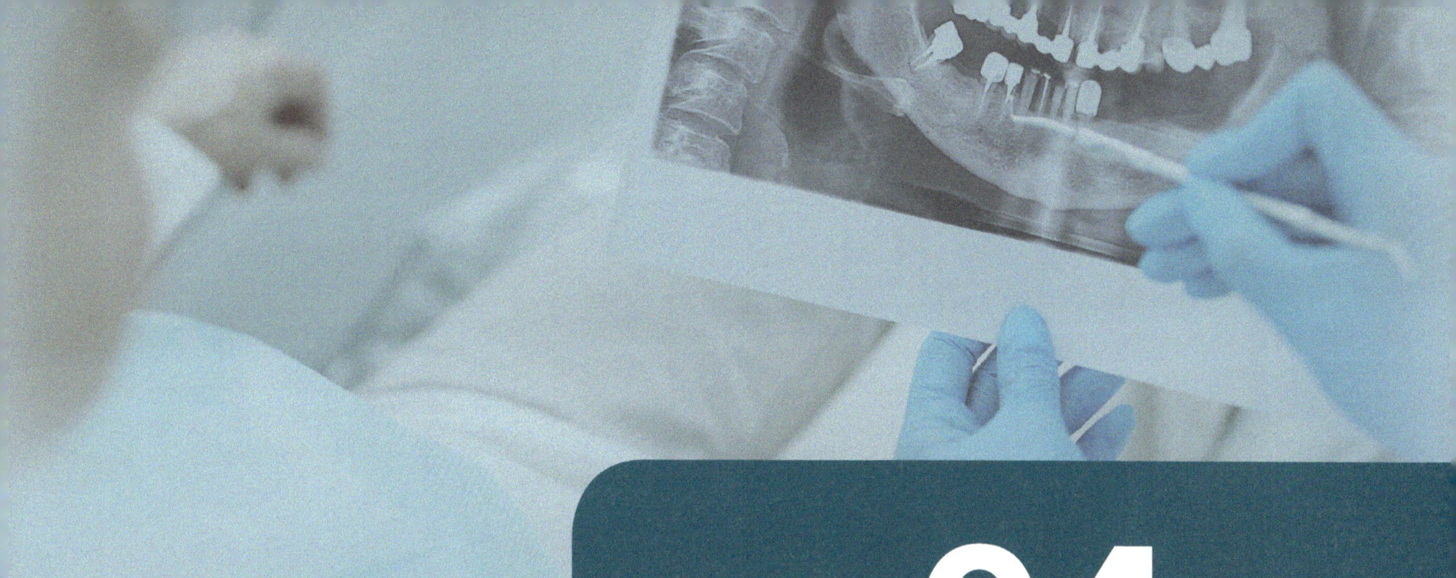

CHAPTER 04

스캐너

CHAPTER

04 스캐너

학습목표

- 구강 스캐너의 전반적인 내용을 이해하고 구강 스캔 과정을 실행할 수 있다.

01 구강 스캐너(Intra-oral scanner) (그림 4-1)

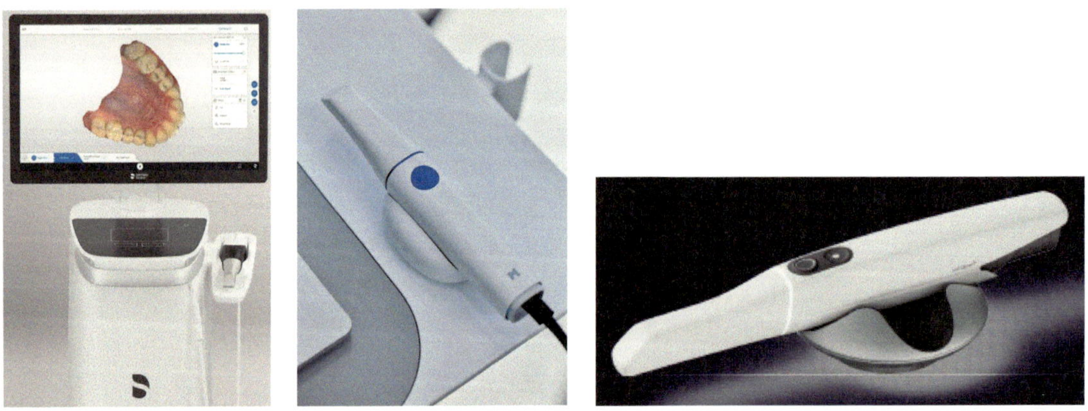

Prime scan　　Medit i900　　Trios

그림 4-1 구강 스캐너

1. 구강 스캐너의 개요

1) 구강 스캐너의 정의

구강 스캐너는 구강 내 경조직과 연조직 등의 구강 조직을 스캔하여 실제와 같은 3차원 데이터를 생성하는 장치이다. 스캔이란 구강 내 조직이나 실물 모델(예: 석고 모델)을 디지털화하여 3차원 형상 데이터로 변환하는 과정이다. 즉, 아날로그 방식으로 인상재를 이용하여 인상채득을 하고 모델을 만드는 과정을 디지털 방식으로 대체할 수 있는 장치이다.

(2) 아날로그 방식과 디지털 방식의 차이 (그림 4-2)

① 아날로그 방식

알지네이트, 러버 등의 인상재를 이용하여 환자의 구강 내를 인상채득 한 뒤 해당 인상체에 석고를 부어 모델을 제작한다.

이후의 작업은 아날로그 방식과 디지털 방식으로 나뉘어질 수 있는데, 아날로그 방식으로 진행할 때에는 교합기에 해당 모델을 장착한 뒤 납형 제작과 보철 제작을 하는 과정으로 진행되고, 디지털 방식으로 변환하는 경우에는 모델 스캐너를 통해 석고모델을 스캔한 후 컴퓨터상에서 보철 형태를 디자인하고 보철물을 제작한다.

② 디지털 방식

구강 스캐너를 이용해 환자의 구강 내를 인상채득 한 뒤 컴퓨터상에서 보철 형태를 디자인하고 보철물을 제작한다. 즉 아날로그 방식에서 두 가지 방향으로 나뉘어지기 전 단계를 하나의 단계로 생략할 수 있다.

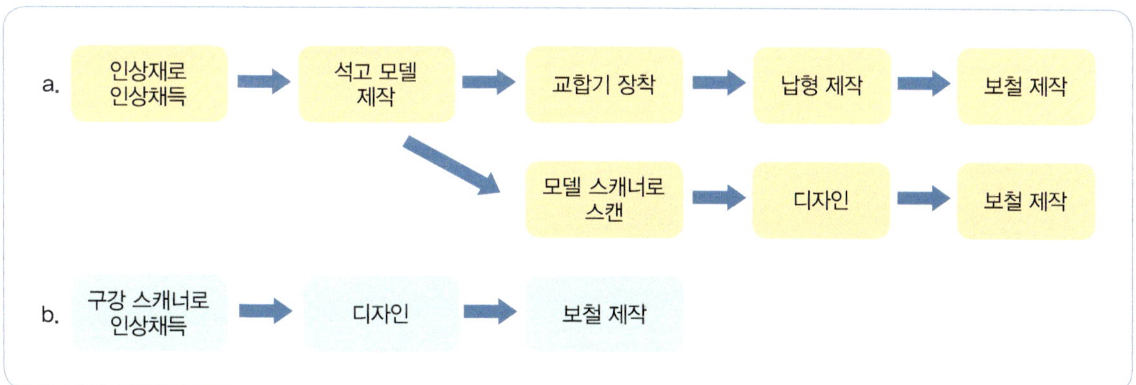

그림 4-2 아날로그 방식(a)과 디지털 방식(b)의 작업 흐름

2) 구강 스캐너의 장·단점 및 한계점

(1) 장점

① 러버나 알지네이트 등의 인상재를 이용한 인상채득이나 석고를 부어 모형을 만드는 등의 과정이 필요 없으므로 시간과 재료를 절약할 수 있다.

② 인상재를 이용한 인상채득 시 구역반사가 심한 환자, 거부감을 느끼는 환자의 경우 스캐너를 이용하면 불편감을 줄일 수 있다.

③ 인상재를 이용한 인상채득 시에는 잘못된 경우 채득 과정을 처음부터 다시 시작해야 하지만 스캐너를 이용하는 경우 더 빠르게 인상채득의 문제점을 발견하고 보완할 수 있다.

④ 치아에 교정장치나 기타 attachment가 있는 경우, under cut이 심한 경우 block out이 필요없다.

⑤ 동요도가 심한 치아가 구강 내에 있는 경우 아날로그 방식에서 인상채득 시 의도치 않은 치아 발거가 일어날 수 있는 위험이 줄어든다.

⑥ 취득한 스캔 데이터의 활용도가 높아 컴퓨터 상에서 수정 및 다른 데이터와의 취합이 가능하여 다양한 보철물 제작이 가능하며 또한 재제작이 필요한 경우에도 기존 데이터를 활용할 수 있다.

⑦ 스캔 데이터를 이용하여 많은 응용이 가능하다(CBCT, Face scan 등과의 정합을 통한 모델, 보철물, 임플란트 수술용 가이드 등의 제작).

⑧ 스캔 데이터를 통해 치과의사와 치과기공사, 치과위생사 간의 의사소통이 더 원활하고 보철물 형태에 대한 의견소율이 수월하며 환자와의 의사소통 도구로도 활용된다.

⑨ 데이터로 정보를 보관하므로 석고모델을 보관할 때처럼 공간이 필요 없고, 모델의 파손 및 변형을 걱정하지 않아도 되며 더 오랜시간 많은 양을 보관할 수 있다.

(2) 단점 및 한계점

① 스캐너로 채득한 영상에서 왜곡이 발생할 수 있다.
(예 : 채득한 bite에 오차 발생 또는 전악 스캔 시 악궁의 굴곡진 부위에서 오차 발생)

② 특정한 형태가 없는 부위에서는 스캐너가 제대로 인지하지 못하는 경우가 있다.
(예 : 편평한 입천장이나 구강점막 등의 연조직)

③ 의치와 같은 동적인상이 필요한 경우 연조직의 눌림을 아날로그 방식처럼 재현할 수 없어 모든 경우에 활용할 수 없다.

④ 깊은 부위를 인지하지 못하는 경우가 있다.
(예 : 프렙(prep)한 치아〈삭제한 치아〉의 마진이 매우 깊은 경우)

⑤ 아날로그 방식과 마찬가지로 술자의 습득 과정이 필요하고 실력에 따라 오차가 발생할 수 있다.

⑥ 초기 비용이 아날로그 방식보다 많이 든다. 그러나 아날로그 방식에서 소비되던 인상재 재료나 석고에 대한 지속적인 소비는 줄어든다.

3) 구강 스캐너의 원리

(1) 공초점 현미경 방식(Confocal Laser Scanner Microscopy)

레이저를 치아나 구강 조직 표면에 조사해서 반사된 빛이 스캐너 내부의 핀홀 장치를 통과해야 센서에 도달할 수 있다. 핀홀은 스캔 대상 표면의 특정 깊이(초점)에 해당하는 반사된 빛만 통과시키고, 초점 외의 빛은 차단한다.

레이저는 표면의 다양한 깊이에 따라 스캔하고 각 깊이에서 얻은 데이터를 소프트웨어가 자동으로 조합하여 구강의 전체 구조를 3D로 재구성한다(그림 4-3).

(사용하는 스캐너 : 3shape의 Trios, Caresteam의 CS3500, Aligntech의 iTero 등)

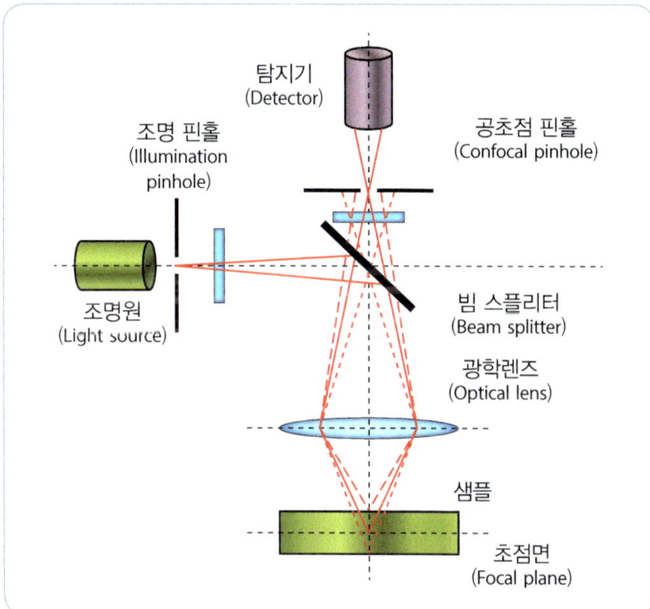

그림 4-3 공초점 현미경 방식

(2) 광 삼각법 방식(Optical triangulation)

레이저 또는 LED 광원을 사용하여 치아, 구강조직 표면에 일정한 각도로 빛을 비추고 반사시켜 스캐너 내부에 있는 이미지 센서로 수집한다. 빛이 치아의 굴곡진 부분이나 깊은 영역에 부딪히면서 반사 경로가 달라지기 때문에, 이 반사 경로의 차이를 감지하여 표면의 높낮이와 위치를 계산한다.

광원, 표면의 반사 지점, 그리고 센서가 삼각형의 세 꼭지점을 형성한다. 삼각형의 각도와 한 변의 길이(광원과 센서 간 거리)가 주어지면, 삼각법을 통해 표면의 깊이와 위치를 계산할 수 있다. 스캐너가 수많은 점을 측정한 후 데이터는 3D 모델링 소프트웨어로 전송되어 디지털 인상을 형성한다(그림 4-4).

(사용하는 스캐너 : Medit의 i700)

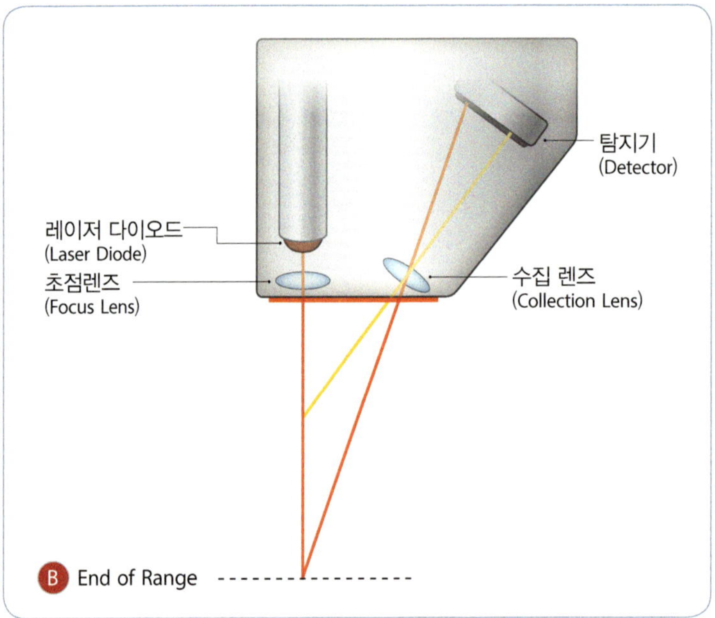

그림 4-4 광삼각법 방식

● 구강스캐너의 종류

① Primescan

- 현존하는 구강스캐너 중에서 가장 정확도가 높으며 스캔 속도가 빠른 것이 특징
- 광학 인상 시스템은 혁신적인 스마트 픽셀 센서와 동적 선명도 기술이 사용되어 최대 20mm의 깊은 영역까지 스캔이 가능
- 보철물을 짧은 시간 내에 제작하는 데 크게 기여함
- Dentsply Sirona에서 개발

② Trios

- 구강스캐너 중 유일하게 정량광(Q-ray) 기능을 가지고 있음
- 공초점 현미경 방식의 원리
- Trios 5는 구강 스캐너 중 가장 작고 가벼우며 Scan Assist 엔진을 탑재해 스캔을 더욱 쉽고 정확하게 할 수 있으며 보정이 필요없는 특징이 있음
- 3Shape에서 개발

③ Medit i700

- 국산 구강스캐너로 광삼각법 방식의 원리
- 구강 내 스캔 시 불필요한 연조직 자동 제거 가능
- 스캐너 내부에 UV-CLED를 사용한 살균 기능 추가

이외에도 Carestream의 CS 3600, Align의 iTero Lumina, Straumann의 Virtuo Vivo 등이 있음

5) 구강 스캐너의 임상적 활용

(1) 정보수집 및 진단

구강 스캐너를 통해 3D 진단 모형을 만들면 진단 데이터를 보관하고 분석하는 데 유용하다. 컴퓨터 상에서 치열 분석, 가철성 보철물 언더컷 확인, 교정 및 외과적 수술 시뮬레이션, 치아우식 진단 등을 할 수 있다. 또한 소프트웨어를 활용해 진단 후 교정 장치나 수술 장치를 설계하고 바로 제작할 수 있다.

(2) 교합채득 및 분석

교합지나 T-Scan과 같은 디지털 교합분석 장비를 통해 교합 접촉을 분석할 수 있다. 구강 스캐너는 교합기 오류와 교합지 두께로 인한 문제를 방지하며, 실제 폐구 상태에서의 교합 상태를 파악하는 데 도움이 된다. 또한 가상 교합기를 통해 턱의 움직임을 재현해 볼 수 있으며, 실제 환자의 동적 운동을 측정하는 장비들도 개발되고 있다. 향후 교합분석 장비와 연계하여 더 정확한 보철물 제작이 가능할 것으로 생각된다.

(3) 보철물 제작

① 고정성 보철물

구강 스캐너로 인상 데이터를 얻어 CAD/CAM 시스템을 통해 one day treatment(당일 치료) 가 가능하다. 지르코니아 블럭(zironia block), 하이브리드 블럭(hybrid block) 등을 이용한 보철물 제작에 활용된다.

② 가철성 보철물

총의치나 국소의치 제작에서 디지털 인상과 전통적 인상 방식이 병행될 수 있다. 모델 스캔 후 소프트웨어에서 설계하고, 밀링 또는 3D 프린팅을 통해 프레임을 제작할 수 있으며 임시의치 역시 제작할 수 있다.

(4) 임플란트 보철 및 수술 가이드 제작

임플란트에 스캔 바디(scan body)를 연결한 뒤 스캔하면 임플란트 위치와 각도를 파악할 수 있고 이를 토대로 보철물을 제작할 수 있다.

구강 스캐너와 CBCT 이미지를 결합해 임플란트 식립 위치를 계획할 수 있고 이를 통해 수술 가이드를 제작할 수 있다.

● **스캔 바디**(scan body)

- 임플란트의 위치, 방향, 깊이 등을 디지털 방식으로 정확하게 기록하기 위해 사용하는 인공 구조물
- 보통 티타늄 또는 PEEK(고성능 폴리머) 재질로 구성되며 임플란트에 체결 후 스캐닝하여 CAD 소프트웨어와 연동됨
- 예 : 임플란트 보철물 제작을 위한 스캔바디

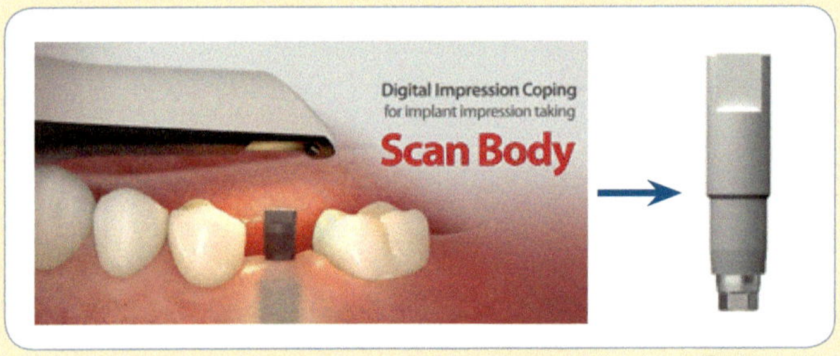

출처: osstem

(5) 환자와의 커뮤니케이션 도구로 활용

3D 스캔 데이터 또는 컴퓨터 상에서 미리 작성한 보철 디자인을 시각화하여 치료 계획 설명 및 환자 동의 과정에서 활용할 수 있다. 구강 상태를 시각적으로 보여줌으로써 치료에 대한 환자의 이해도를 높일 수 있다.

2. 구강 스캐너 사용법

1) 스캔 시의 자세

스캔 시 올바른 자세를 유지하지 않으면 장기적으로 술자의 목, 어깨, 손목에 무리가 갈 수 있다. 특히, 반복적인 작업에서 근골격계 질환이 발생할 가능성이 있으므로 올바른 자세를 유지하는 것이 중요하다.

(1) 술자의 자세 (그림 4-5, 4-6)

술식할 때와 마찬가지로 여러 포지션들이 있으나 술자가 좀 더 자연스럽고 익숙한 자세에서 스캔하도록 하는데 손목과 팔의 움직임이 중요하다. 팔꿈치를 몸에 가까이 두고 스캐너를 잡는 자세는 손목의 부담을 줄이고 안정성을 높이는 데 효과적이다.

술자가 스캐너의 화면과 환자 구강을 함께 확인하면서 스캔할 수 있도록 모니터의 위치를 같은 시선 상에 위치시킨다. 모니터를 바라보느라 스캐너가 환자의 치아에 부딪히지 않게 주의한다. 스캐너를 잡지 않은 반대쪽 손은 필요 시 적절하게 뺨을 당긴다(retraction).

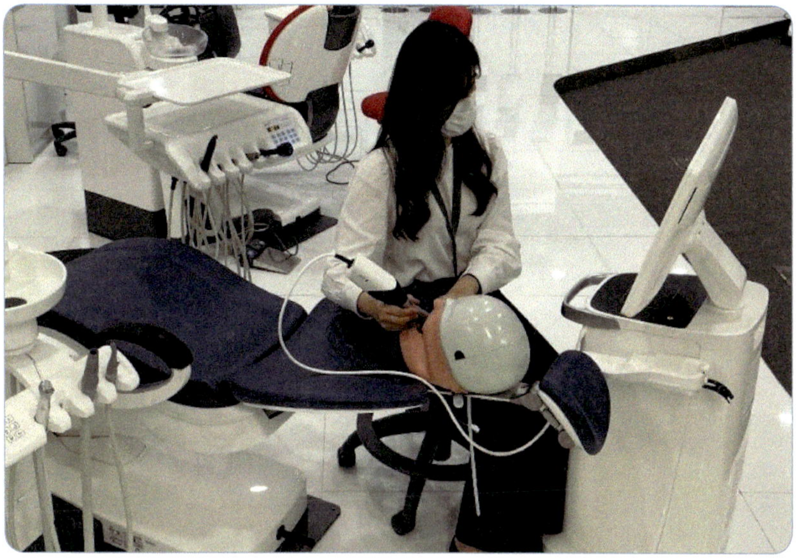

그림 4-5 하악 스캔 시의 Front position (7~9시) (Dentsply sirona 제공)

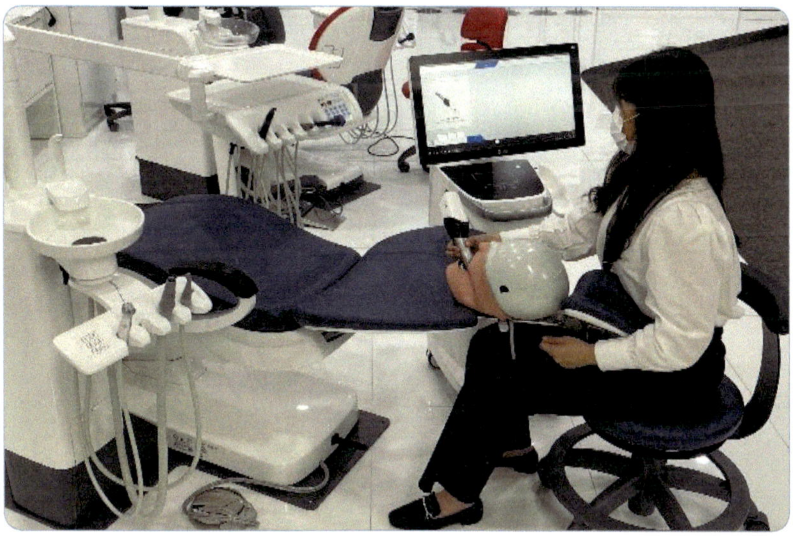

그림 4-6 상악 스캔 시의 Back position (11~12 시) (Dentsply sirona 제공)

(2) 스캐너 파지법

① 연필 잡기법(Pen grip type) (그림 4-7)

방향 전환이 다른 방법에 비해 수월하지만, 손목에 무리가 갈 수 있다.

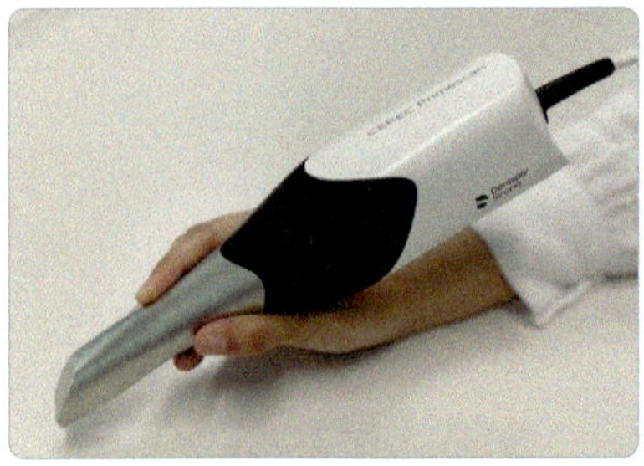

그림 4-7 연필 잡기법

② 손바닥 잡기법(Palm grip type) (그림 4-8)

손바닥 전체로 지지하여 사용하므로 손목에 무리가 덜 가지만 방향 전환이 수월하지 않다.

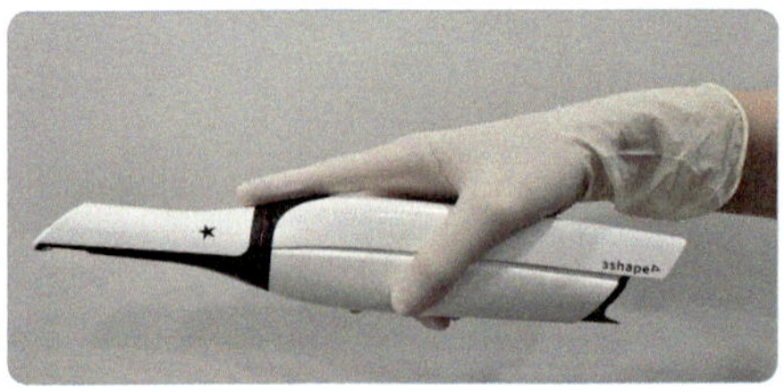

그림 4-8 손바닥 잡기법

③ 손잡이 잡기법(Gun grip type) (그림 4-9)

스캐너 바디에 손잡이가 달려 있으며 조작이 편리해 손의 피로도는 적지만 방향 전환이 수월하지 않다. 초창기 모델의 디자인 형태이다.

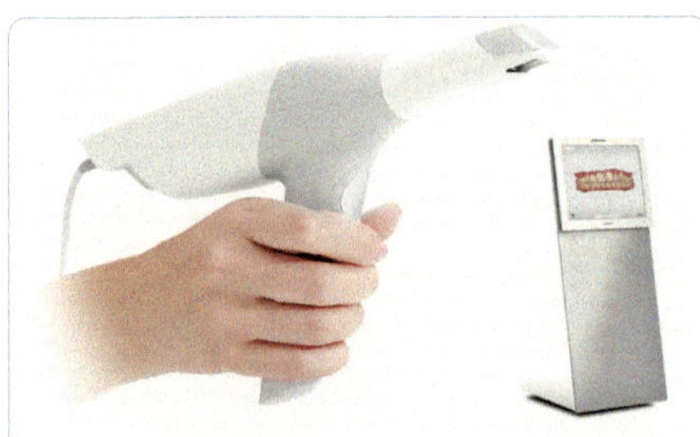

그림 4-9 손잡이 잡기법

3. 구강 스캔 방법

정확한 구강 스캔을 위해서 스캐너의 작동 원리에 대해 이해하고 사용하는 스캐너에 맞는 스캔 전략을 확인해야 한다. 스캐닝을 시작하면 스캐너는 촬영한 여러 부분의 3차원 데이터(메쉬, mesh)를 이어 붙이는(스티칭, stitching) 메쉬 스티칭을 통해 하나의 3차원 메쉬로 만들어낸다. 각 부분의 3차원 데이터가 연결되는 프레임을 스캔한 뒤 이전 부위와 중첩시키며 다음 부위로 이동하는 연속적인 스캔 경로를 유지하는 것이 중요하다. 스캔 도중에 자주 멈추거나 동일한 위치를 장시간 반복적으로 스캔하는 경우, 데이터의 겹침으로 인한 왜곡이 발생할 수 있다. 이를 방지하기 위해 스캔 경로를 계획하고 일정하게 이동하는 스캔 전략이 필요하다.

(1) 계획된 스캔 경로의 유지

정확한 스캔을 위해서는 적절한 스캔 시작점을 설정하고 제조사에서 추천하는 스캔 경로를 유지하는 것이 중요하다. 대구치의 교합면은 스캐너가 인식할 수 있는 열구와 소와가 명확하여 스캔의 시작점으로 유리하다. 일반적으로 작업 측의 대구치 교합면을 스캔 시작점으로 설정하고 교합면을 악궁을 따라 스캔한 후 협 · 설측 스캔을 추가하는 **프레임워크 스캔**(framework scan)이 추천된다. 이는 구강 스캔 시 **스티칭 오류**(stitching error)를 최소화 할 수 있는 스캔 전략이다.

① 일반적인 스캔 경로(개구 시 혀와 근육의 피로도를 고려한 스캔 진행 방향)

상악 : 교합면 → 협면 → 구개면

하악 : 교합면 → 설면 → 협면

② 개구 시 혀와 근육의 피로도를 고려한 스캔 진행 방향 권장

③ 각 스캐너 제조사에서 권장하는 경로를 유지하는 것을 권장

● 스캔 범위

- **편측 스캔**
  악궁의 편측을 스캔하는 방법으로 1/4 악궁만 스캔하는 방법이다.
- **편악 스캔**(반악스캔)
  1/2 악궁만 스캔하는 방법으로 악궁의 둥근 부분에 대한 스캔 오차를 줄일 수 있다.
- **전악 스캔**
  전체 악궁을 스캔하는 방법으로 4개 이상의 보철물 제작 또는 교정용 장치를 제작하는 경우 스캔하는 방법이다.

● 스캔 부위에 따른 팁의 위치

- 상악 : 팁이 위로 가게 하여 진행
- 하악 : 팁이 아래로 가게 하여 진행
- 바이트 : 바이트 팁이 협면과 평행하도록 하여 진행

● **스티칭 오류**(stitching error)

적절한 스캔 전략을 따르지 않을 경우, 스캔 데이터에 나타나는 오류로 두 면이 서로 연결되지 않는 방식으로 반영되며, 교두부와 절단면 가장자리가 중복되거나 별개의 스캔 레이어가 겹치게 된다.

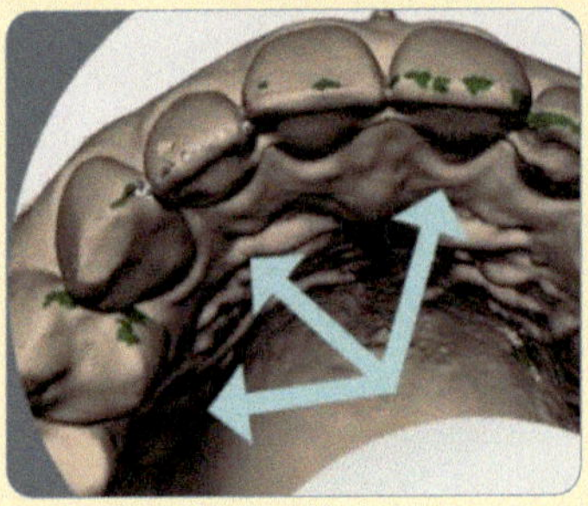

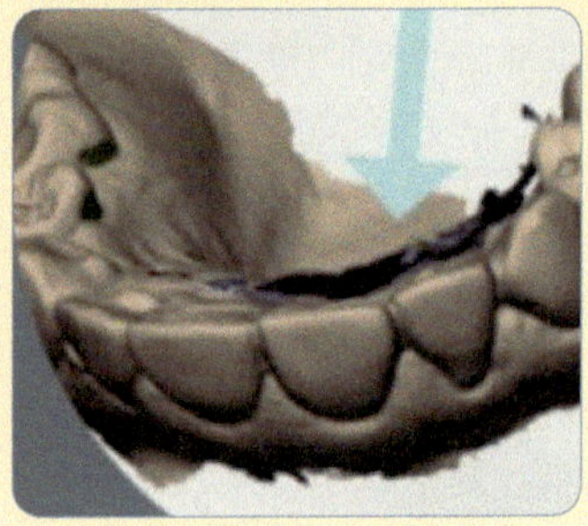

(2) 업체별 추천 경로

① 3shape의 Trios (그림 4-10)

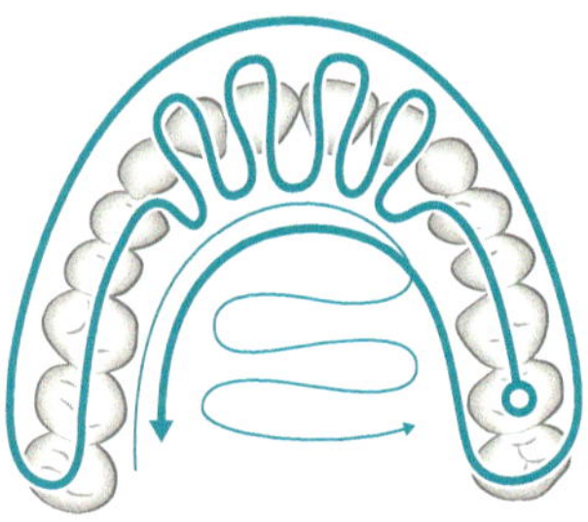

a. 상악 스캔 순서

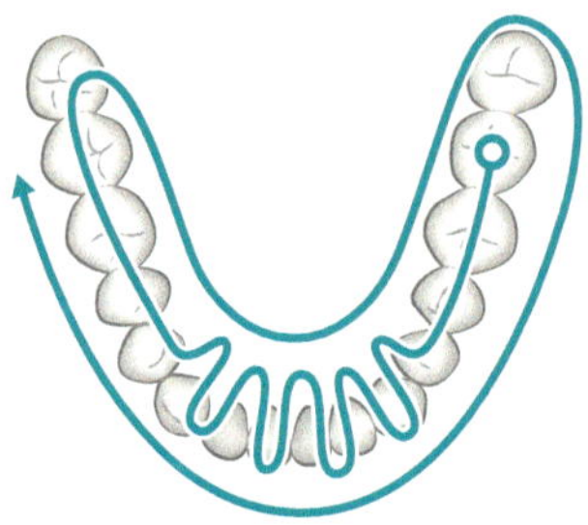

b. 하악 스캔 순서

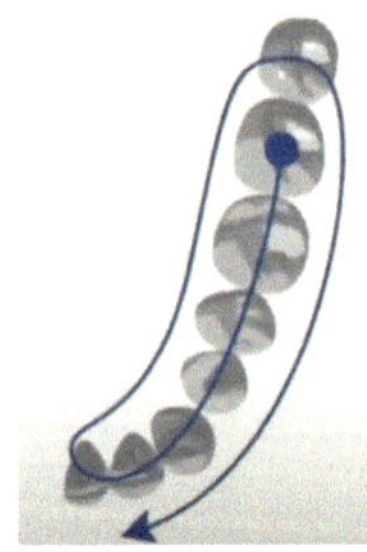

c. 하악편악 스캔 순서

c. 스캔 과정 동영상

그림 4-10 3shape의 Trios 스캔 전략

② Dentsply sirona의 Primescan (그림 4-11)

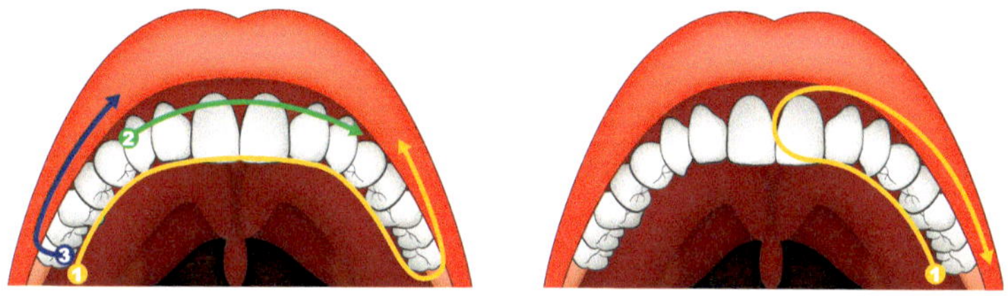

a. 전악 스캔 순서

b. 편악 스캔 순서

c. 스캔 과정 동영상

그림 4-11 Dentsply sirona의 Prime 스캔 전략

③ Medit의 i700 (그림 4-12)

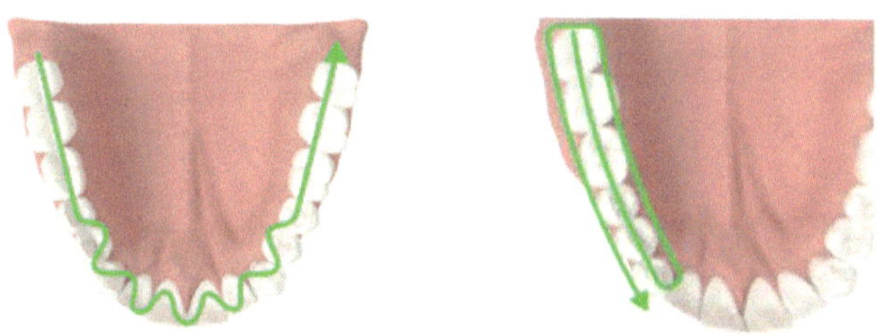

a. 전악 스캔 순서

b. 편악 스캔 순서

c. 스캔 과정 동영상

그림 4-12 Medit의 i700

편악 스캔 시 지대치를 기준으로 5개의 치아를 스캔하는 것을 권장한다.

4. 구강 스캔 시 주의사항

1) 적절한 개구 상태 유지와 방습

구강 내 습기, 타액 또는 혈액 등은 스캐너의 빛 반사를 방해하여 스캔 데이터의 정확도를 떨어뜨릴 수 있다(그림 4-13). 스캔 전에 석션 및 방습을 통해 구강을 충분히 건조시킨다.

크라운 치료를 위한 치아 형성 시 지혈제를 사용하여 지혈시킨 후 코드를 꽂고 스캔을 해야 정확한 스캔을 얻을 수 있다. 지혈을 위해 비스코스테이트 클리어(viscostate clear)를 사용하면 혈병 잔여물이 남지 않아 깨끗한 시야를 확보하는 데 도움이 된다(그림 4-14). 옵트라게이트(optragate)와 같은 견인 보조 장치를 사용하면 스캐너의 공간 확보와 개구 상태 유지에 도움이 된다(그림 4-15).

구강 내에 타액, 물 또는 혈액이 고이면 부정확한 스캔이 되므로 스캔 후 스캔 데이터의 색상을 끄고 수분의 흔적이 확인되는 부위는 해당 부위를 건조시킨 후 다시 스캔하는 것이 좋다.

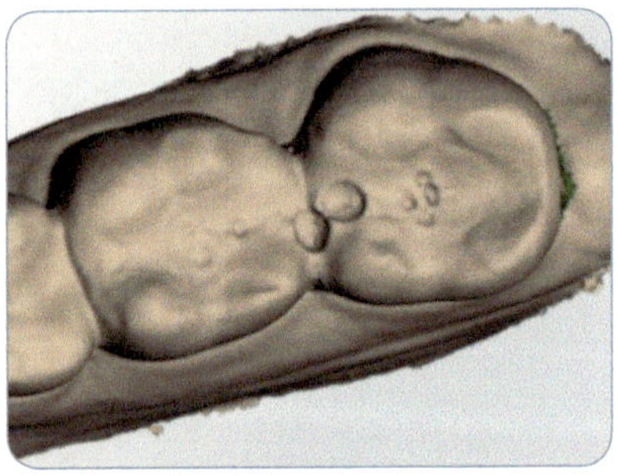

그림 4-13 교합면의 수분으로 인한 스캔 오류

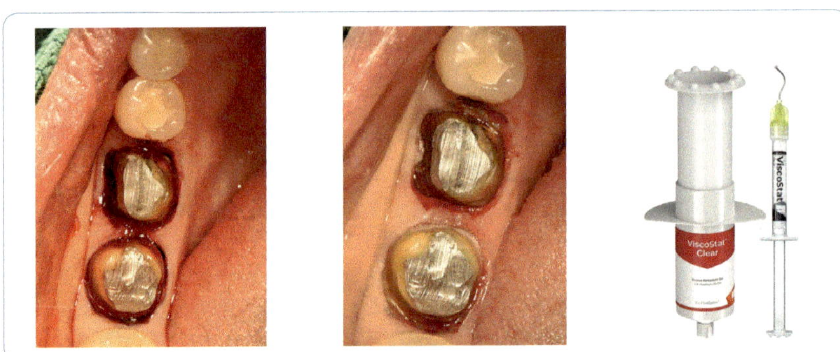

그림 4-14 Viscostate clear 사용 시 깨끗한 시야 확보에 도움

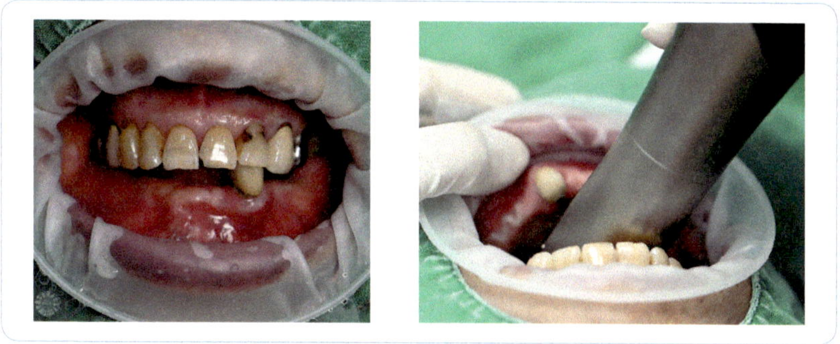

그림 4-15 Ivoclar의 Optragate 사용

2) 구강 스캔을 중단했다가 다시 시작할 때의 주의점

구강 스캔 중 잠시 멈추었다가 다시 스캔을 시작할 때, 이미 촬영된 부분에서 스캔을 충분히 중첩시킨 후 이어서 인접 부위의 스캔을 진행한다. 스캐너의 인식 오류로 스캔을 중단한 경우, 우선 해당 부위의 구강 내 상황이 스캐닝에 적합한지 확인해야 한다. 타액이나 금속 구조물로 인해 스캐너의 인식이 안 되는 경우 이를 먼저 해결하고 다시 스캔을 시작하는 것이 좋다. 스캔을 멈춘 시점보다 이전 영역에서 스캔을 다시 시작하며, 중복된 부분이 충분하지 않으면 스티칭 오차가 발생할 수 있다.

스캐닝이 안 되는 부위에서 적절한 조치없이 반복적으로 스캔을 오래하거나 보철물 제작에 불필요한 부위를 오랜 시간 스캔할 경우 용량이 과다하게 커지면서 파일의 로딩 시간이 길어질 수 있으니 주의해야 한다(그림 4-16).

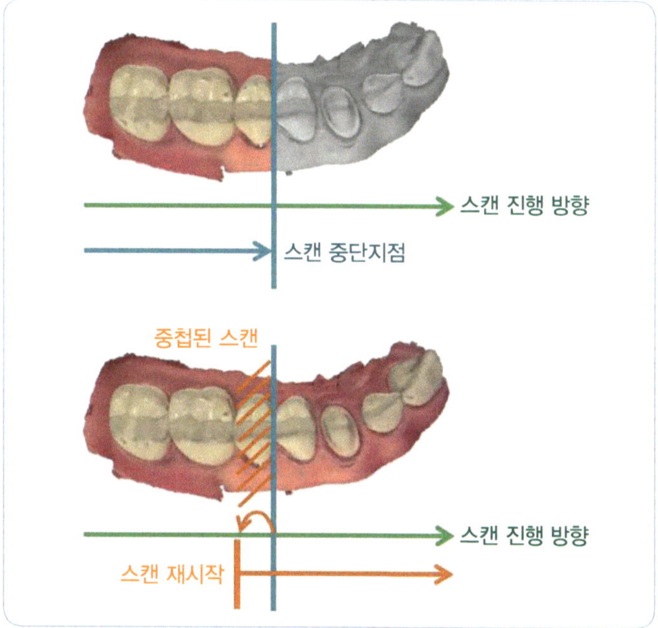

그림 4-16 구강 스캔의 중단 및 재시작

3) 금속 보철물의 빛 반사로 인한 스캐너 인식 오류

최근 구강 스캐너의 발달로 구강 내 금속 보철물 스캔 시 스캐닝 보조제의 사용 빈도가 줄어들었다. 금속 보철물의 빛 반사로 인해 스캐너의 인식이 원활하지 않은 경우 스캐닝 보조제를 사용하는데 파우더 타입과 액상 타입의 보조제가 있다. 파우더 스프레이를 과도하게 사용하면 불균일한 파우더의 두께로 인해 스캔 오차의 원인이 될 수 있고 환자의 목으로 흡인될 경우 기침 등 불편감을 유발할 수 있어 석션과 함께 사용하는 것이 좋다. 액상 타입의 스캐닝 보조제를 사용하면 좀 더 균일한 두께로 도포할 수 있고 환자의 불편감을 줄일 수 있다(그림 4-17).

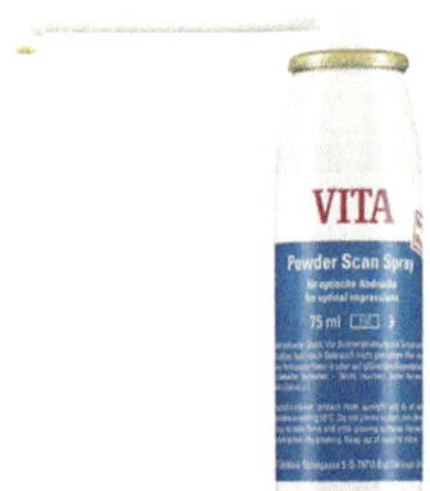

a. Vita사의 파우더 Scan spray

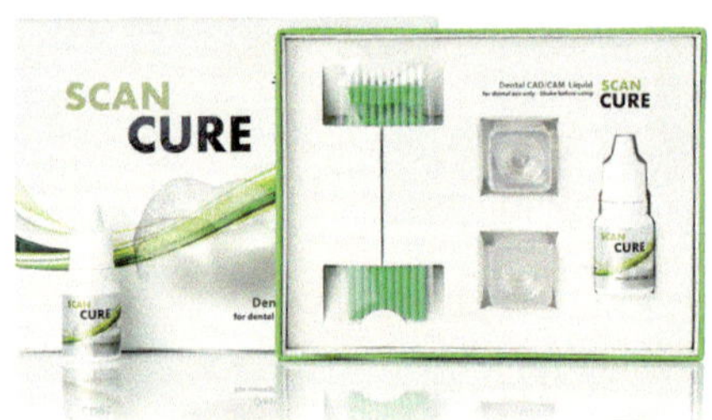

b. ODS사의 액상 스캐닝 향상제 Scan Cure

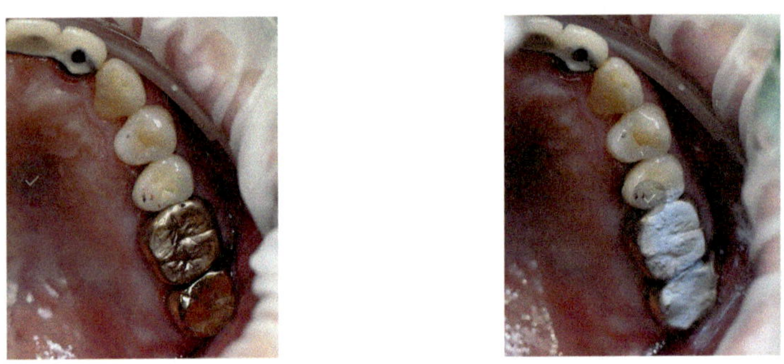

c. 구강 내 금속 보철물에 파우더 타입 스캐닝 보조제를 사용한 경우

그림 4-17 **스캐닝 보조제**

4) 과도한 스캔 데이터의 정리

스캔 경계의 연조직과 남아 있는 아티팩트(artifact)와 같이 치료와 관련이 없는 과도한 스캔 데이터는 제거하는 것이 좋다. 다듬어지지 않은 스캔은 디자인 단계에서 오류를 일으킬 수 있으며 스캔의 품질을 저하시킬 수 있다(그림 4-18).

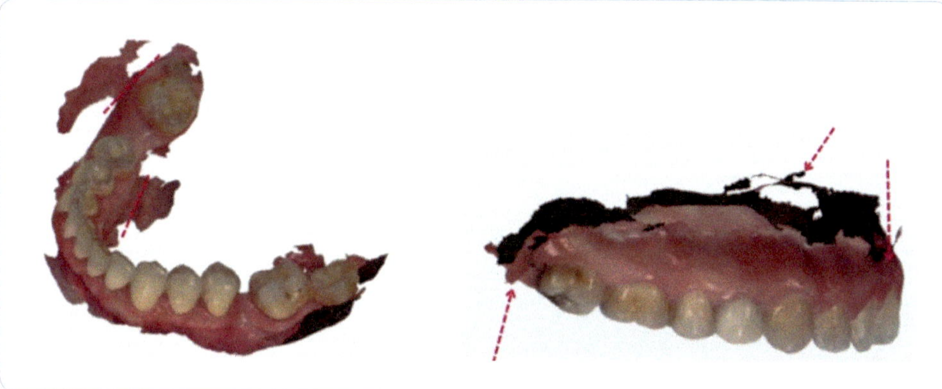

그림 4-18 과도한 스캔 데이터

최후방 구치, 결절 부위의 유동성 연조직의 데이터를 제거하는 것이 좋다. 상하악의 연조직 데이터가 충돌할 경우 교합 정렬을 방해할 수 있다. 단, 하악 최후방 구후삼각(retromolar pad)의 경우 치아 배열의 참고점이 될 수 있어 보존한다(그림 4-19).

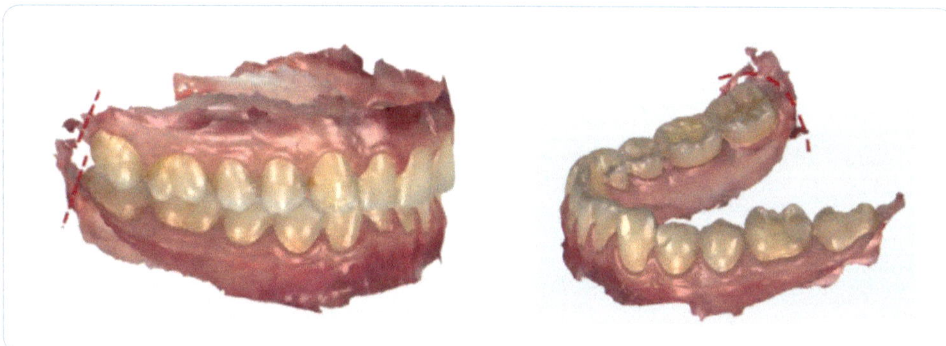

그림 4-19 과도한 스캔 데이터

5) 바이트 확인

정확한 디지털 교합채득을 위해서는 정확한 구강스캔이 선행되어야 한다. 바이트 스캔에서의 간섭을 피하기 위해 스캔 데이터를 미리 다듬는 것이 좋다. 리트랙터는 환자가 안정적인 턱 위치를 유지하는 데 영향을 줄 수 있어 제거하고 바이트 스캔을 진행한다.

바이트 채득 시 환자의 실제 최대교합위와 스캐너에서 상·하악 스캔 데이터의 위치관계가 동일해야 한다. 이를 위해 교합면에 이물질이 없도록 하고 환자가 편안한 상태에서 개·폐구 운동을 반복하여 동일한 위치로 교합되는지 확인한다. 환자에게 침을 삼키거나 웃어보라고 한 뒤 몇 초 기다리면 근육이 이완되어 습관적인 턱 위치를 얻는 데 도움이 된다.

이후 양측 후방 구치에서 소구치까지 스캔하는데, 스캔 시 연조직을 과하게 스캔하는 것은 피한다.

구강 스캔 전 교합지로 교합 부위를 인기하고 스캔 후 스캔 바이트와 일치하는 지 확인하면 정확한 바이트 채득에 도움이 된다(그림 4-20).

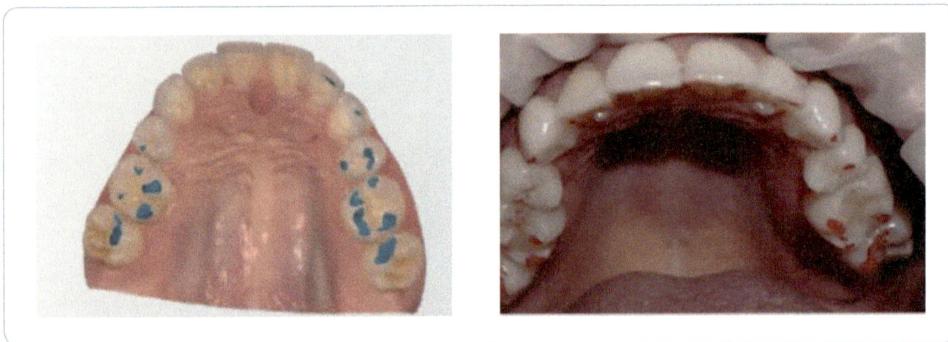

그림 4-20 바이트 스캔

5. 임상 케이스별 구강 스캔

1) 임플란트 보철 제작을 위한 스캔

스캔 바디는 디지털 데이터상에서 임플란트의 식립 위치를 재현할 수 있는 역할을 한다. 스캔 바디를 정확히 체결하는 것이 중요하며 구강 내 체결 후 치근단 촬영을 통해 체결 상태를 확인한 후 스캔을 진행해야 한다(그림 4-21a).

스캔 시에는 스캔 바디의 고유형상(notch)이 잘 나오는 것이 중요하며 이를 위해 고유형상 부분이 설측이나 협측을 향하도록 체결하는 것이 좋다(그림 4-21b).

필요에 따라 스캔 바디와 힐링 어버트먼트(healing abutment)를 제거한 상태에서 임플란트 주변 잇몸 상태를 인기하기 위한 추가 스캔을 할 수 있다.

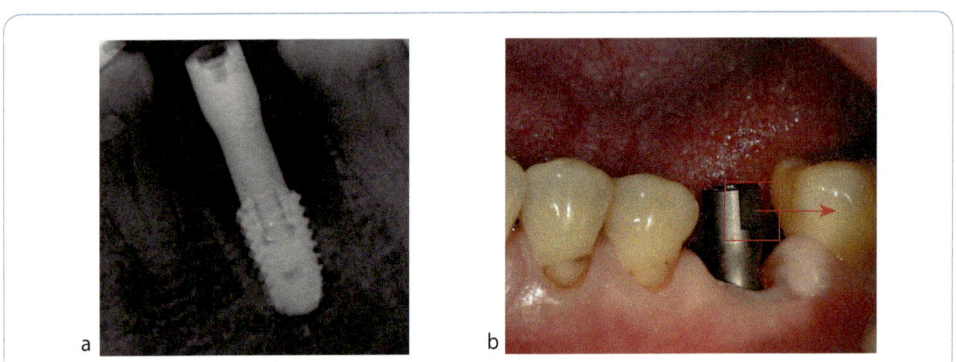

그림 4-21 임플란트 보철 제작을 위한 스캔

2) 무치악 결손부가 큰 경우의 스캔

특징적인 구조가 없는 무치악 부위는 스캐너의 인식이 잘 안될 수 있다. 치조제와 무치악 부위를 잘 건조시킨 후 스캔하는 것이 좋으며, 레진 마커(resin marker)를 사용하기도 한다. 치아 결손 부위가 넓어 교합이 불안정한 경우 교합제(퍼티나 왁스 등)를 사용하여 바이트를 잡은 후 바이트 스캔을 진행한다(그림 4-22).

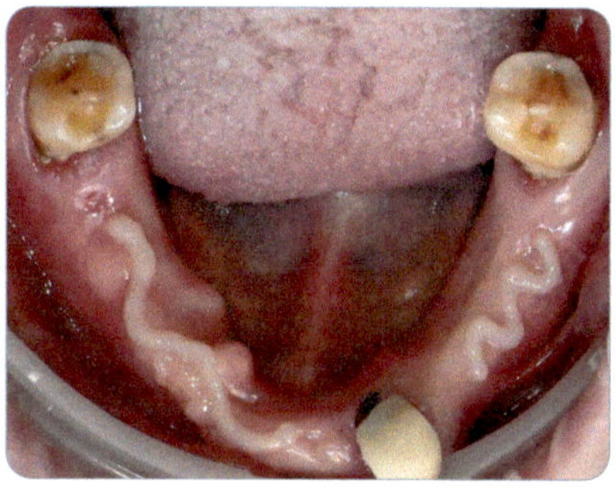

그림 4-22 무치악 결손부가 큰 스캔

가동성이 낮은 부착치은 부위는 건조시킨 후 레진용 접착제를 도포하여 광중합하고, 플로어블 레진(flowable resin)을 이용해 마킹을 한다.

3) 의치 스캔

기존 의치를 스캔하는 경우 광택이 나는 평활면이 넓은 부위는 무치악 치조제와 같이 스캐너에 인식이 잘 되지 않는다. 구강 내 스캔과 같이 프레임워크 스캔을 시행하는데, 이때 레진 마커를 이용하면 좀더 쉽게 스캔을 할 수 있다.

의치 스캔은 교합면을 따라 일직선으로 스캔하는 것보다 협 · 설면을 포함하여 '위글위글(wiggle wiggle)' 스캔을 하면 더 쉽게 스캔할 수 있다. 스캔 시 각 협·설면의 치관 1/3이 포함되도록 한번에 넓은 영역을 스캔한다(그림 4-23, 4-24).

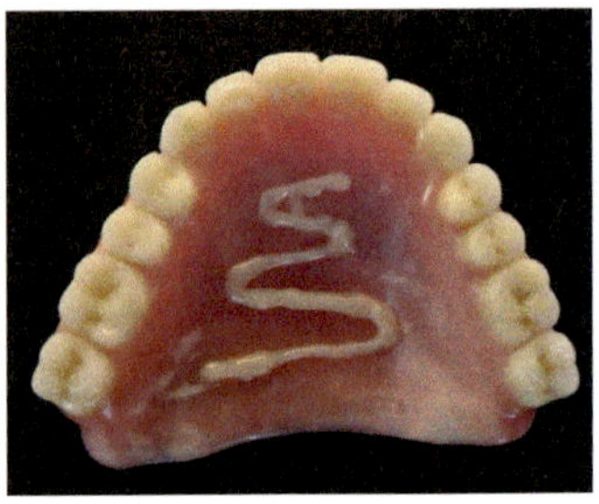

a. 플로어블 레진을 사용한 마커

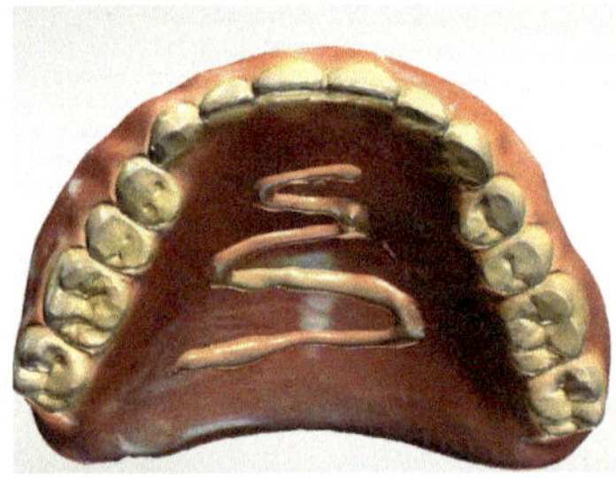

b. 구강 스캐너를 사용한 의치 스캔

c. 의치 내·외면 스캔 영상 (Dentsply sirona 제공)

그림 4-23 의치 스캔

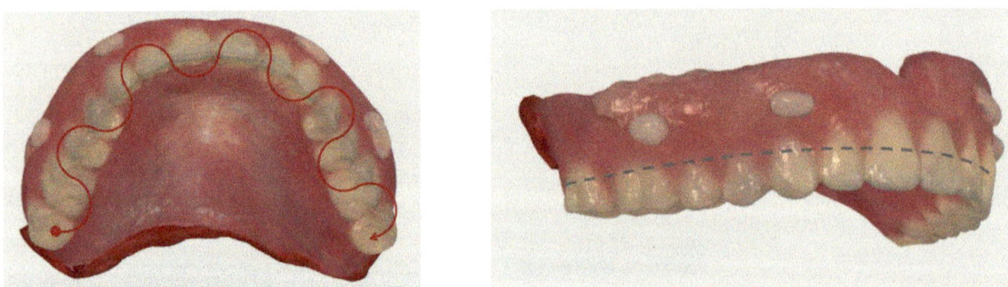

그림 4-24 위글위글 스캔

4) 교정 스캔

치아 교정을 위한 스터디 모델 및 장치 제작을 위해 치은점막경계, 치조점막 및 전정을 스캔하는 것이 좋다. 특히 투명교정 장치 및 가철식 리테이너의 제작을 위해서는 아래의 구조물에 주의하여 스캔한다.

① 치은선 라인의 정확한 채득 및 치은 하방 2~3mm까지 스캔

교정장치에 환자 개개인에 맞는 치은선 라인 컷팅이 들어가기 때문에 치은선 라인이 잘 보일 수 있도록 정확하게 채득해야 하며, 치은 하방으로 약 2~3mm의 스캔이 필요하다(그림 4-25).

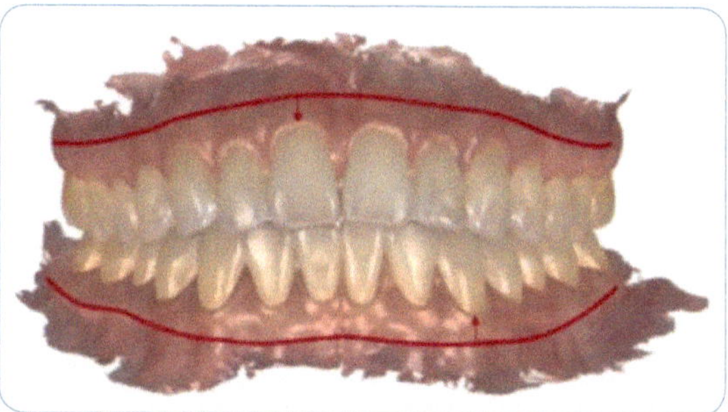

그림 4-25 치은선 라인 채득 및 치은 하방 2~3mm까지 스캔

② 절단연 및 교합면의 정확한 채득

교정장치가 치아를 덮는 형태이기 때문에 절단연 및 교합면의 형태가 부정확하게 스캔된다면 교정장치 적합에 문제가 생길 수 있다.

③ 최후방 구치부 및 최후방 구치부 치은의 정확한 채득

교정장치가 최후방 구치부까지 덮기 때문에 교정장치 적합도를 높이기 위해서 정확한 채득이 필요하다.

④ 경구개를 포함하여 스캔

다양한 교정장치는 구개부에서 고정을 얻으므로 최소한 경구개를 포함하여 스캔하는 것이 좋다. 교정 치료의 종류에 따라 정중구개 봉합선은 시상면, 치아 정중선을 결정 및 분석할 때 사용된다(그림 4-26).

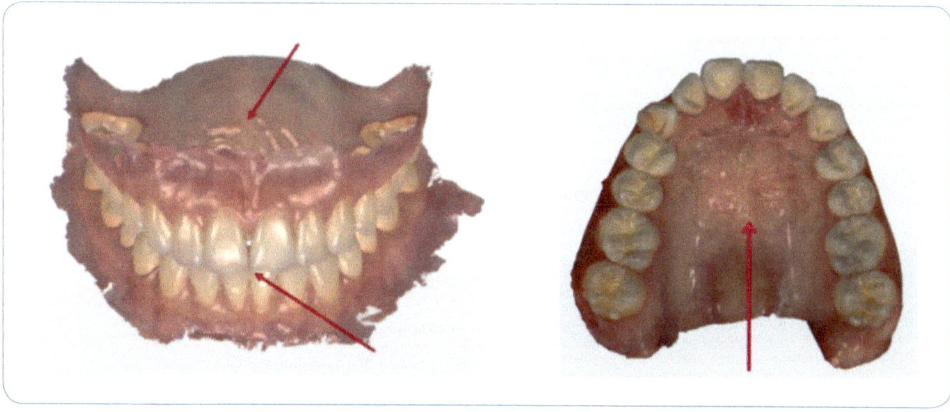

그림 4-26 경구개를 포함한 스캔

6. 구강 스캐너의 관리

1) 스캐너 보정

스캐너는 스캔 품질을 유지하기 위해 제조사에서 권장하는 기준으로 주기적인 보정을 해주는 것이 좋다. 다음과 같은 경우 추가적으로 보정을 시행한다(그림 4-27).

① 스캐너를 다른 곳으로 이동시키며 흔들림이 있었던 경우

② 마지막 보정 시와 온도차가 있었거나(온도차 15℃ 이상), 온도 변화가 큰 곳에 보관된 경우(온도차 30℃ 이상)

③ 스캔 품질이 저하되었다고 판단된 경우

④ 소프트웨어의 업데이트 및 재설치 후

a. 트리오스 보정 방법 b. 프라임스캔 보정 방법 c. 메디트 보정 방법

그림 4-27 스캐너 보정 방법

2) 스캐너의 소독 및 멸균

구강 스캐너 팁은 점막에 접촉하는 준위험기구로서 높은 수준의 소독·멸균 처리가 필요하므로 소독 및 멸균 후 사용해야 한다. 스캐너 본체는 소독, 스캐너 팁은 소독 및 멸균이 필요하다. 감염관리에 대한 방법은 각 제조사의 기준을 따른다.

TIP

- 중위 소독 - 스캐너 본체, 터치패드, 터치 스크린(소독포, 소독티슈로 닦기)
- 고위 소독 후 멸균 - 스캐너 팁 소독 및 멸균(Autoclave)

(1) Trios의 소독 및 멸균

a. 스캐너 본체 관리 : 중위 소독 (그림 4-28)

b. 스캐너 팁 관리: 세척 및 멸균, 100회 가능 (그림 4-29)

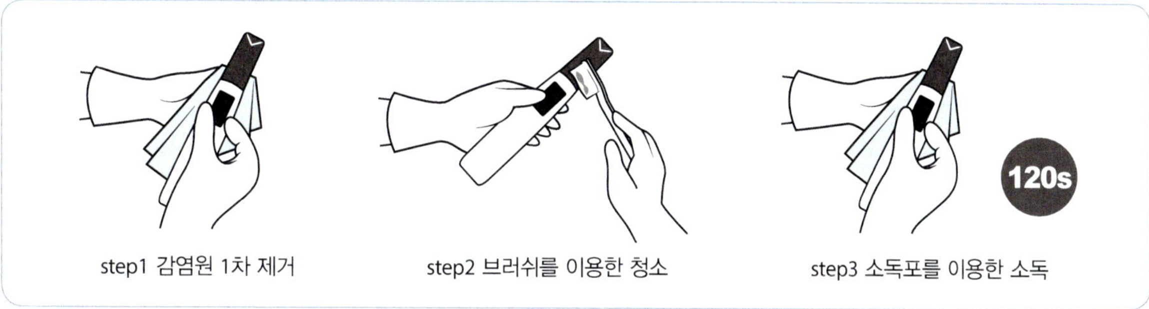

그림 4-28 스캐너 본체 관리

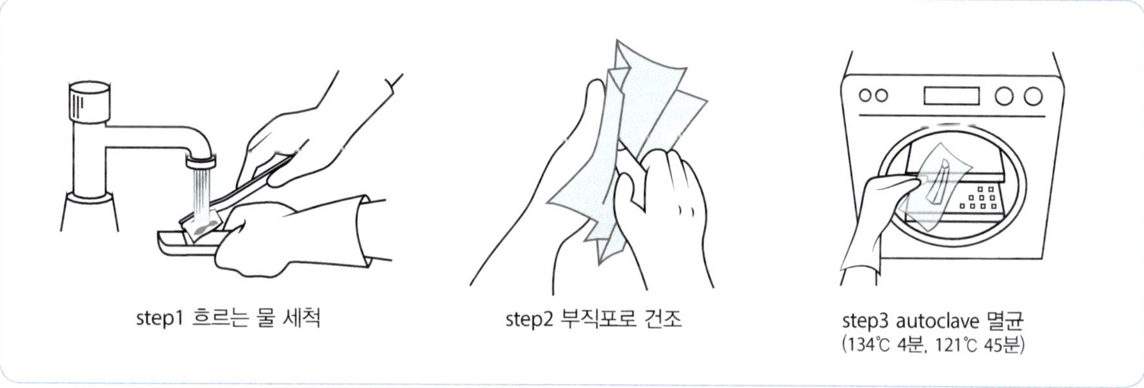

그림 4-29 스캐너 팁 관리

(2) Primescan 소독 및 멸균 (그림 4-30)

a. 스캐너 본체 관리: 중위 소독, 소독 티슈 사용

b. 스캐너 팁 관리: 고위 소독 및 멸균

- HDL세트 + CIDEX OPA 소독제 사용
- 소독액에 12분 이상 적용 후 흐르는 물에 씻은 후 건조

c. Primescan은 침전 소독 이외에도 Autoclave 멸균, 일회용 사용이 가능한 스캔 슬리브를 별도 구매할 수 있다(기본 제공 슬리브가 침전인지 추가 확인할 것).

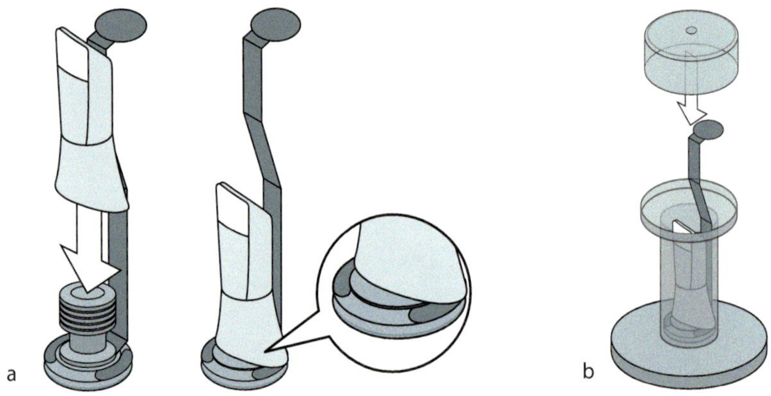

a. 오염 입자 또는 액체가 슬리브 내부로 침투하지 않도록 금속 홀더를 단단히 붙잡은 상태에서 슬리브를 마개 위로 눌러 끼운다.
b. 용기 위에 커버를 닫고 슬리브를 소독제 안에 적어도 12분 동안 그대로 둔다(CIDEX®OPA). 슬리브를 정해진 시간보다 오래 놓아둘 경우 미러 슬리브가 손상되지는 않지만, 정해진 시간이 지나면 바로 꺼내는 것이 좋다.

그림 4-30 Primescan 스캐너 팁 고위소독

a. 트리오스 관리법 b. 프라임스캔 관리법 c. 메디트 관리법

그림 4-31 구강 스캐너의 관리법

(3) i700의 소독 및 멸균

a. 비눗물과 브러쉬를 사용하여 팁을 세척한 후, 팁 거울에 이물질이나 얼룩이 없는지 확인한 다음 부드러운 천으로 세심하게 닦아 습기를 제거한다.
b. 팁을 멸균 주머니에 넣어 밀봉한다.
c. 밀봉 상태의 팁을 고압증기멸균기에 넣고, 다음 조건에서 멸균 작업을 수행한다.
- Gravity Type : 121℃에서 30분 멸균, 15분 건조
- Pre-vacuum Type : 134℃에서 4분 멸균, 20분 건조

d. 스캐너 팁(그림 4-32)은 최대 100회까지 재멸균할 수 있으며, 이후 폐기해야 한다.

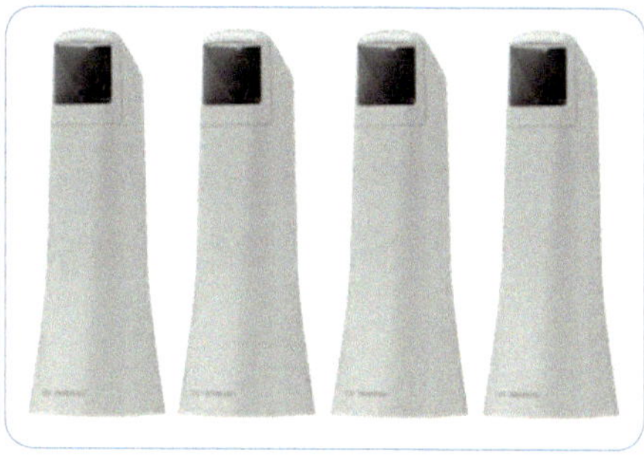

그림 4-32 i700 스캐너 팁

e. 사용이 끝난 후 i700 본체 앞단 (광학창)과 끝단(에어벤트 홀 부분)을 제외한 i700 본체(그림 4-33)의 모든 표면을 알코올로 세척한다. 세척과 소독은 반드시 전원을 끈 상태에서 진행하고, 세척 후 알코올이 완전히 마른 상태에서 사용한다.

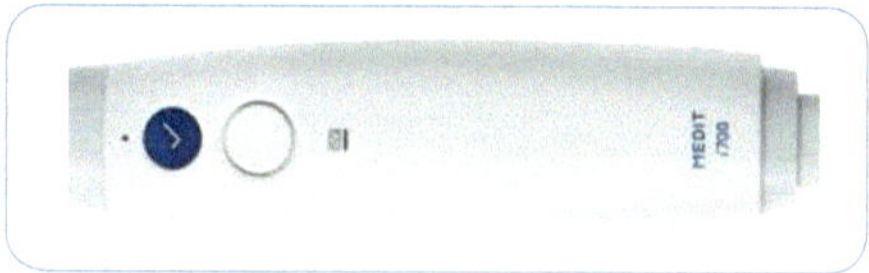

그림 4-33 i700 본체

f. 스캐너를 사용하지 않을 경우에는 플라스틱 캡(그림 4-34)을 장착하여 스캐너 내부에 있는 카메라의 손상이나 파손을 방지한다.

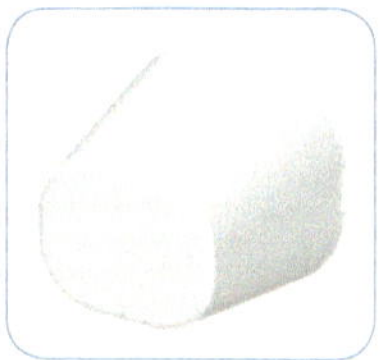

그림 4-34 i700 플라스틱 캡

02 모델 스캐너(Model scanner)

모델 스캐너(그림 4-35, 4-36)는 주로 기공소나 치과 기공실에서 사용되며 아날로그 방식으로 채득된 인상체나 석고모델을 스캔하여 디지털 데이터를 얻을 수 있다. LED 광원과 카메라 촬영을 통해 스캔을 진행하는데 모델이 고정된 플레이트가 카메라와 함께 회전하여 다양한 각도에서 빠르게 스캔 데이터를 추출할 수 있다(그림 4-37, 4-38). 최근 구강 스캐너의 도입과 함께 사용빈도가 감소하고 있다.

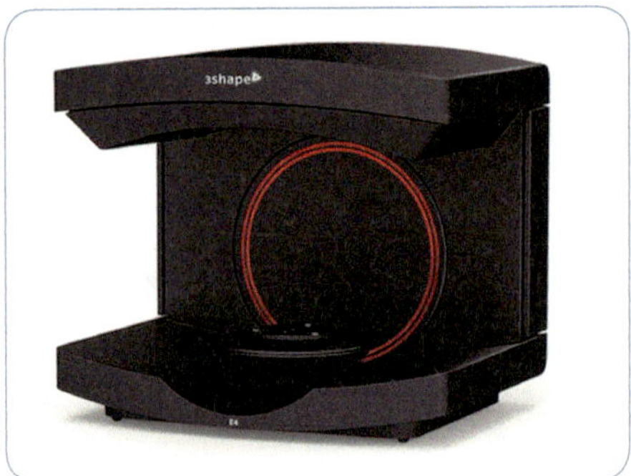

그림 4-35 3shape사 E4

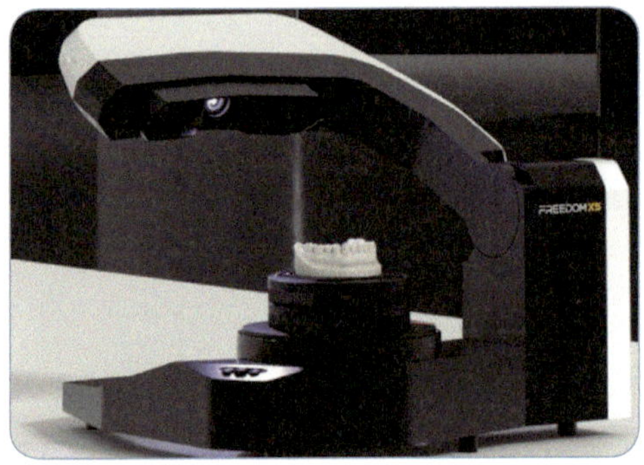

그림 4-36 DOF사 freedom X5

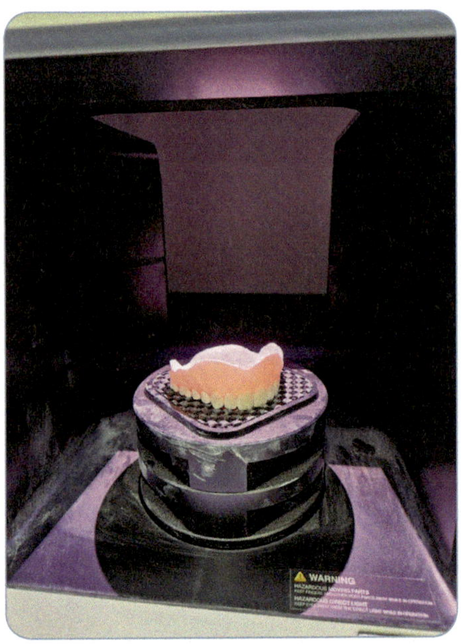

그림 4-37 모델 스캐너를 이용한 의치 스캔

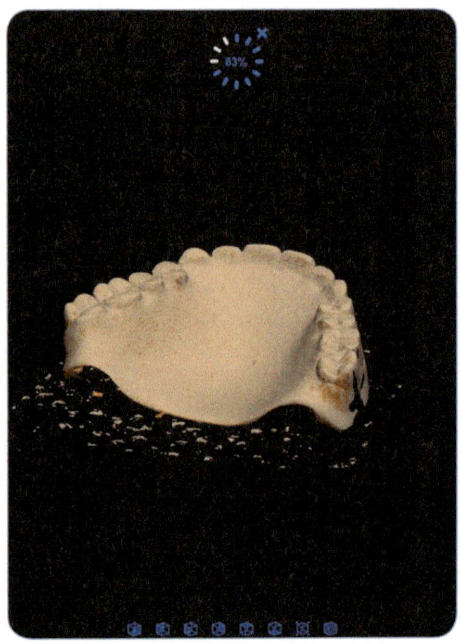

그림 4-38 의치 스캔 후 파일생성 과정

03 안면 스캐너(Face scanner)

1. 안면 스캐너의 개요

안면 스캐너(Face scanner)는 환자의 얼굴과 구강 데이터를 비접촉 방식으로 3차원 디지털 정보로 수집하는 장비이다. 안면 스캐너를 활용하면 얼굴 형태, 웃을 때의 표정, 입술선, 정중선 등 안모 정보를 기록할 수 있어 디지털 치과 진료계획을 수립하는데 참고할 수 있다.

치료 전 구강 데이터와 안면 데이터를 기반으로 모의 시뮬레이션을 진행하면 더 정확한 치료 계획이 가능하고 치료기간을 단축시킬 수 있다. 또한 환자의 상담자료로 활용도가 높아 만족도를 향상시킬 수 있다. 최근에는 임플란트, 교정, 심미보철, 전악 재건 등 다양한 분야에서 활용되고 있다(그림 4-39~40).

2. 안면 스캐너의 필요성

(1) 정확한 치료계획 수립

환자의 얼굴형, 미소선(Smile line), 정중선(Midline), 입술 두께 등 심미적 치료에서 필요한 정보를 안면사진보다 더 정확하게 확인할 수 있다.

(2) 디지털 진료와의 연동

구강스캐너, CT 등의 장비와 함께 디지털 데이터 기반의 진료가 가능하다. 안면 스캔 정보 중에 구강스캐너의 자료와 일치되는 전치부 치아의 스캔 데이터를 기준으로 스캔 자료를 정렬하여 보철 디자인에 사용할 수 있다.

(3) 환자 만족도 향상

환자 본인의 얼굴과 치아 데이터를 함께 보여주면서 치료계획을 설명할 수 있어, 치료에 대한 이해도와 신뢰를 높일 수 있다.

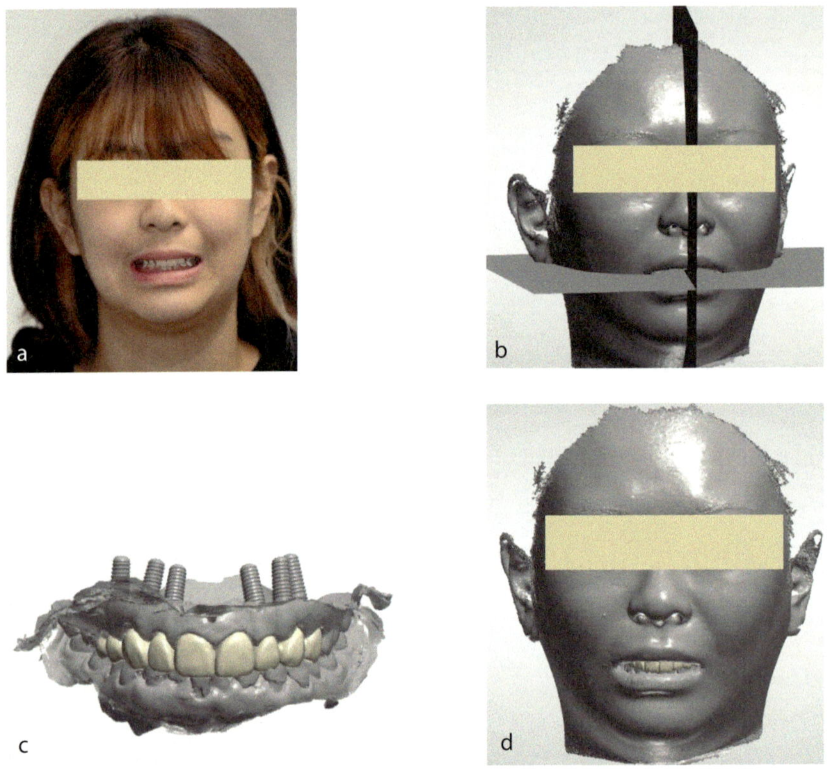

그림 4-39 심미적인 치아 디자인을 위한 안면 스캐너의 활용

a. 초진 사진
b. 안면 스캔 데이터를 이용하여 정중선과 교합평면의 설정
c. 구강 스캔 데이터 상에서 치아 디자인
d. 안면 스캔, 구강 스캔 데이터를 이용하여 안모에 조화로운 치아 디자인 완성

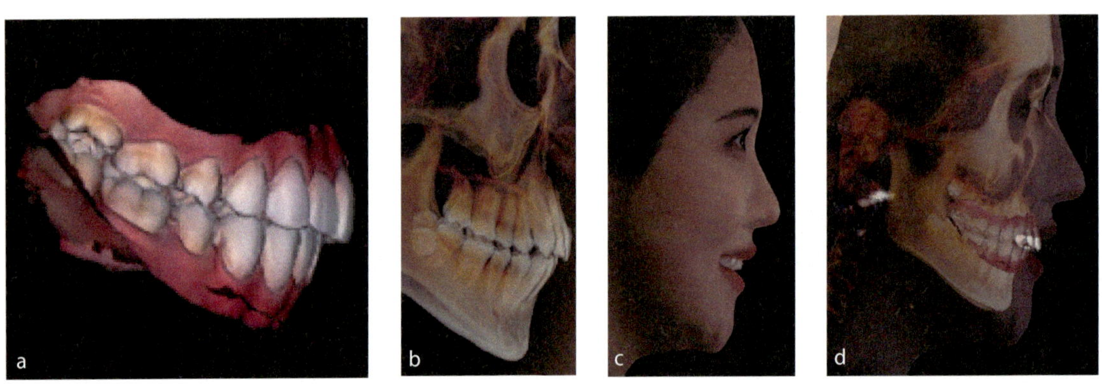

그림 4-40 디지털 데이터의 연동 (제공: Rayface)

a: 구강스캔 데이터 b: CBCT 데이터 c: 안면스캔 데이터 d: 각 데이터를 정렬한 데이터

3. 안면 스캐너의 종류 (그림 4-41)

구분	설명	대표 장비
고정형 스캐너	환자가 장비 앞에 앉아 정면·측면을 동시에 촬영	RAYFace
핸드헬드형 스캐너	아이폰이나 핸드헬드 장비로 얼굴을 스캔	InstaRisa 3D facial scanner, iPhone True Depth (FaceID 기반)
CBCT 결합형 스캐너	CBCT 촬영 데이터를 기반으로 안면 스캔 데이터를 추출	Megagen R2studio

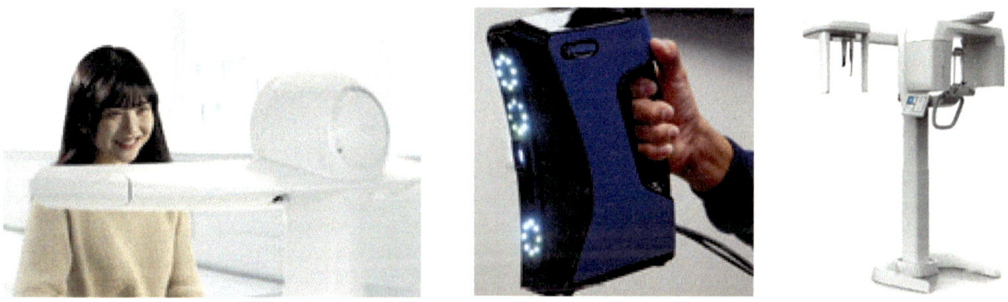

a. 고정형 (Rayface) b. 핸드헬드형 (InstaRisa) c. CBCT 결합형 (R2studio)

그림 4-41 안면 스캐너의 종류

1) 레이 페이스(RAYFace)

(1) 레이 페이스의 정의

레이 페이스는 빠른 처리속도와 사용자 친화적인 인터페이스로 오늘날 시장에서 최고의 3D 안면 스캐너로 자리매김하였다(그림 4-42). 레이 페이스는 환자의 안면데이터에 구강스캔 데이터와 CT 데이터를 결합해 덴탈 아바타를 생성하여 치과 진단뿐만 아니라 진료에도 도움을 주며 최첨단 기술을 통해 환자에게 개별맞춤 디자인을 제공한다.

또한 첨단 기술을 통해 단 0.5초 이내에 얼굴 구조를 쉽고 빠르게 스캔할 수 있어 환자와 치과의사 모두에게 효율적이다. 레이 페이스와 환자는 움직이지 않고 스캔하기 때문에 오류를 상당히 줄여주어 우수한 품질의 3D 데이터를 확보할 수 있다.

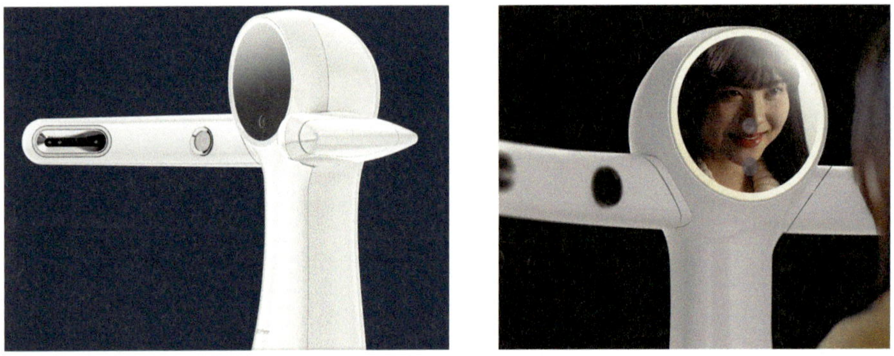

그림 4-42 레이 페이스(RAYFace)

(2) 레이 페이스의 기능

레이 페이스는 자동정합(auto alignment) 기능이 있는데 이 기능을 사용하면 간단한 클릭만으로 환자의 구강스캔 데이터, 3D안면스캔 데이터, CT 데이터를 정합하여 덴탈 아바타를 생성할 수 있다. 정합된 데이터를 활용해 가상 환자를 생성하고 환자의 얼굴 특성에 맞는 맞춤형 치료계획을 수립할 수 있다. 레이 페이스의 자동정합 기능은 구강스캔 · CBCT · 3D 안면데이터를 빠르고 정확하게 자동정합하고 AI 기술로 환자 얼굴에 맞는 랜드마크를 자동 생성한다. 생성된 랜드마크는 임상진료에 다양하게 적용할 수 있다(그림 4-43).

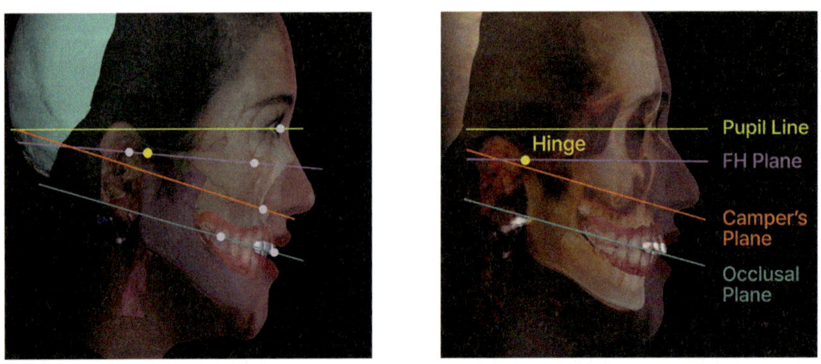

자동 랜드마크 검색 Digital Face-bow

그림 4-43 랜드마크의 자동생성

(3) 레이 페이스의 임상활용

① 상담 및 환자와 의사 간의 의사소통 향상

레이 페이스는 상담뿐만 아니라 진단 및 치료영역에서도 적용 가능한 플랫폼을 적용하여 환자와 의사 간의 의사소통을 향상시켜 준다.

② 환자에게 심미보철 치료 전 · 후 모습에 대한 시뮬레이션 정보 제공

레이 페이스 스마일 디자인은 덴탈 아바타를 사용하여 환자에게 심미보철 치료 전후 모습에 대한 시뮬레이션 정보를 제공한다.

③ 환자가 치료결과를 직접 눈으로 확인하고 경험해 볼 수 있음

Mock-up Exporter로 제작된 라이브러리를 3D 프린팅 할 수 있어 환자가 치료결과를 직접 눈으로 확인하고 경험해 볼 수 있다.

● Mock-up 기능의 효과

- 편리한 워크플로우로 원활하고 신속한 디자인을 경험할 수 있다.
- 다양한 파일 형식으로 내보낼 수 있어 활용도가 높다.
- 환자는 치료 후의 변화되는 모습을 상담 당일 바로 체험할 수 있다.
- 3D 얼굴 이미지를 중심으로 하는 최적의 디자인을 도입할 수 있다.

● 디지털 스마일 디자인

스마일 디자인은 레이 페이스로 촬영된 3D 얼굴 이미지를 활용하여 환자의 요구에 맞춰 빠르고 정확하게 치아를 디자인할 수 있다. 환자의 시술 후 모습을 시뮬레이션하고 잠재적인 결과를 시각적으로 표현하여 환자의 치료동의율을 높인다(그림 4-44).

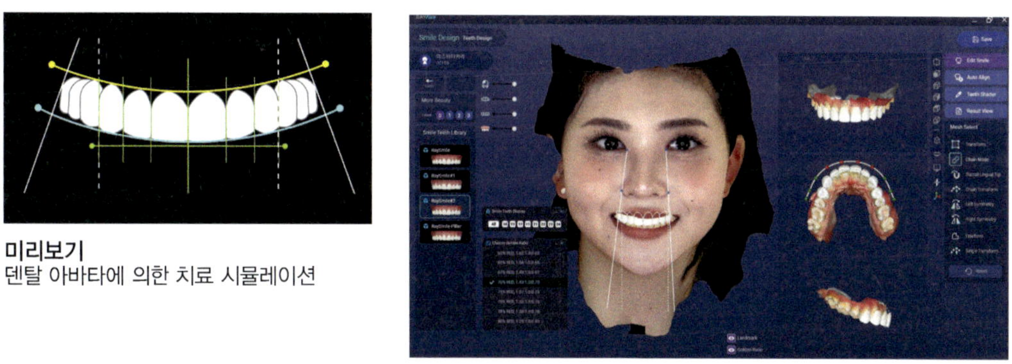

미리보기
덴탈 아바타에 의한 치료 시뮬레이션

그림 4-44 디지털 스마일 디자인

④ RAYFusion을 사용해 환자의 CBCT 데이터를 STL 데이터로 변환

레이 페이스는 환자와 의사 간 의사소통을 원활하게 하는 소프트웨어를 제공하여 상담은 물론 치료계획까지 진행할 수 있다. RAYFusion을 사용해 환자 CBCT 데이터의 해부학적 구조를 분할한 후 STL 데이터로 변환한다. 변환된 STL 데이터는 추출 가능해 교정, 구강악안면 진료, 환자 상담 등 다양한 치과임상 진료에 활용할 수 있다.

● RAYFusion

RAYFusion은 CT Dicom 영상과 3D 안면 데이터를 정합해 해부학적 구조별로 선택하여 분리할 수 있다. 또한 구강스캔 영상(치관)과 CT 영상(치근)을 이용하여 하나의 치아로 결합하여 각각의 STL 파일을 제공한다. 이를 통해 치료계획에 필요한 최적의 3D 모델을 만들어준다(그림 4-45).

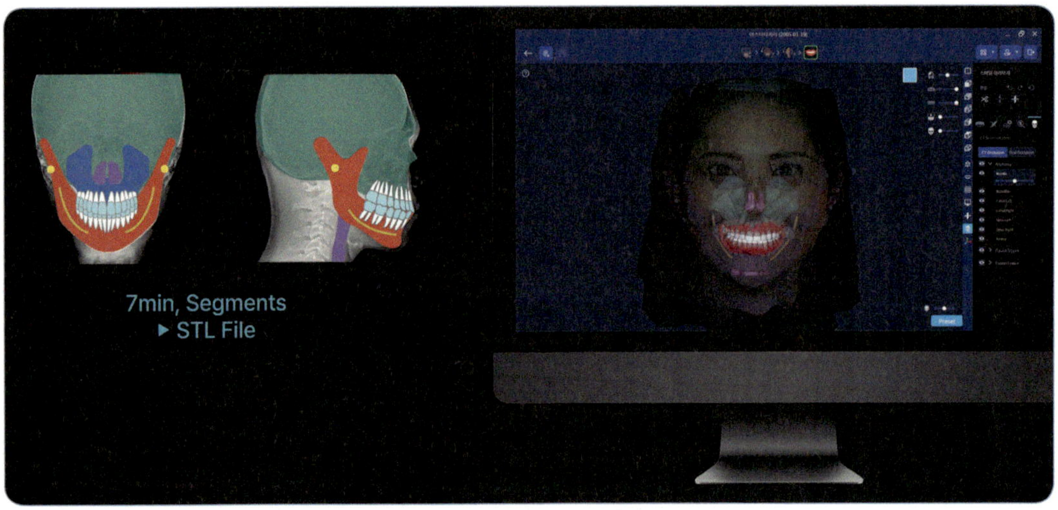

그림 4-45 RAYFusion

⑤ 교정치료 시뮬레이션 제공 및 치료 전 · 후 상담 가능

덴탈 아바타의 구강스캔 데이터를 활용하여 교정치료 시뮬레이션 및 치료 전후 상담이 가능하며 솔루션을 통해 환자 동의율을 향상시킬 수 있다(그림 4-46).

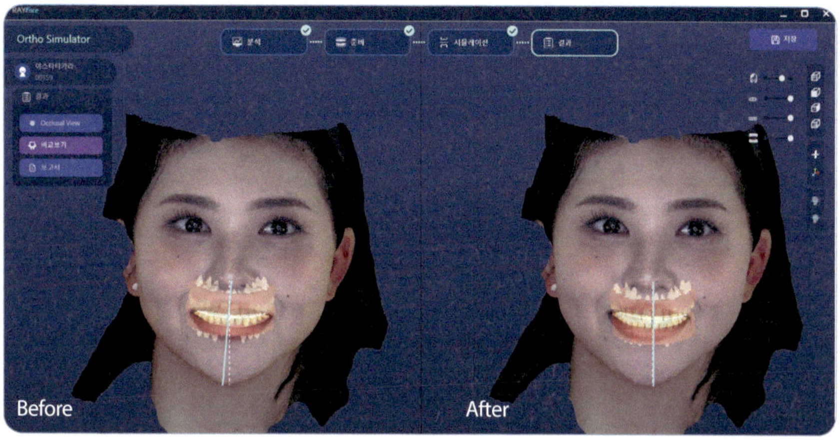

그림 4-46 교정치료 전 · 후

04 구강 스캔 실습

● 구강 스캔 시작 전 체크리스트 ●

① 스캐너 예열을 위해 5분 전에 미리 전원을 켜둔다.
② 렌즈 표면이 청결한지 확인한다.
③ 스캐너의 선이 꼬여 있지 않은지 확인한다.
④ 타액 또는 출혈이 있는 경우 제거한다.
⑤ Subgingival margin일 경우 코드를 삽입한다.
⑥ 지대치의 인접면, 대합치의 교합면 등 주요 부위에 이물질이 없도록 한다.

1. 3shape – Trios

(1) 시작 화면

① 환자별, 케이스별, 날짜별 검색
② '새 환자'를 클릭하여 환자 등록 시작

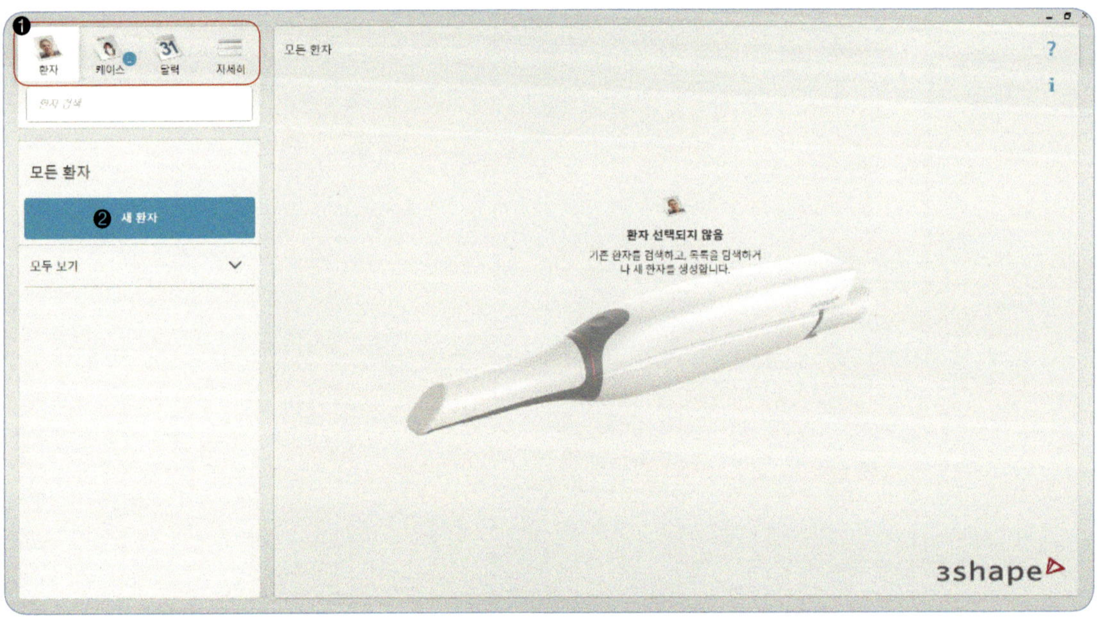

(2) 새 환자 추가

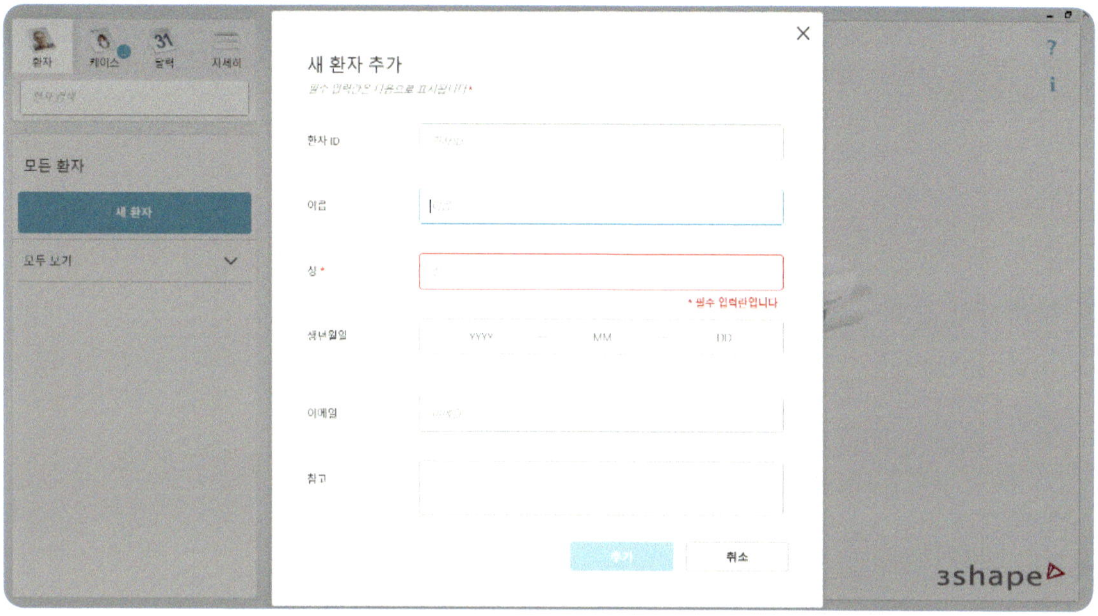

(3) 케이스 등록(크라운 케이스 예시)

① '새 케이스' 클릭

② 전송할 [기공소] 선택

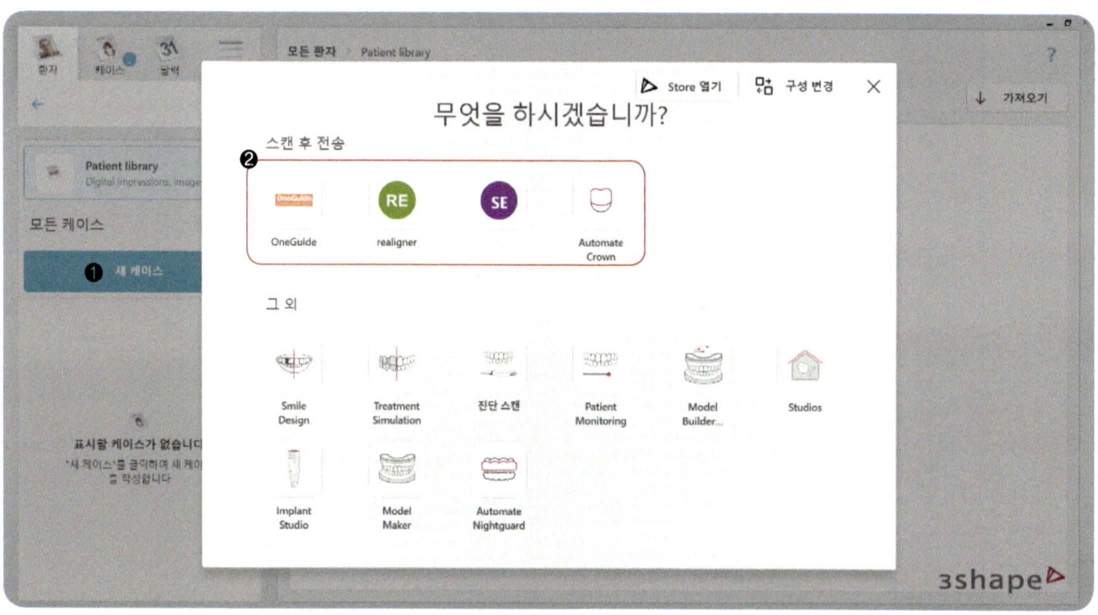

③ 치식 및 보철물 종류의 선택

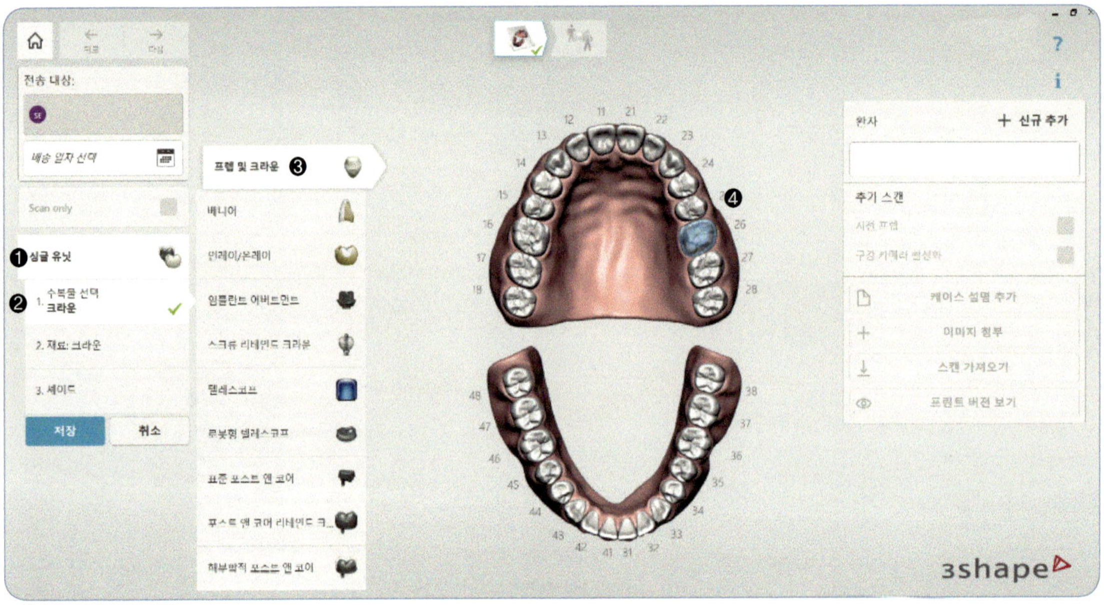

④ 보철물 재료 선택

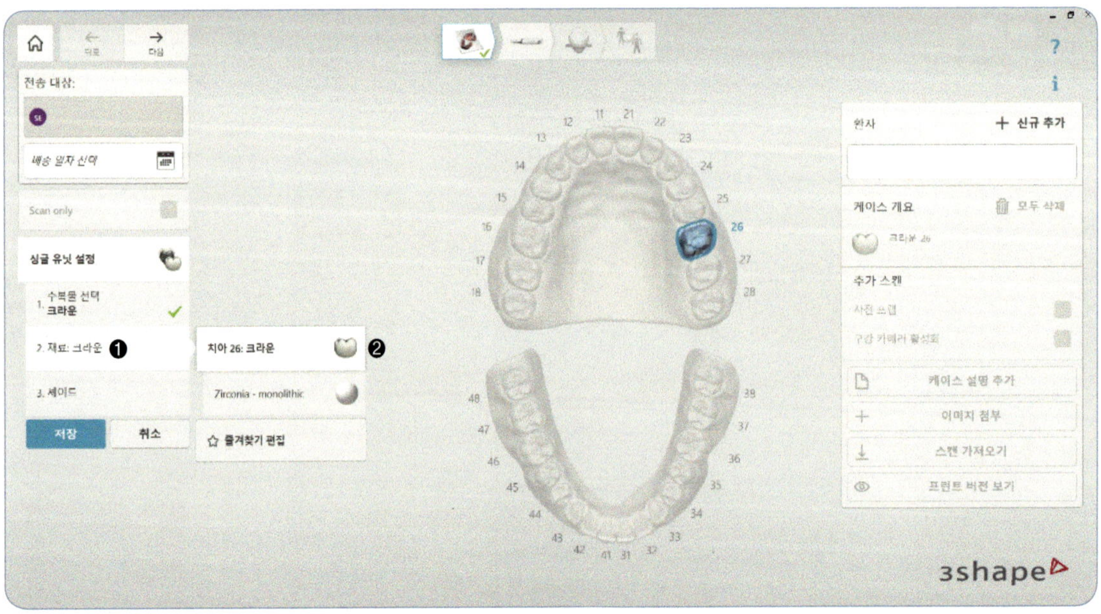

⑤ shade 선택 후 저장

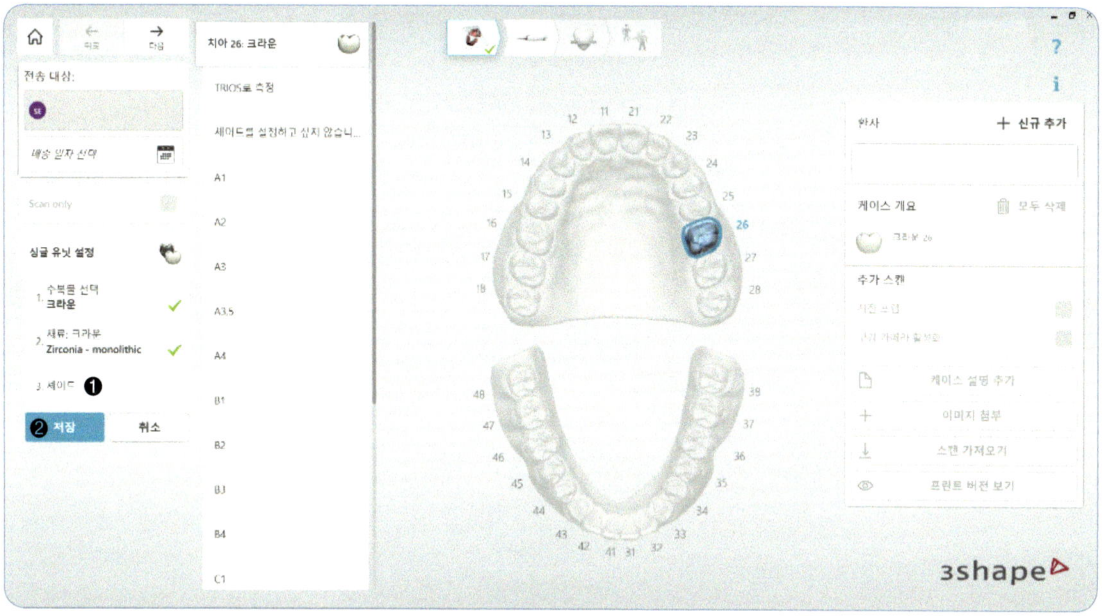

(4) 스캔하기

① 하악 스캔

- 교합면 → 설면 → 협면
- 전치부 스캔 시 스캐너를 앞뒤로 움직이며 절단면을 포함하여 스캔 진행

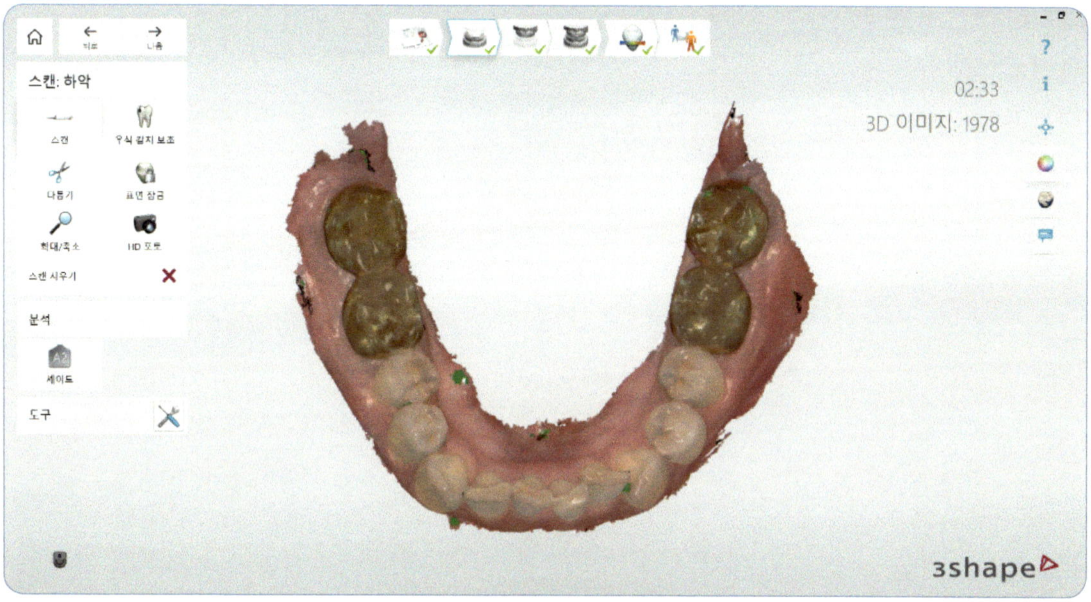

② 상악 스캔

- 상악 스캔 : 교합면 → 협면 → 구개면
- 전치부 스캔 시 스캐너를 앞뒤로 움직이며 절단면을 포함하여 스캔을 진행

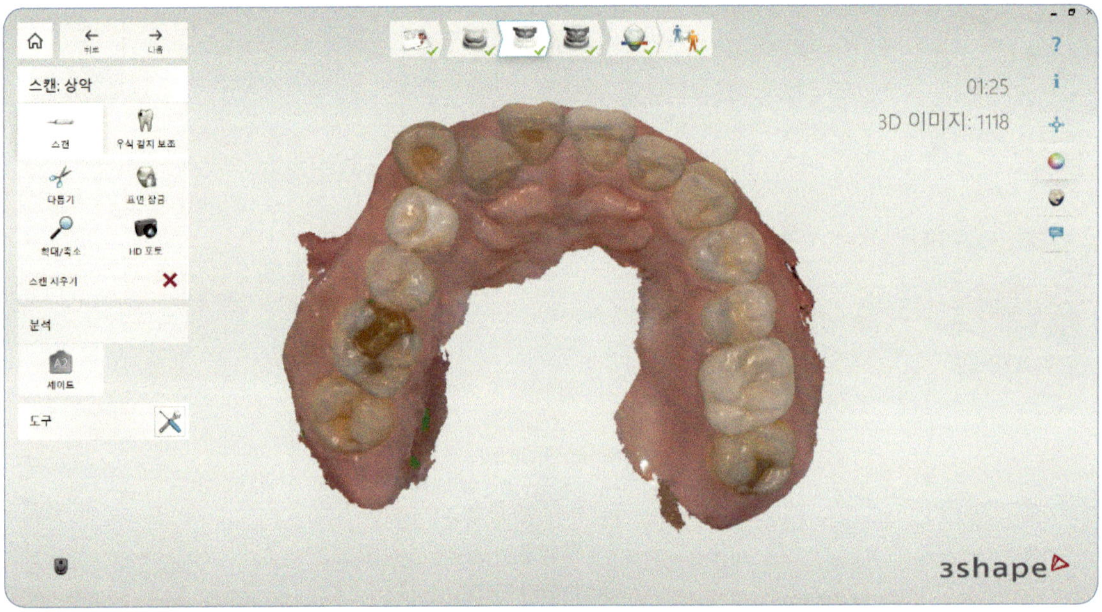

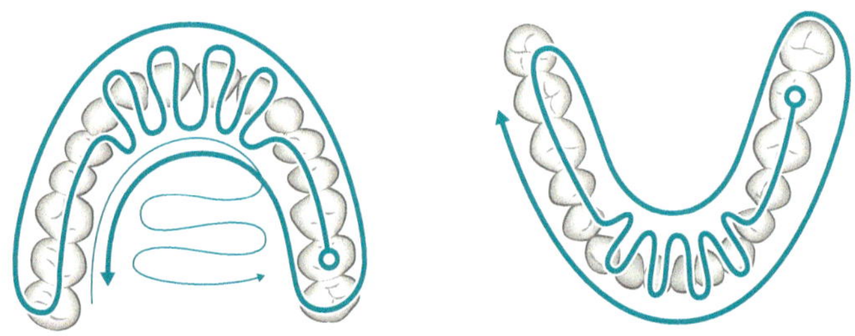

a. 상악 스캔 순서 b. 하악 스캔 순서

③ 바이트 스캔

- 좌우측 바이트 스캔(❶, ❷) 후, 자동정렬이 안 되면 수동 재정렬(❸)

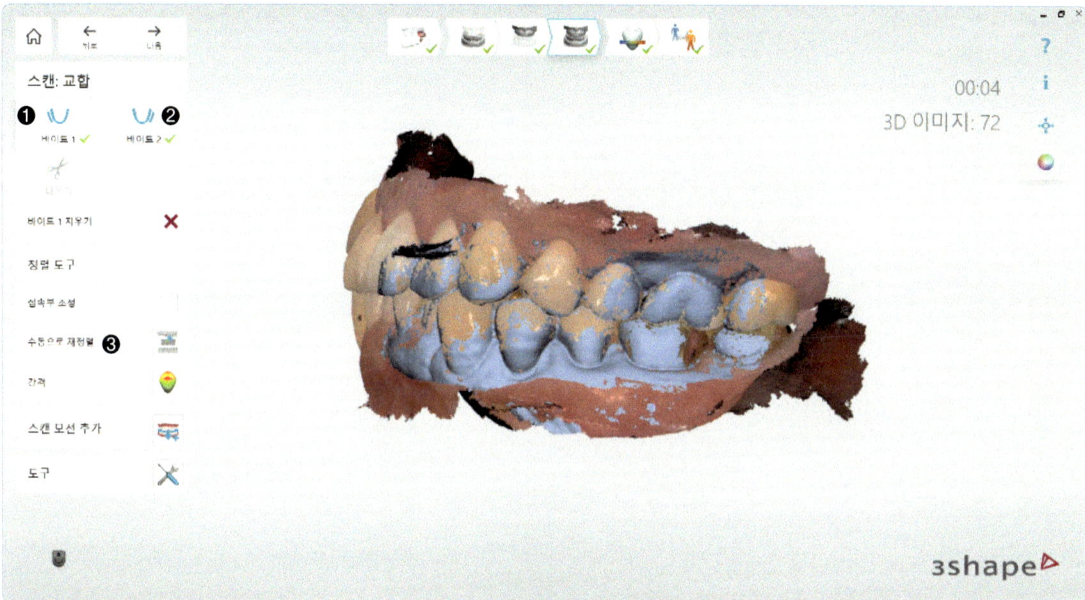

(5) 스캔 다듬기

- 불필요한 연조직 부위의 스캔을 제거

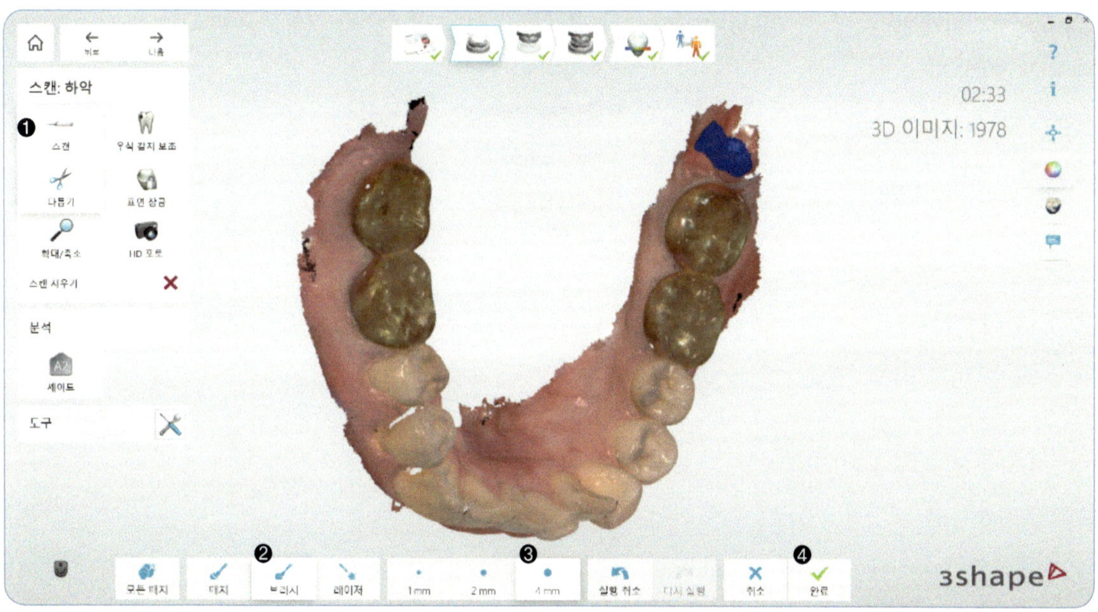

(6) 사후 처리

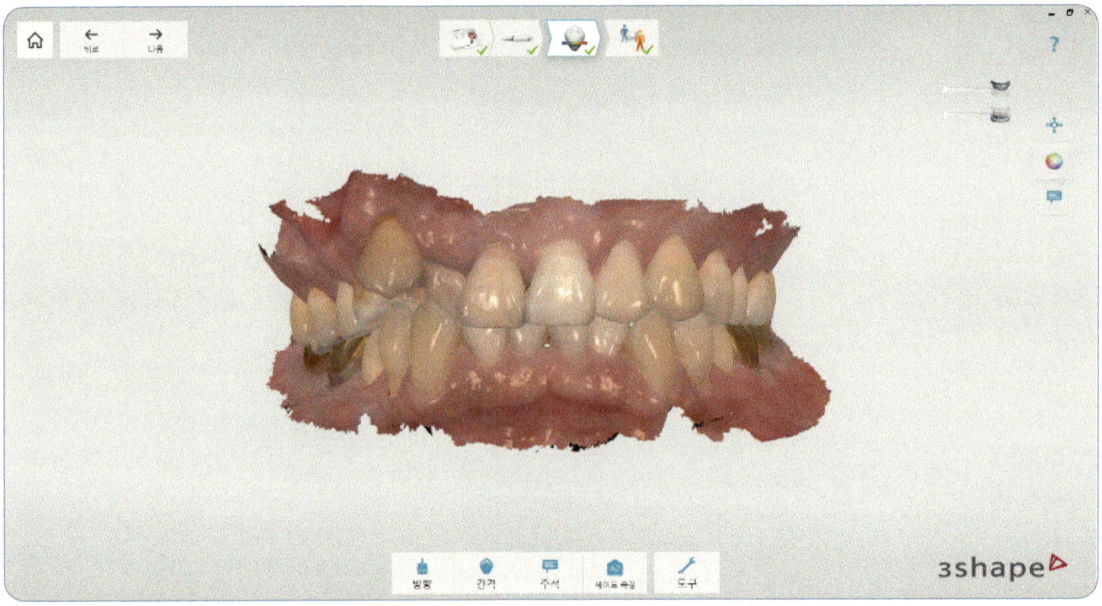

3shape

(7) 파일 전송

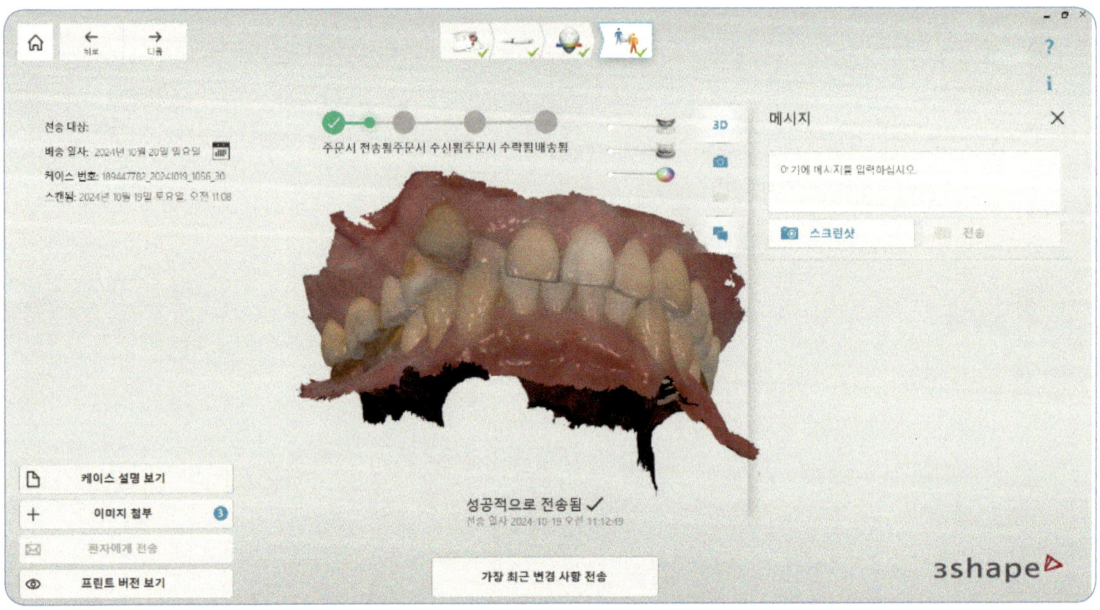

메시지
스크린샷
케이스 설명 보기
이미지 첨부
환자에게 전송
프린트 버전 보기
성공적으로 전송됨
가장 최근 변경 사항 전송
3shape

2. Dentsply sirona – Primescan

(1) 시작화면

- ❶ 기존 스캔 환자 ❷ 새 환자 추가 ❸ 환자 검색

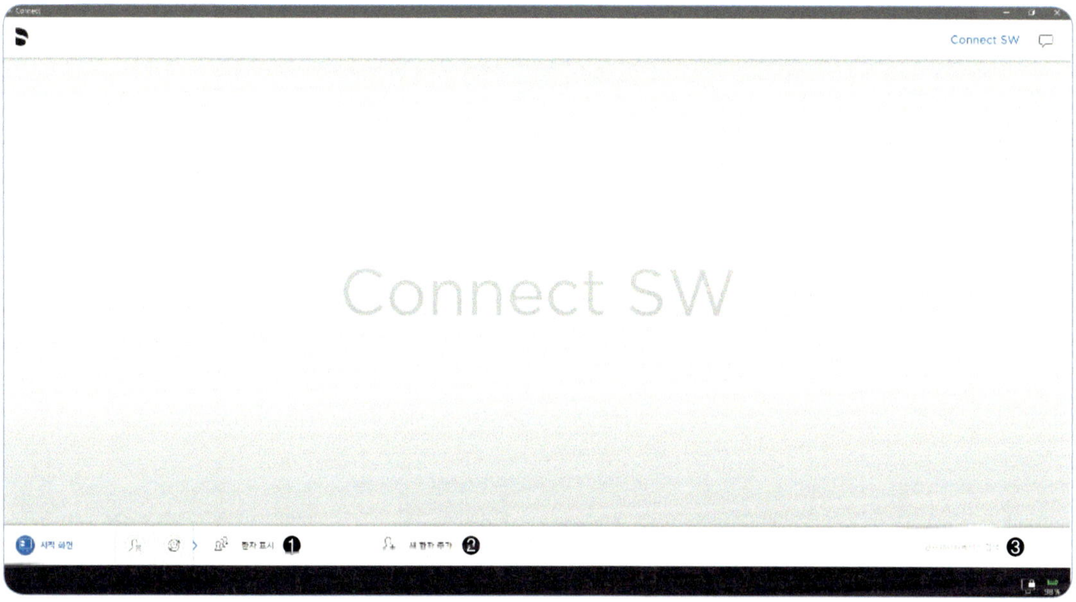

(2) 환자 등록

- 환자 표시 화면에서 ❶ 환자 검색 ❷ 신규 등록 ❸ 기존 환자에 케이스 새로 등록

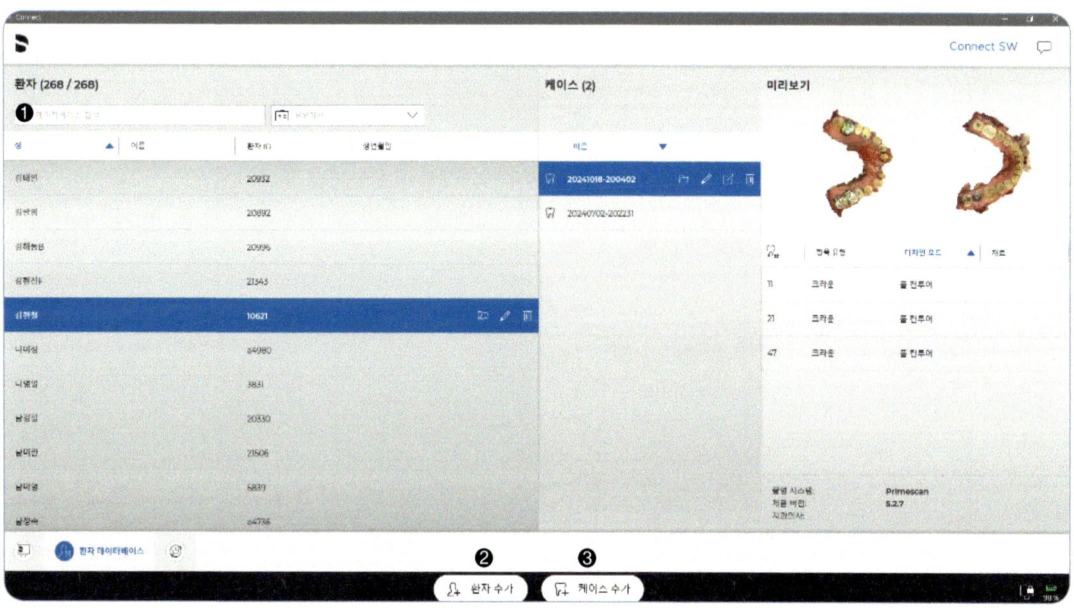

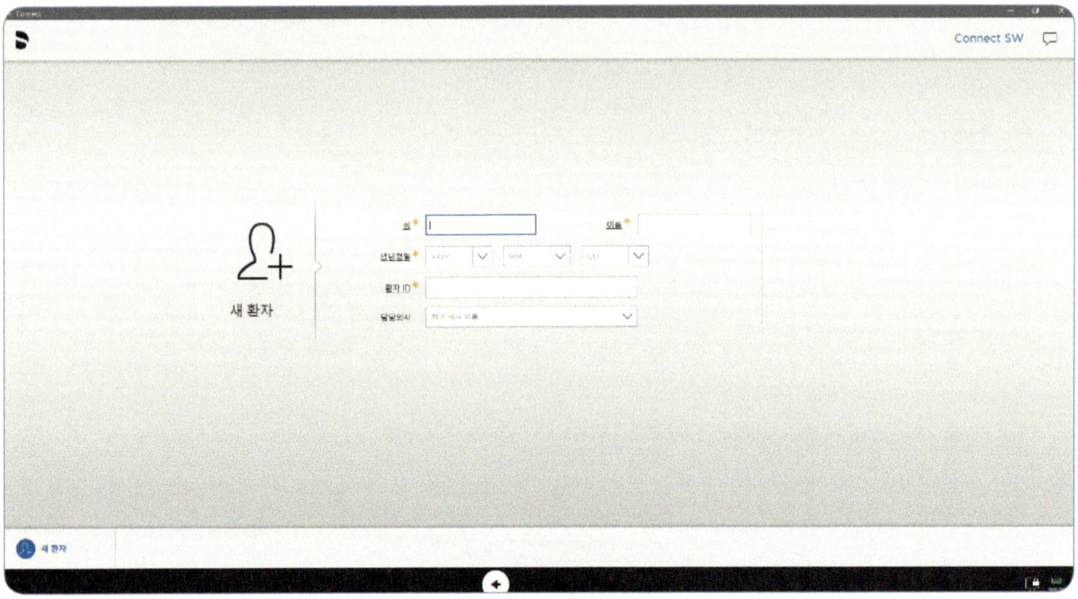

신규 환자 등록화면

(3) 주문서 작성

- ❶ 치식 선택 ❷ 수복물 종류 선택 ❸ 다음

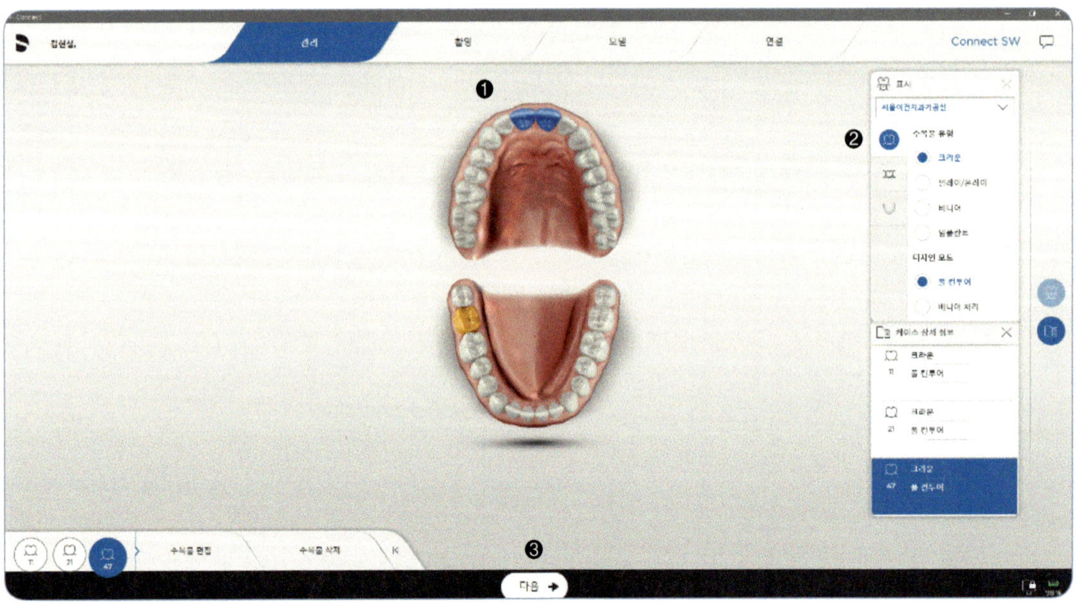

(4) 스캔하기

- ❶ 하악 ❷ 상악 ❸ 바이트 스캔의 진행

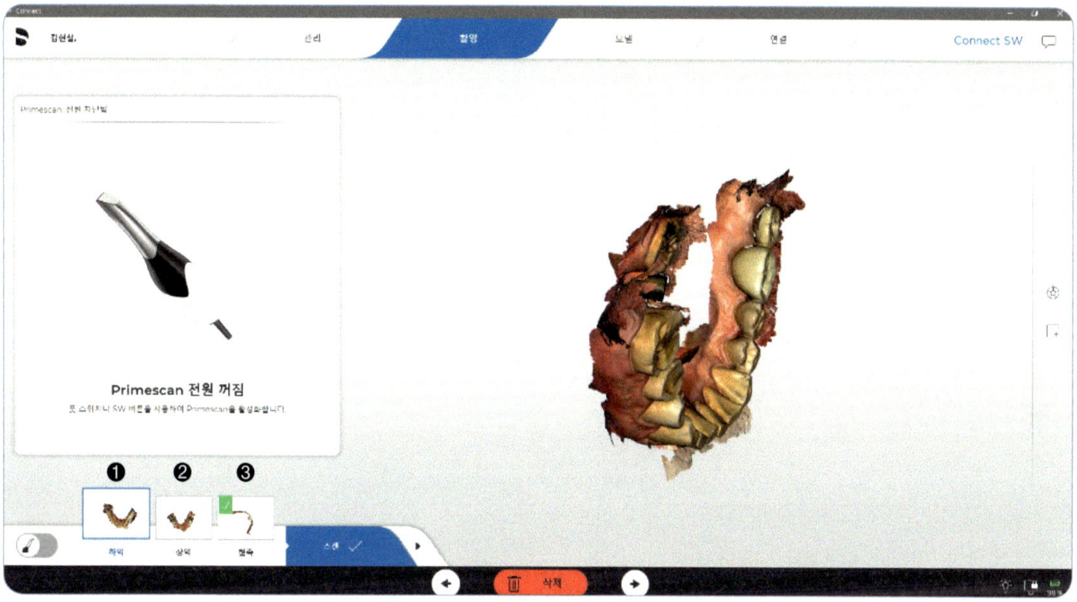

(5) 스캔 다듬기

- 컷 툴을 이용하여 불필요한 부위를 제거

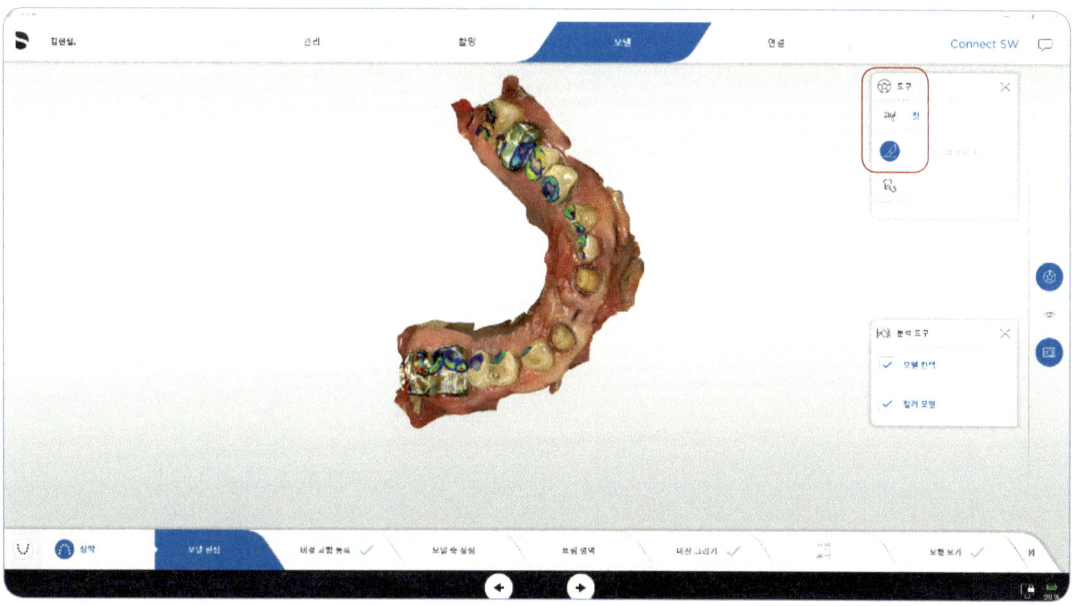

(6) 교합 보기

- ❶ 모델 컨택을 선택하면 교합점 확인 가능 ❷ 스캔 파일 전송

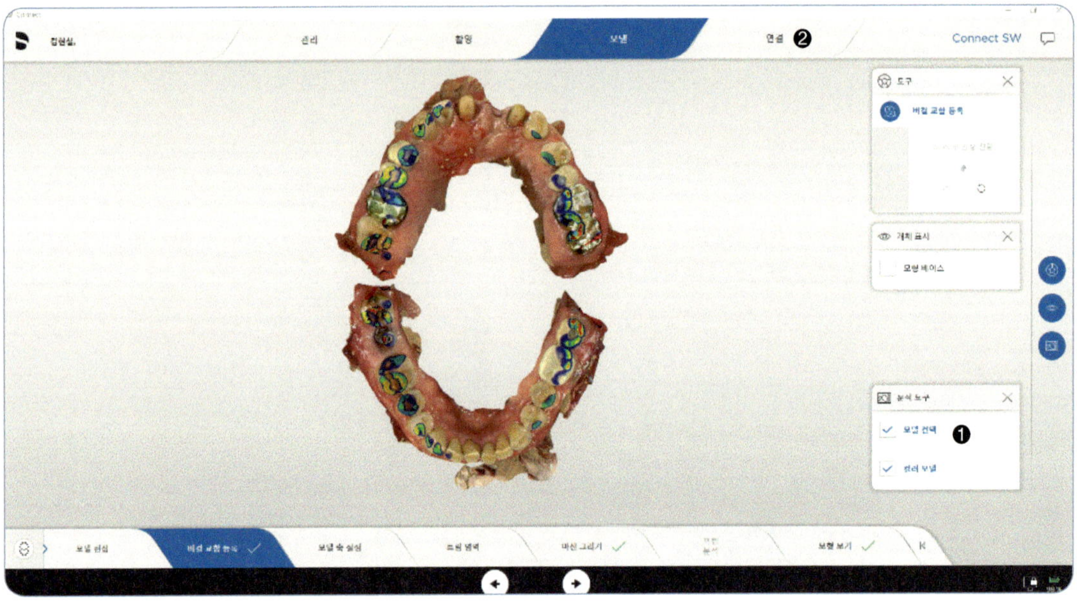

3. Medit- i900

(1) 바탕화면에 있는 Medit Link 프로그램 실행

- 회원 가입한 아이디로 로그인 실행('로그인 정보 기억하기'를 체크해 두면 자동으로 로그인이 됨).

(2) 로그인 실행

- 로그인 시 Case Box 화면에서 시작되며, Case Box에서는 기존에 작업한 스캔파일들을 확인 가능

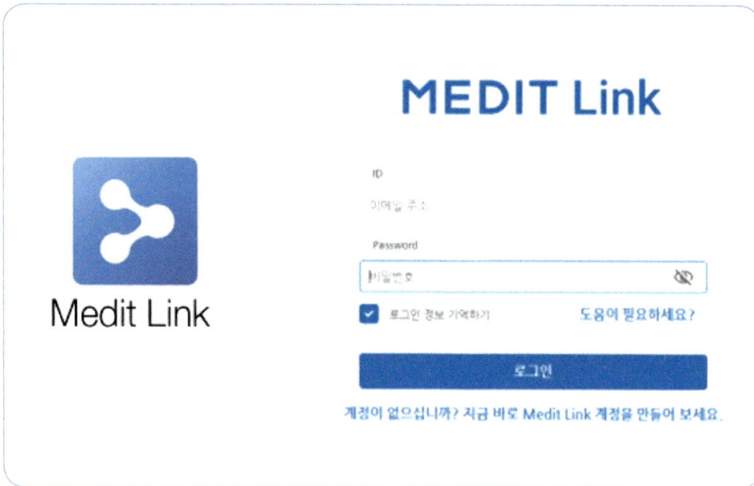

(3) 케이스 생성

- 스캔을 하기 위하여 Case Box 화면의 우측 상단에 있는 ①'새 케이스'를 선택

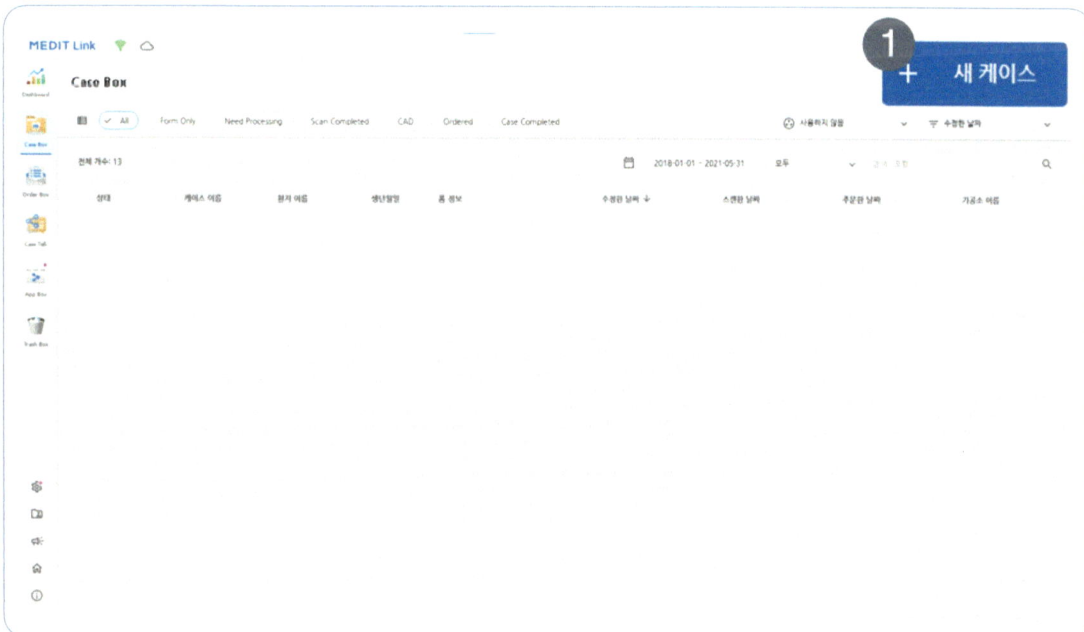

(4) 케이스 정보 입력

- 환자 이름 입력 시 이름 및 차트번호를 기입하여 동명이인을 방지
- 정보를 입력한 뒤 ② '등록&스캔' 버튼을 선택하여 다음 단계로 진행(환자 이름 입력 시 케이스 이름은 자동으로 입력)

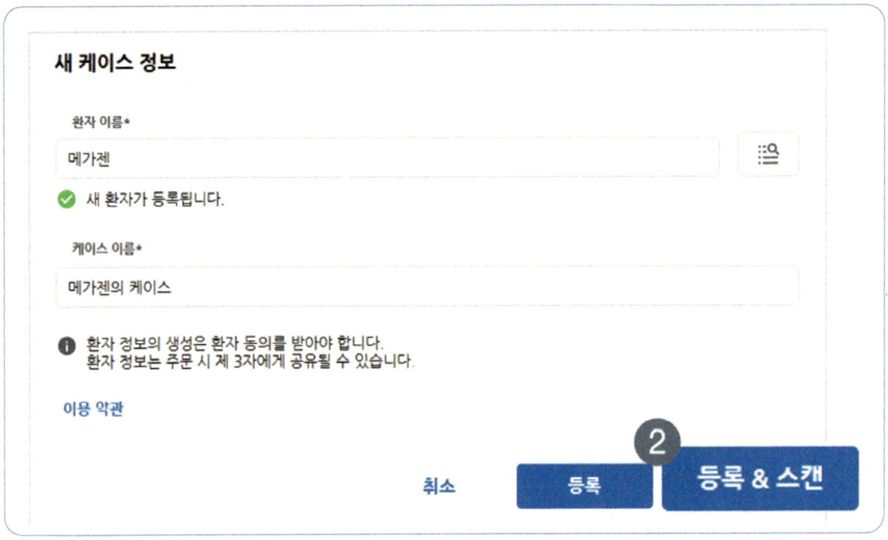
새 케이스 정보
환자 이름*
메가젠
새 환자가 등록됩니다.
케이스 이름*
메가젠의 케이스
환자 정보의 생성은 환자 동의를 받아야 합니다.
환자 정보는 주문 시 제 3자에게 공유될 수 있습니다.
이용 약관
2
취소
등록
등록 & 스캔

(5) 환자의 치식 입력 및 보철물 선택

① 지대치 선택

② 지대치에 작업할 보철물에 대한 유형, 방식, 재료, 쉐이드를 선택

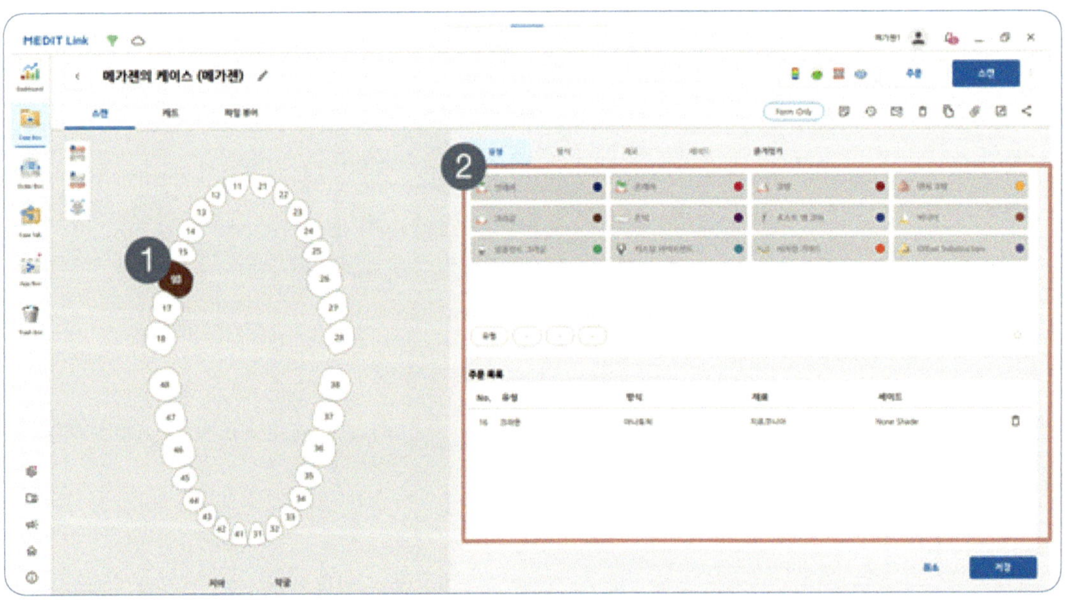

(6) 스캔 영역 선택 및 진행

① 스캔할 영역을 선택

② 스캔을 진행

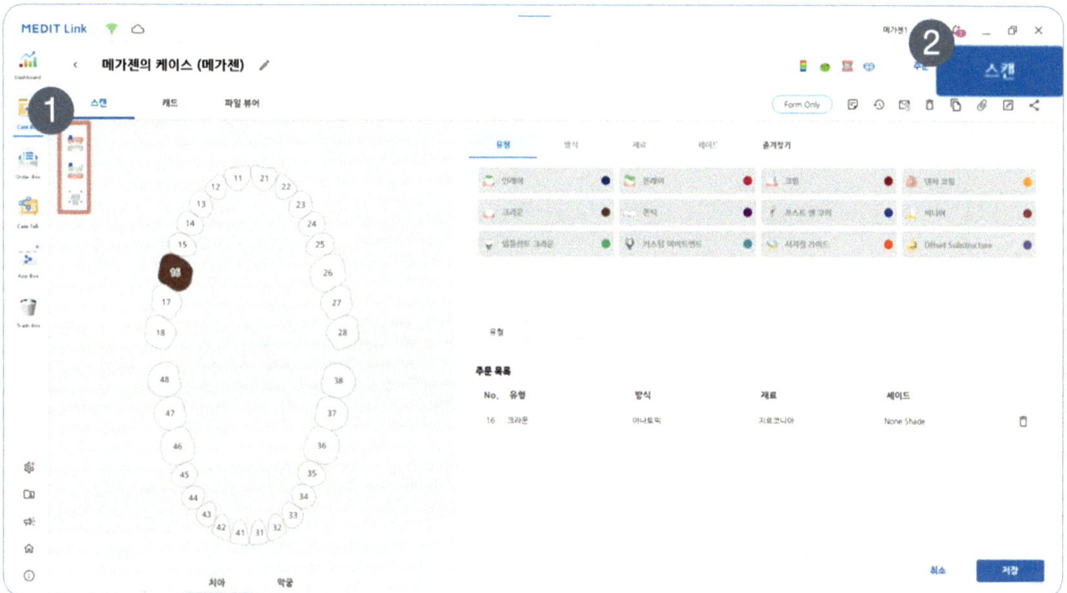

(7) 상악, 하악, 교합 중 먼저 스캔 할 영역 선택

① 상악 선택

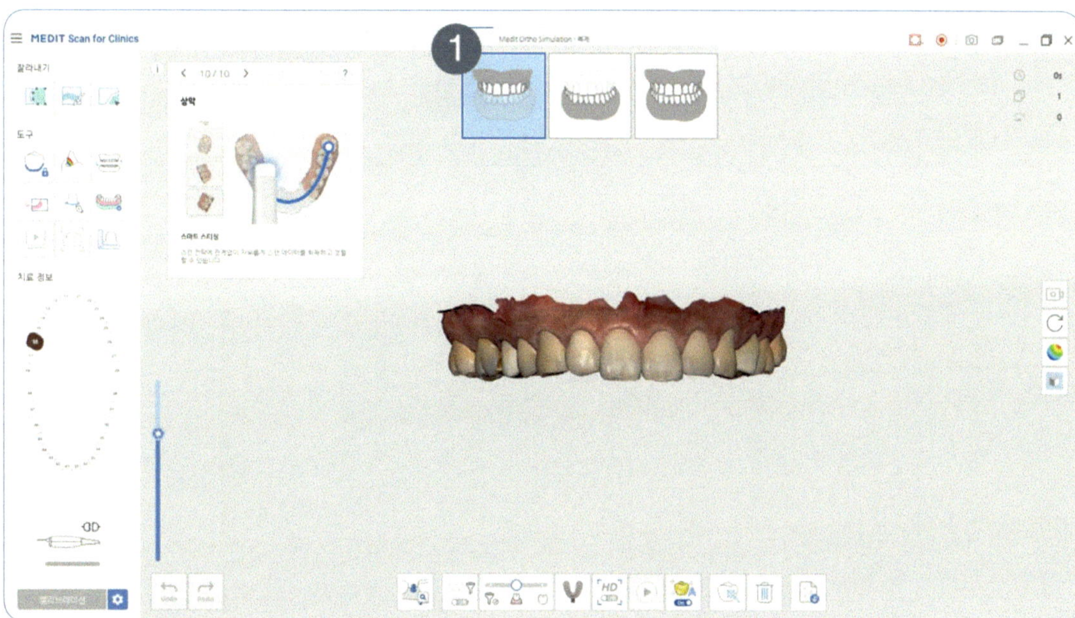

(8) 상악과 하악의 스캔데이터를 채득

① 교합 스캔을 진행

② 전악 스캔인 경우 양측에서 두번의 교합을 채득

③ 편측 스캔인 경우 작업 측의 교합만 채득

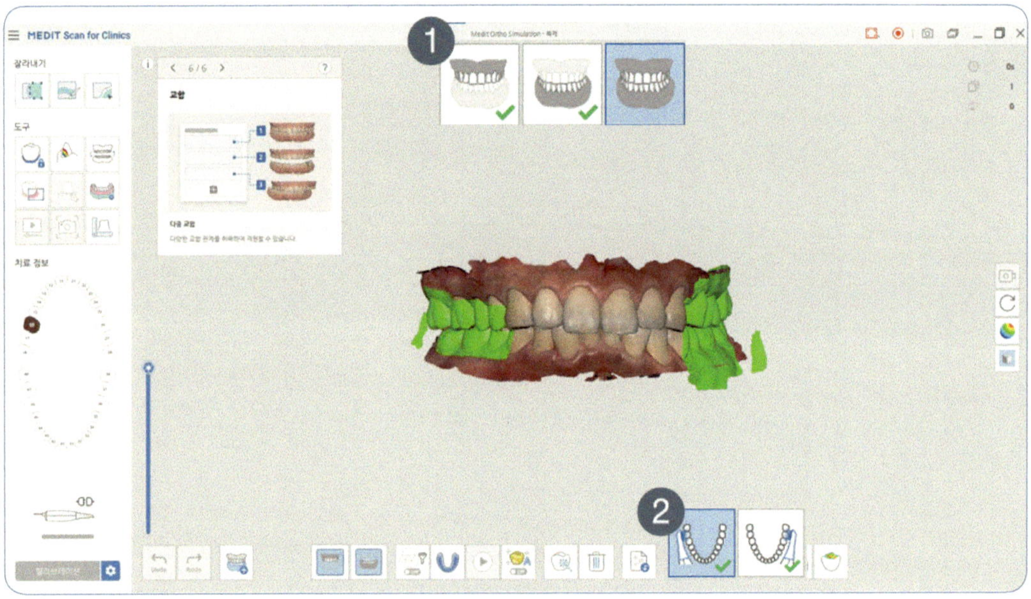

(9) 스캔 완료

- 스캔이 완료되면 ①완료 버튼을 눌러 스캔을 마무리

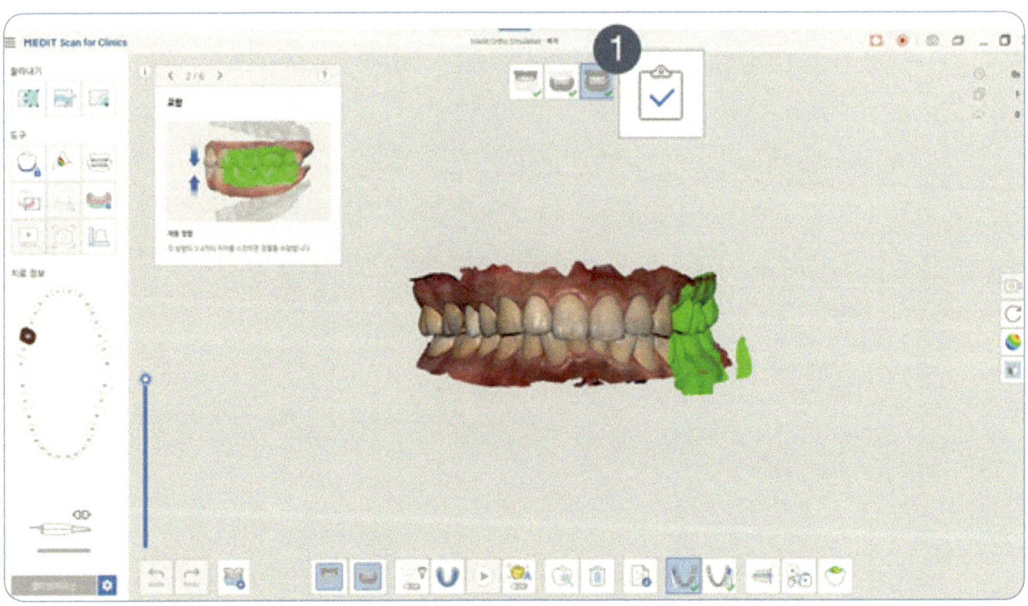

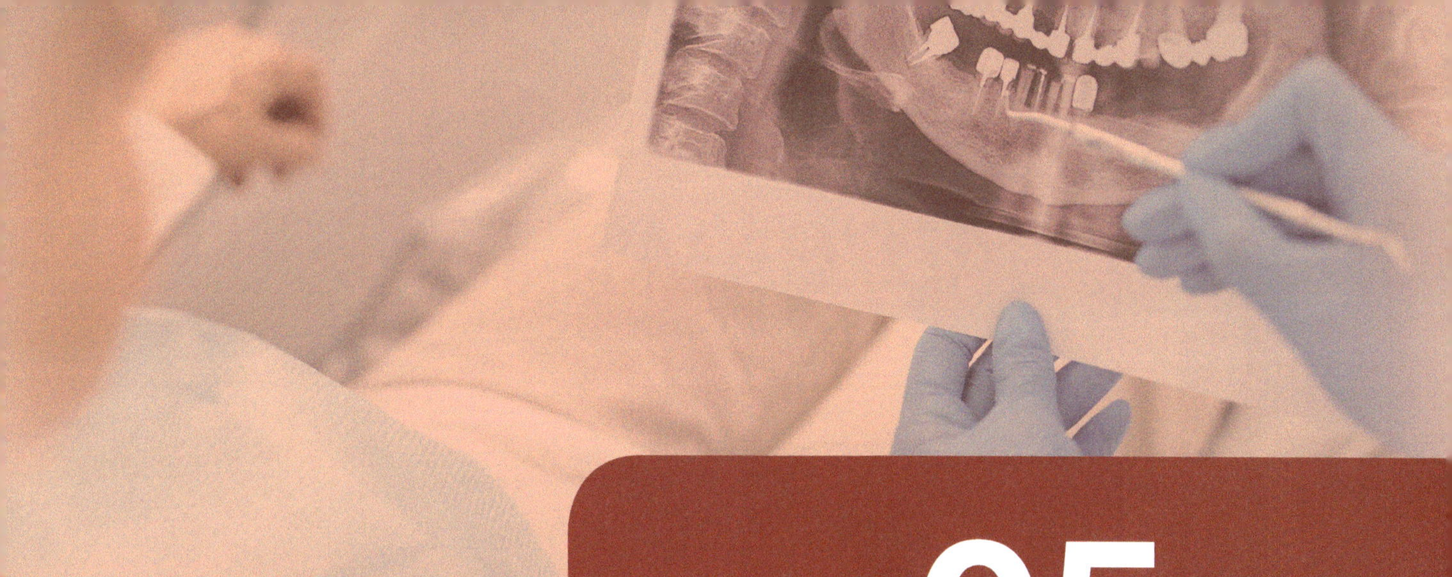

CHAPTER 05

CAD/CAM의 적용

01 CAD/CAM의 정의

02 치과용 CAD 소프트웨어의 소개

03 치과용 CAM 소프트웨어의 소개

04 치과용 밀링기와 CAM 소프트웨어

05 CEREC 시스템의 이해

CHAPTER

05 CAD/CAM의 적용

학습목표

- CAD/CAM에 대하여 설명할 수 있다.
- 체어사이드 밀링이 치과에서 어떻게 활용되는지 이해하고 절차를 설명할 수 있다.

01 CAD/CAM의 정의

CAD(Computer-Aided Design)와 CAM(Computer-Aided Manufacturing)은 컴퓨터 기반의 제품 설계와 가공 기술을 의미한다. CAD는 컴퓨터를 이용하여 제품의 형태, 구조, 기능 등을 설계하는 소프트웨어 시스템으로, 높은 정밀도와 복잡한 설계를 가능하게 한다. CAM은 CAD에서 설계된 데이터를 기반으로 컴퓨터 제어 하에 기계 가공을 수행하는 기술로 재료의 절삭 및 가공을 자동화하여 신속하고 정밀한 제작을 가능하게 한다.

치과용 CAD/CAM 시스템은 이러한 기술을 치과 분야에 적용한 디지털 기술로서 환자의 구강 구조를 직·간접적으로 스캔하여 보철물을 설계하고 밀링 또는 프린팅 출력 방식을 통해 제작하는 시스템이다.

이 시스템은 전통적인 방식(**그림 5-1**)에 비해 더 빠르고 정밀한 보철물(크라운, 브릿지, 임플란트 지대주 등) 제작을 가능하게 하며, 다양한 치과 재료(지르코니아, PMMA, 티타늄 등)를 기존의 아날로그 방식보다 자유롭게 사용할 수 있다는 장점이 있다(**그림 5-2**).

치과용 CAD는 주로 스캔 데이터를 바탕으로 3D 모델을 생성하고, 이를 이용해 보철물의 형상, 크기, 맞춤 정도를 세밀하게 설계하는 과정을 가지며, 이 과정에서는 3D 메쉬 구조, 설계 알고리즘, 자동화된 디자인 도구 등이 사용된다 CAM은 설계된 데이터를 CNC(Computer Numerical Control) 기계로 전송하여 밀링 또는 3D 프린팅을 통해 보철물을 제작한다. CAM 소프트웨어는 가공 경로(Tool path)를 최적화하고 재료 절삭의 정밀성을 유지하여 불필요한 재료 낭비를 최소화하는 역할을 한다.

● 밀링 (Milling)

- CAD로 설계된 디지털 데이터를 바탕으로 고체 재료를 절삭하여 보철물을 제작하는 공정
- 크라운, 브릿지, 임플란트 지대주 등의 제작에 사용되며, 빠르고 정밀한 가공이 가능함

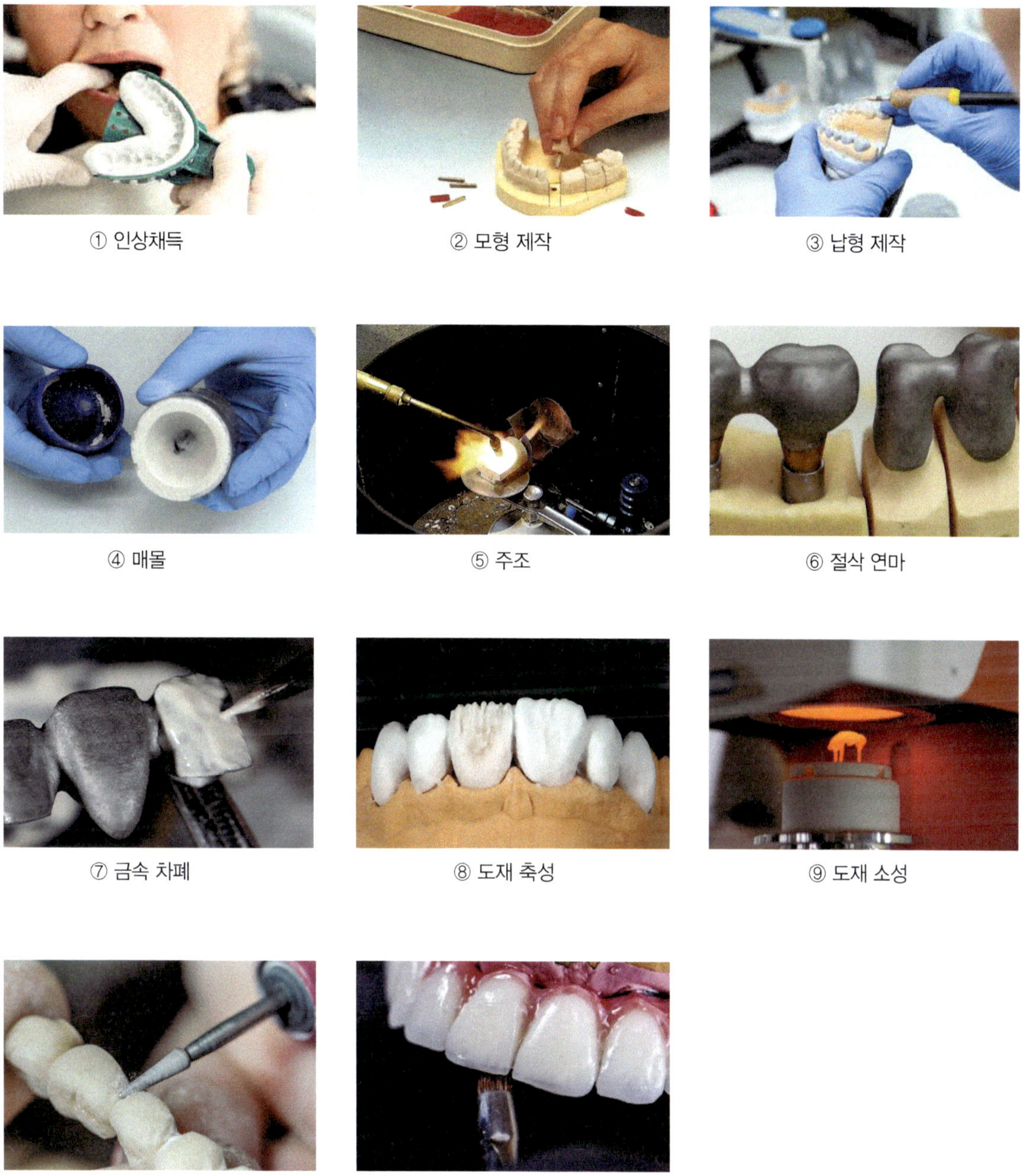

① 인상채득 ② 모형 제작 ③ 납형 제작

④ 매몰 ⑤ 주조 ⑥ 절삭 연마

⑦ 금속 차폐 ⑧ 도재 축성 ⑨ 도재 소성

⑩ 적합 조정 ⑪ 광택 처리-완성

그림 5-1 전통적 보철물의 제작 과정

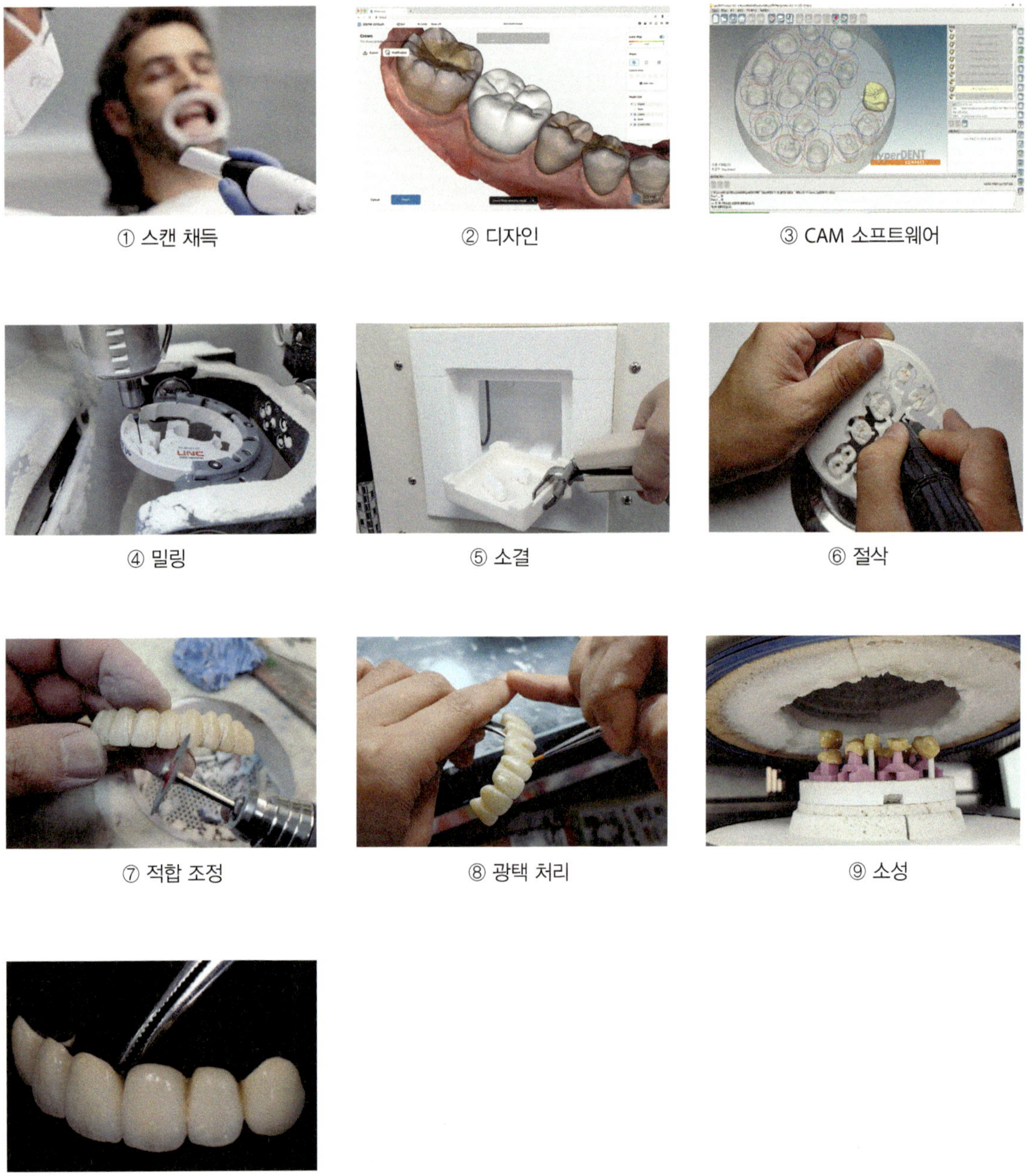

그림 5-2 디지털 장비를 통한 보철물 제작 과정

02 치과용 CAD 소프트웨어의 소개

일반 산업에서 사용되는 CAD는 이미 1970년대에 그 개념이 확립되어 상용화되었지만, 복잡한 설계 과정과 기능 때문에 치과영역에서 활발히 사용되지 못하였다. 그러나 2003년 Sirona사에서 최초의 3차원 CAD 소프트웨어인 CEREC 3 & Inlab을 출시한 이래 사용자(user) 친화적인 다양한 치과용 CAD 소프트웨어가 출시됨에 따라 디지털 치의학은 더욱 발전하게 되었다.

오늘날에 이르기까지 다양한 기업의 치과용 소프트웨어가 출시되었지만 2024년 현재 치과용 CAD 소프트웨어는 Cerec & Inlab(Dentsply Sirona), 3Shape Dental System, Exocad 세 종류의 소프트웨어가 치과용 CAD 시장의 주류를 이루고 있다

(1) Cerec & Inlab

Dentsply Sirona의 CAD 시스템은 CEREC(CEramic REConstruction)과 Inlab 두 가지 컨셉으로 구분된다. Cerec은 체어사이드 컨셉에 충실한 구조로 본체와 연결된 구강 스캐너 Primescan으로 구강을 직접 스캔한 동일 본체의 CAD 소프트웨어는 인레이, 크라운, 비니어 등 비교적 간단한 구소의 보철물 디자인에 이용된다. 반면 Inlab은 치과기공소 또는 기공실에서 보다 정교하고 복잡한 구조의 보철물을 제작하는 데 이용된다.

(2) 3Shape Dental System

3Shape의 Dental System은 스캐너와 디자인 소프트웨어를 통합한 인터페이스를 제공하여 사용자의 편의성을 극대화하는 데 초점을 맞추었다. 3Shape Communicate를 통해 구강 스캔 데이터의 송·수신을 간편화하였으며, 모델 스캔 또한 스캔 직후 더욱 쉽게 디자인으로 진행할 수 있다.

또한 Add-on Module을 통해 제작 가능한 보철물의 종류를 확장할 수 있으며 높은 유연성으로 복합한 구조의 보철물을 제작할 수 있다.

(3) Exocad

Exocad는 개방형 플랫폼으로 경쟁사의 폐쇄형 플랫폼(자사의 장비와 소프트웨어만을 사용할 수 있도록 지정한 시스템)과는 다르게 다양한 회사의 스캐너 및 기공 장비와 호환이 가능하도록 설계되어 있어 사용자로 하여금 보다 폭넓은 선택을 가능하게 하여 복잡한 임플란트 작업이나 보철물 설계에 높은 유연성을 제공한다. 사용자 친화적인 디자인과 폭넓은 Add-on Module 덕분에 보다 전문적이고 다양한 시도가 필요한 치과기공소에서 널리 사용된다.

03 치과용 CAM 소프트웨어의 소개

치과용 CAM 또한 일반 산업용 CAM 프로그램에서 사용되는 복잡한 기능과 설정을 간소화하여 보다 쉽게 보철물을 가공, 계산할 수 있도록 설계되었다. 치과용 CAM은 보철물의 Margin을 기점으로 소재의 상부와 하부를 나누어 가공할 수 있고, 최근의 기술 개발로 복잡한 Bar bridge 및 Angled access hole을 가공할 수 있는 5축 가공 시스템이 도입됨에 따라 더욱 복잡하고 섬세한 보철물의 가공이 가능하게 되었다.

치과용 CAM 소프트웨어 역시 Sirona사의 CEREC System에서 그 역사가 시작되었으며, 이후 Dentmill (DELCAM), Hyperdent(Follow-me), Millbox(CIMsystem), GO2CAM(GO2CAM) 등 다양한 산업용 CAM 소프트웨어 개발 기업에서 치과용 모듈을 별도로 제작하여 출시하였다.

● **가공 축(Milling Axis)**

- 밀링 머신이 보철물을 가공할 때 사용하는 축의 수
- 일반적으로 치과용 밀링머신은 4축, 5축 가공이 주를 이루는데 축이 많을수록 복잡한 형태의 보철물을 미가공 영역 없이 더욱 정밀하게 가공할 수 있음

04 치과용 밀링기와 CAM 소프트웨어: 디지털 치의학의 혁신

디지털 치의학의 발전은 치과치료의 효율성과 정밀도를 극대화하며, 환자와 의료진 모두에게 새로운 표준을 제시하고 있다. 특히 치과용 밀링기와 CAM(Computer-Aided Manufacturing) 소프트웨어는 이러한 혁신의 핵심 기술로 자리잡고 있다. 여기에서는 치과용 밀링기의 정의와 종류, 주요 가공 재료, 그리고 CAM 소프트웨어의 기능과 최신 동향을 살펴보기로 한다.

1. 치과용 밀링기

1) 치과용 밀링기의 정의

치과용 밀링기는 CAD 데이터를 바탕으로 치과 보철물, 교정 장치, 임플란트 부품 등을 정밀하게 제작하는 디지털 장비이다. 기존의 수작업 기반 제작 방식은 작업자의 숙련도와 시간적 제약에 따라 품질에 차이가 있었다. 그러나 밀링기의 도입으로 이러한 한계를 극복할 수 있게 되었다.

2) 치과용 밀링기의 역할

(1) 정밀성의 극대화

밀링기는 설계 데이터를 기반으로 미세한 오차 범위 내에서 작업을 수행한다. 이는 환자 맞춤형 보철물 제작에 필수적이다.

(2) 생산성 향상

자동화된 공정은 반복 작업에서도 일관성을 유지하며, 시간 절약과 함께 기공소의 효율성을 극대화한다.

(3) 환자 만족도 향상

정교한 보철물 제작은 환자의 구강 구조에 적합하며, 치료 효과와 심미성을 모두 향상시키는 결과를 나타낸다.

3) 치과용 밀링기의 종류

치과용 밀링기는 작업 방식에 따라 습식 밀링(Wet milling), 건식 밀링(Dry milling), 혼합형 밀링(Hybrid milling)로 구분된다. 각 방식은 가공 재료와 작업 환경에 따라 차별화된 특성을 나타낸다.

(1) 습식 밀링기(Wet milling)

습식 밀링을 하는 장비로, 습식 밀링은 가공 중 발생하는 열과 먼지를 냉각수나 윤활제를 사용해 억제하는 방식이다. 재료적인 특성에 따라 사용하는데 주로 강한 재료를 가공하는 데 적합하다(그림 5-3).

① 주요 특징 및 장점

- 냉각수 사용으로 작업 중 열 변형을 방지하여 공구의 수명을 연장한다.

- 먼지 발생이 적어 작업 환경이 청결하게 유지된다.
- 매끄럽고 정밀한 표면 처리가 가능하여 최종 보철물의 심미성을 극대화한다.

② 적용 재료 : 메탈, 레진 하이브리드 레진, 왁스

③ 적용 사례 : 환봉 밀링, 메탈 프레임, 리튬 디실리케이트 보철물 제작

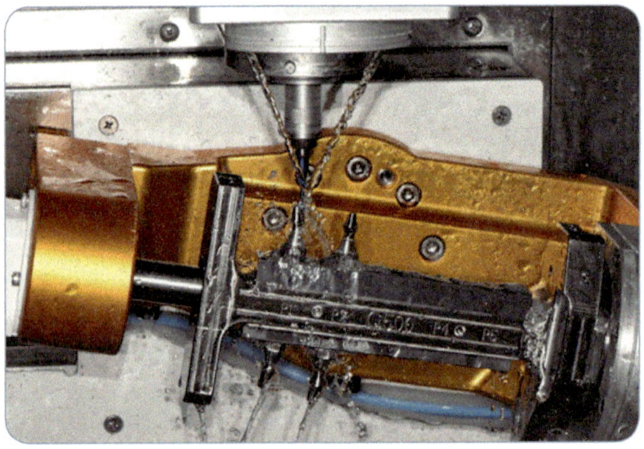

그림 5-3 습식 밀링기

(2) 건식 밀링기(Dry milling)

건식 밀링을 하는 장비로, 건식 밀링은 냉각수 없이 공기 중에서 재료를 가공하는 방식이며, 주로 부드러운 재료를 가공하는 데 더 적합하다(그림 5-4).

① 주요 특징 및 장점

- 별도의 건조 과정이 필요없고 냉각수를 관리할 필요가 없어 작업 공정이 단축된다.
- 건식 밀링은 내구성이 중요한 작업에서 강점을 보인다. 지르코니아 가공에 적합하다.

② 적용 재료 : PMMA, 지르코니아, 레진블럭

③ 적용 사례 : 금속 보철물, 임시치관 제작

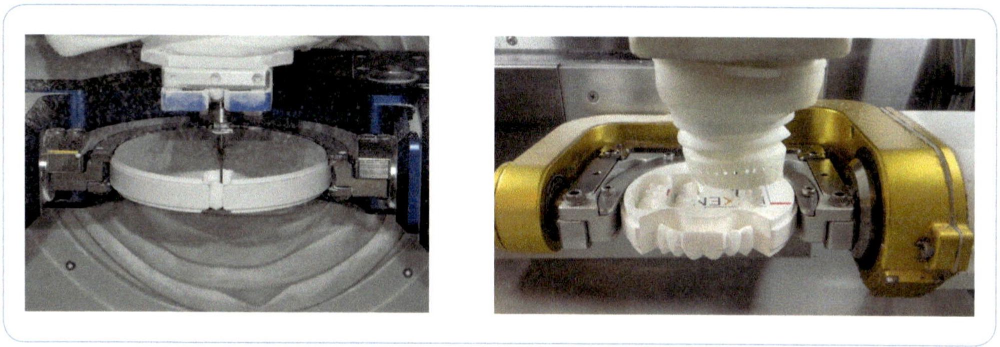

그림 5-4 건식 밀링기

(3) 혼합형 밀링기(Hybrid milling)

혼합형 밀링기는 습식과 건식 작업을 모두 지원하는 장비로, 다양한 재료를 가공할 수 있는 다목적성을 가지고 있다.

① 주요 특징 및 장점

- 한 대의 장비로 습식과 건식 작업이 모두 가능하므로 작업 환경에 유연하게 대응할 수 있다.
- 기공소나 대형 치과 병원에서 특히 인기가 많다.

② 적용 사례 : 복합 보철물 제작, 다양한 재료를 사용하는 작업

4) 치과용 밀링 재료

치과용 밀링기는 다양한 재료를 가공하며 각 재료는 치료 목표와 환자의 요구에 따라 선택된다. 밀링 재료는 블록타입, 디스크타입이 있는데 블록타입은 치과에서 기공소 의뢰없이 간단한 보철물 제작에 사용되는데 수술가이드, 인레이, 온레이, 1~2개 크라운 제작에 사용된다. 디스크 타입은 치과기공소에서 multi-unit 크라운, 맞춤형 지대주(custom abutment) 등의 제작에 사용된다.

(1) 금속

① 코발트-크롬 합금 (그림 5-5)

- 생체친화성, 내부식성이 우수함
- 변형 저항성이 귀금속 합금보다 2배 높음
- 비교적 저렴한 가격
- 가철성 의치에 주로 사용

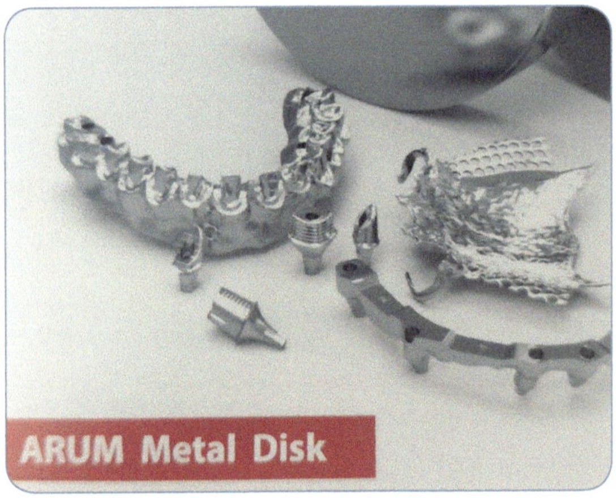

그림 5-5 메탈 디스크

② 티타늄/티타늄 합금 (그림 5-6)

- 생체친화성, 내부식성이 매우 우수함
- 열전도율이 낮음
- 치과용 프레임 제작에 적합

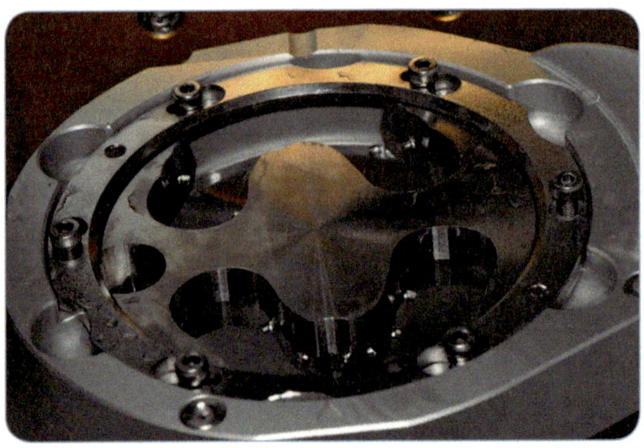

그림 5-6 티타늄 디스크

③ 귀금속

- 내구성, 유연성이 우수함
- 생리적 교합 유지에 유리함
- 삭제로 인한 재료 손실이 발생

(2) 레진/폴리머

① PMMA(Polymethyl Methacrylate) (그림 5-7)

- 다양한 색상과 높은 강도
- 무색이며 투명성이 높아 심미적
- 독성이 없어 생체 친화적
- 빠르고 간단한 가공 가능
- 임시치관, 브릿지 제작에 적합

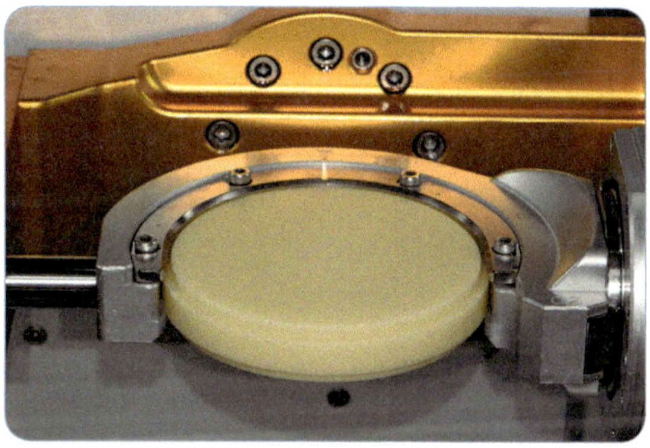

그림 5-7 PMMA

② 하이브리드 세라믹 (그림 5-8)

- 레진과 세라믹의 장점을 적용
- 세라믹 비율이 높은 제품은 불산 처리 가능
- 인레이, 온레이

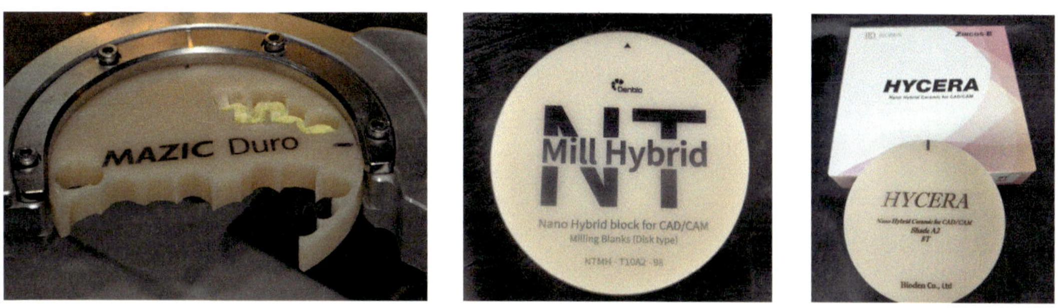

그림 5-8 하이브리드 세라믹

③ PAEK(polyaryletherketones) (그림 5-9)

- 반결정 레진,
- 뼈와 유사한 탄성
- 높은 강도, 탄성
- 의치 프레임, 임플란트 지대주에 적합

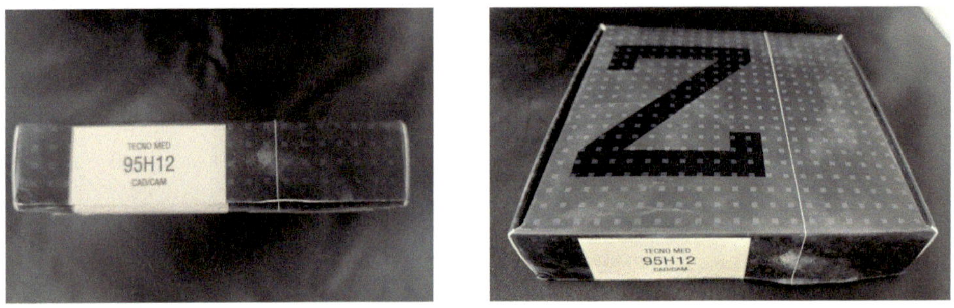

그림 5–9 PAEK

(3) 세라믹

① 글래스 세라믹 (그림 5-10)

- 치아와 유사한 광학적 성질
- 높은 강도와 정밀한 표면처리, 내구성 우수
- 다양한 색상층의 블록으로 환자 맞춤형 보철 제작 가능
- 인레이, 온레이, 라미네이트비니어, 크라운 및 프레임

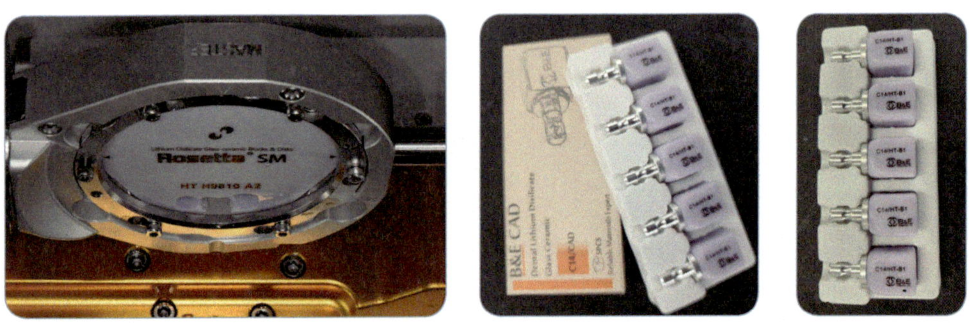

그림 5–10 리튬 디실리케이트 블럭

② 산화 세라믹 (그림 5-11)

- 생체친화성 우수
- 심미성 우수
- 높은 강도와 우수한 기계적 성질
- 산화알루미늄 또는 지르코니아 산화물
- 강화 지르코니아 출시
- 크라운, 브릿지, 임플란트 상부구조

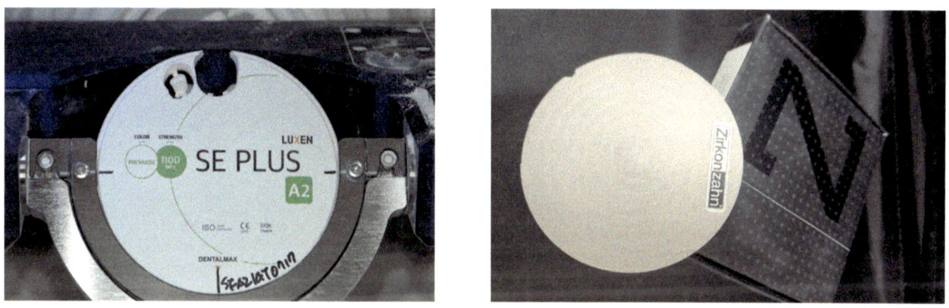

그림 5-11 지르코니아

2. CAM 소프트웨어 : 디지털 가공의 중심

디지털 치의학의 가공 공정을 혁신한 CAM 소프트웨어는 CAD 데이터를 기반으로 치과용 밀링기와 3D 프린터가 보철물을 정확하고 효율적으로 제작할 수 있도록 지원한다. 이는 디지털 워크플로우에서 데이터의 변환, 절삭 경로(tool path) 설정, 시뮬레이션, 그리고 장비와의 통합 작업까지 모든 단계를 포함하며 보철물 제작의 핵심적인 역할을 한다.

1) CAM 소프트웨어의 주요 역할

CAM 소프트웨어는 CAD 데이터를 가공 작업으로 전환하는 중심적인 역할을 수행하며 다음과 같은 주요 작업을 지원한다.

(1) 절삭 경로 생성

CAM 소프트웨어는 재료의 특성과 밀링기의 작동 방식을 분석하여 공구(tool)가 재료를 절삭할 최적의 경로를 생성한다.

- 절삭 경로는 작업 속도, 재료 낭비 최소화, 그리고 표면 품질에 영향을 미치는 중요한 요소이다.
- CAM 소프트웨어는 고속 절삭, 미세 조정, 최종 표면 마감 등을 모두 반영한 경로를 생성한다.

(2) 가공 시뮬레이션

CAM 소프트웨어는 작업을 시작하기 전에 시뮬레이션을 통해 예상 결과를 미리 보여준다.

- 공구 충돌, 재료 손실, 불완전한 가공 등의 오류를 사전에 발견하여 수정한다.
- 시뮬레이션 결과는 가공 성공률을 높이고 작업자의 신뢰를 제공한다.

(3) 재료 최적화

- Nesting 기능을 사용해 밀링 블록에서 다수의 보철물을 효율적으로 배치하여 재료 낭비를 최소화한다.
- 복잡한 작업에서도 재료를 최적으로 배치하여 생산성을 극대화한다.

● 네스팅(Nesting)

- 여러 개의 보철물을 하나의 디스크(또는 블록) 안에 최대한 효율적으로 배치하는 과정

● 툴패스(Tool Path)

- 밀링 머신이나 다른 가공 장비가 보철물을 가공할 때 사용하는 공구의 이동 경로
- CAD 소프트웨어에서 생성된 디자인의 표면 데이터를 기반으로 생성되며, 공구가 재료를 절삭하는 방식과 순서를 규정함
- 가공 속도, 효율성, 최종 보철물의 품질에 중요한 영향을 미치므로 최적화된 툴패스를 설계하는 것이 중요함

● 블럭(Block)

- CAD/CAM 시스템에서 사용되는 레진, 세라믹, 지르코니아 등의 정형화된 가공 재료
- 일정한 크기와 밀도의 단단한 고체 형태로 제공되며 절삭 또는 밀링 가공을 통해 보철물이 제작됨
- 예 : IPS e.max CAD 블럭, CEREC 블럭 등

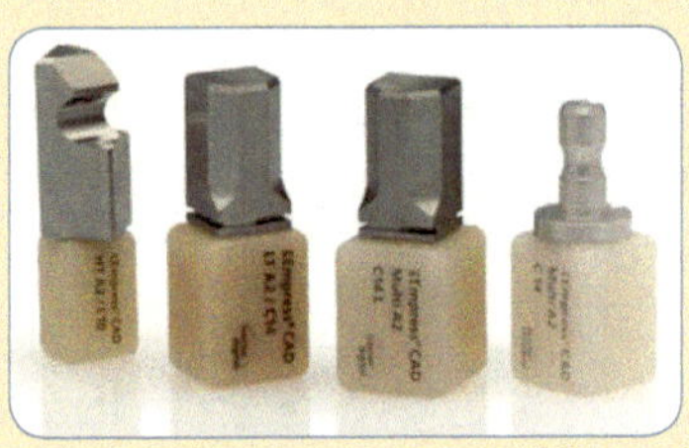

출처: ivoclar

(4) 장비와의 통합

- CAM 소프트웨어는 다양한 밀링머신 및 3D 프린터와 연동하여, 장비의 사양에 맞춘 데이터를 생성한다.
- 작업 속도, 공구 회전수, 절삭 깊이 등의 세부 조건이 자동으로 조정된다.

2) CAM 소프트웨어의 작업 흐름

CAM 소프트웨어는 CAD 데이터 입력에서 밀링머신 작업까지 다음과 같은 흐름으로 진행된다.

(1) CAD 데이터 입력

- 설계된 CAD 데이터를 CAM 소프트웨어에 불러온다.
- 설계된 데이터의 정확성을 검토하고 필요한 경우 수정 작업을 진행한다.
- 파일 형식은 주로 STL(Standard Tessellation Language)이나 OBJ(Object File) 형식을 사용한다.

(2) 절삭 경로 설정

- CAM 소프트웨어는 CAD 데이터를 분석하여 절삭 경로를 자동으로 생성한다.
- 절삭 경로는 재료의 특성, 밀링 방식(습식/건식), 장비 사양을 반영하여 최적화된다.
- 작업자는 필요에 따라 절삭 경로를 수동으로 조정할 수도 있다.

(3) 가공 시뮬레이션 실행

- 작업 전 3D 시뮬레이션을 통해 예상 결과물을 미리 확인한다.
- 시뮬레이션은 공구 충돌, 과도한 재료 제거, 재료 낭비 등을 사전에 탐지하여 수정할 기회를 제공한다.

(4) 밀링머신 전송

- 최적화된 절삭 경로 데이터를 밀링머신으로 전송한다.
- 작업 중 공구 교체, 작업 상태 모니터링, 중단 시 재작업 등이 자동으로 관리된다.

(5) 최종 가공 및 후처리

밀링 작업이 완료되면 보철물의 표면 마감 및 착색과 같은 후처리 작업이 진행된다.

3) CAM 소프트웨어의 최신 동향

CAM 소프트웨어는 지속적으로 발전하여 다음과 같은 최신 기술 동향을 보이고 있다.

(1) AI 기반 경로 최적화

인공지능(AI)을 활용해 절삭 경로를 자동으로 학습하고 최적화하는 기술이 도입되고 있다.

공구의 마모 상태를 실시간으로 모니터링하여 경로를 조정하거나, 효율성을 높이는 작업이 가능해졌다.

(2) 클라우드 기반 협업

클라우드 플랫폼을 활용해 작업 데이터를 실시간으로 공유하고, 원격으로 가공 작업을 관리하는 기술이 보편화되고 있다. 이는 팀 단위의 작업 효율성을 높이고, 다양한 작업 환경에서도 데이터 접근성을 제공한다.

(3) 다중 작업 지원

네스팅(Nesting) 기술과 병렬 프로세싱(Parallel Processing)을 통해 한 번의 작업으로 여러 보철물을 동시에 제작할 수 있다. 복잡한 작업에서도 재료 낭비를 줄이고 생산성을 극대화한다.

● **병렬 프로세싱(Parallel Processing)**
여러 개의 보철물 설계를 동시에 처리하여 전체 작업 시간을 줄이는 방식

(4) 다양한 장비와의 호환성

최신 CAM 소프트웨어는 특정 밀링머신에 국한되지 않고 다양한 제조사의 장비와 호환성을 제공한다. 이를 통해 사용자는 더 넓은 작업 환경에서도 동일한 품질의 결과물을 얻을 수 있다.

4) CAM 소프트웨어의 장점

(1) 정밀성

CAM 소프트웨어는 절삭 경로와 재료 배치를 최적화하여 보철물의 정밀도를 극대화한다.

(2) 효율성

반복 작업에서도 일정한 품질을 유지하며 작업 속도를 크게 향상시킨다.

(3) 오류 예방

작업 전 시뮬레이션을 통해 공구 충돌 및 가공 실패를 예방한다.

(4) 자동화 지원

공구 관리, 재료 최적화, 작업 조건 설정 등 많은 과정을 자동화하여 작업자의 부담을 줄인다.

(5) 호환성

다양한 CAD 소프트웨어 및 밀링머신과의 연동을 지원해 폭넓은 작업 환경에 대응한다.

5) 대표적인 CAM 소프트웨어의 비교

(1) Exocam

① 특징

- Exocad와 연동하여 사용되며 직관적이고 간단한 인터페이스를 제공함

② 장점

- 초보자도 쉽게 활용 가능
- 단순한 보철물 제작에 적합

③ 단점

- 복잡한 작업에는 적합하지 않음

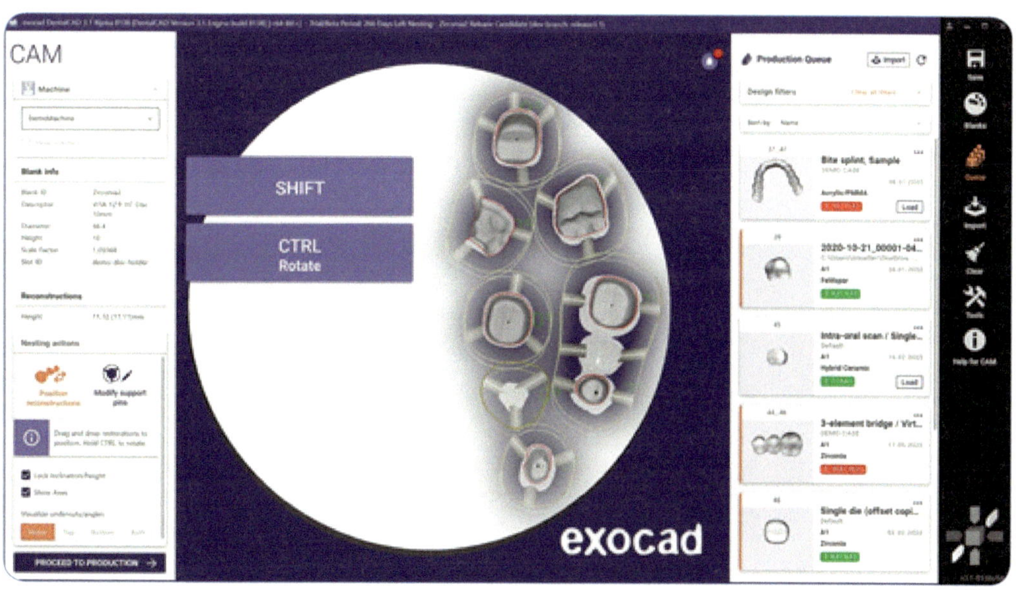

그림 5-12 Exocam

(2) Hyperdent

① 특징

- 임플란트 보철 및 금속가공에 적합한 고급 사용자용 CAM 소프트웨어로 대량 작업과 복잡한 설계를 처리할 수 있는 기능이 있음

② 장점

- 다양한 밀링머신과 호환
- 정밀한 절삭 경로 최적화
- 공구 충돌 방지
- 다양한 재료와 작업 환경 지원

③ 단점

- 높은 비용과 수련될 때까지 일정 시간이 필요

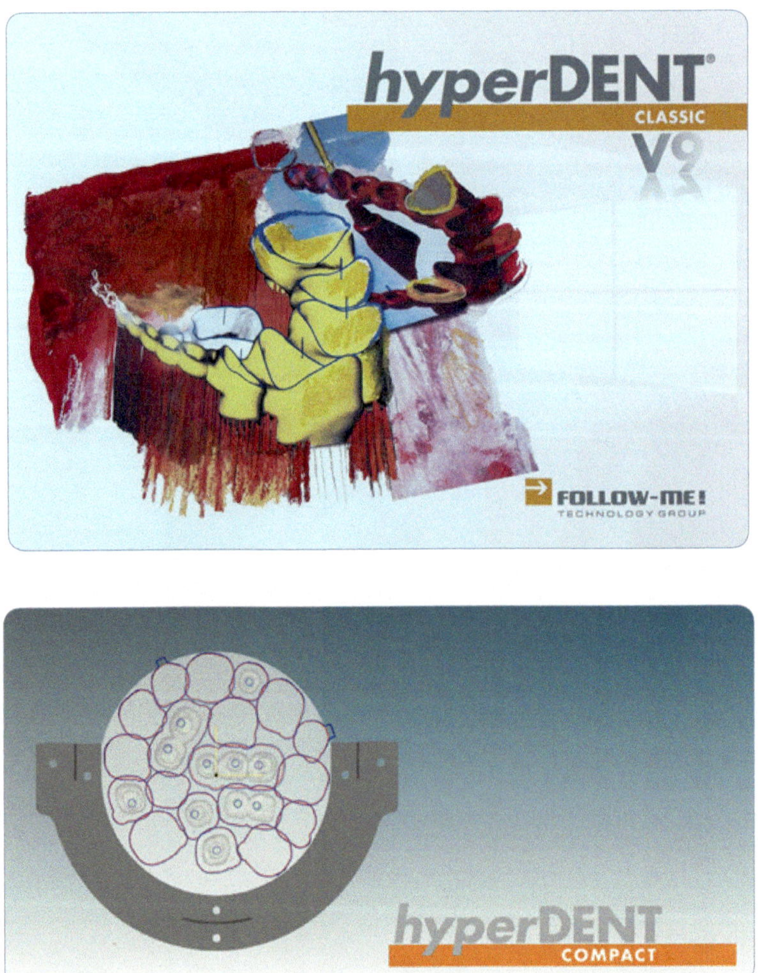

그림 5-13 Hyperdent

(3) MillBox

① 특징

- 직관적인 인터페이스로 초보자와 숙련자 모두 사용 가능하며 다양한 밀링머신과 호환됨

② 장점

- Nesting 기능이 강력하며 생산성을 높임
- 사용자 친화적인 디자인

③ 단점

- 고난이도 작업에는 다소 제한적

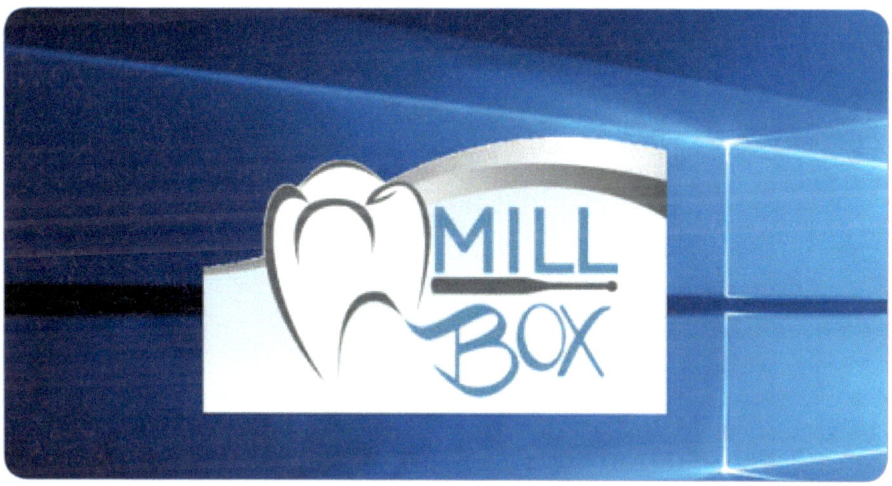

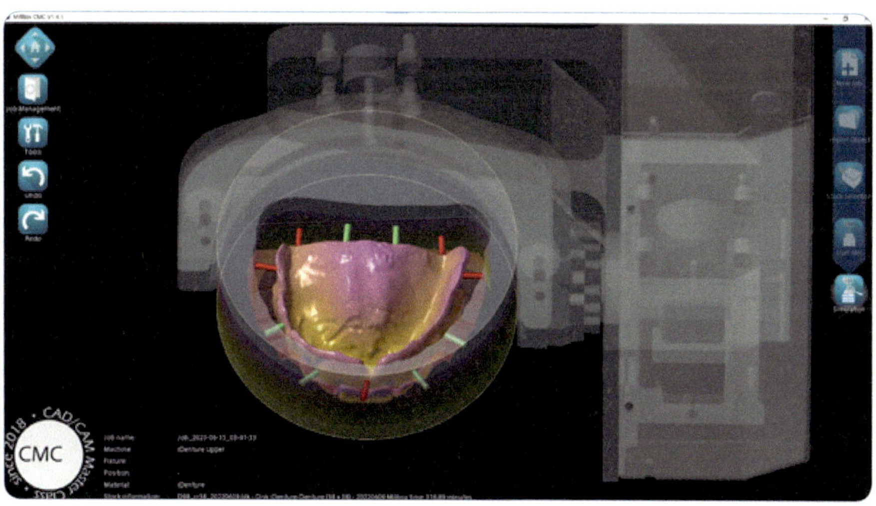

그림 5-14 MillBox

6) CAM 소프트웨어의 발전

CAM 소프트웨어는 디지털 치의학의 핵심 도구로, 보철물 제작 공정을 효율적이고 정밀하게 지원한다. 작업 흐름의 자동화, 최신 기술 동향, 다양한 장비와의 호환성은 CAM 소프트웨어를 디지털 치과 치료에서 필수 불가결한 요소로 만들고 있다. 앞으로도 CAM 소프트웨어는 지속적인 발전을 통해 치과 치료의 품질을 높이고 효율성을 극대화할 것이다.

05 CEREC 시스템의 이해

CEREC 시스템은 체어사이드(치과진료실용) CAD/CAM으로 스캔(Primescan), 디자인(CEREC Software), 밀링(CEREC Primemill) 및 소결(CEREC SpeedFire)로 구성되어 진단부터 보철물 제작 단계까지 매우 효율적이고 원활한 워크플로우를 나타낸다.

체어사이드 밀링은 치과에서 디지털 워크플로우의 중요한 부분으로, 환자의 구강 내 정보를 디지털로 스캔한 후 이를 바탕으로 보철물을 즉석에서 디자인하고 제작할 수 있는 시스템이다.

Dentsply Sirona의 CEREC 시스템은 치과용 CAD/CAM 기술의 선두주자 중 하나로, 특히 체어사이드 밀링 시스템에서 그 성능이 잘 알려져 있다.

(1) 전통적인 치과 보철과 CEREC 시스템 (표 5-1)

표 5-1 전통적인 치과 보철과 CEREC 시스템의 비교

	전통적인 치과 보철	CEREC 시스템(체어사이드 밀링)
작업과정	인상채득 → 석고모델 작업 → 보철물 제작	디지털 스캐닝 → 소프트웨어 디자인 → 밀링 한 번의 방문으로 모든 과정 진행 가능
소요시간	1~2주	당일 제작, 즉시 장착 가능
정밀도	수작업이므로 개인의 기술에 따라 품질 차이가 클 수 있음	동일한 기계 조건 하에서 정밀도 편차가 크지 않음
재료	다양한 재료 사용	주로 세라믹 블록 사용

(2) CEREC 시스템의 장 · 단점 (표 5-2)

표 5-2 CEREC 시스템의 장 · 단점

장점	단점
빠른 제작 자체 소프트웨어와 기계 연동성을 이용한 단순화된 워크플로우로 제작 시간을 단축시킬 수 있음	**투자 비용** 기계 및 소프트웨어 투자 비용이 상당히 높고 기계 유지관리 비용이 필요함
환자 편의성 인상채득 과정이 없고 방문 당일에 보철물을 제작할 수 있어 재방문이 필요 없음	**제한된 재료 및 치료** 사용 가능한 재료의 종류가 제한적이어서 높은 투자비용에도 불구하고 모든 종류의 보철물을 제작할 수 없음
높은 정확도 작업시간 대비 적합도가 높은 보철물 제작이 가능	**기술적 숙련도 필요** 시스템 운영 및 디자인에 대한 숙련도가 필요함

(3) CEREC 시스템의 구성요소 (그림 5-15)

① 구강 스캐너(Primescan)

구강 내를 스캔하며, 스캐너 자체에서 CEREC 소프트웨어를 통해 보철물 디자인 및 밀링 신호 전송까지 가능하다.

② 밀링기(Primemill)

전용 블록을 체결한 후 밀링 신호를 전달받아 보철물을 밀링한다.

③ 급속 소결기(SpeedFire)

밀링된 지르코니아 보철물을 급속으로 소결(sintering)한다.

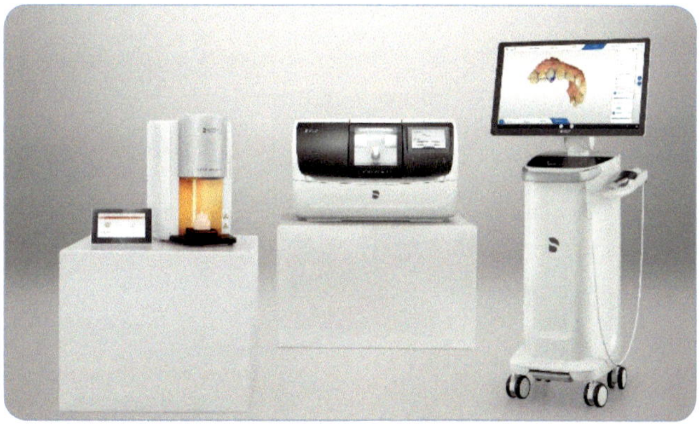

그림 5-15 Dentsply Sirona의 CEREC 시스템(왼쪽부터 SpeedFire, Primemill, Primescan)

● 소결(Sintering)

- 분말 형태의 세라믹 재료(예: 지르코니아)를 고온에서 열처리하여 조직 내 결합력을 증가시키고 기계적 강도를 부여하는 공정
- 급속 소결은 이 과정을 단축하여 효율을 높인 방식
- 예 : 지르코니아 크라운 제작 후 1500℃ 이상의 고온 소결

(4) CEREC 시스템의 작업 진행과정

① 스캔

치아 치료 직후 스캔 방식의 디지털 인상채득을 진행한다(그림 5-16). 스캔과 동시에 3D 인상채득 데이터를 자연스러운 컬러 이미지로 확인할 수 있다.

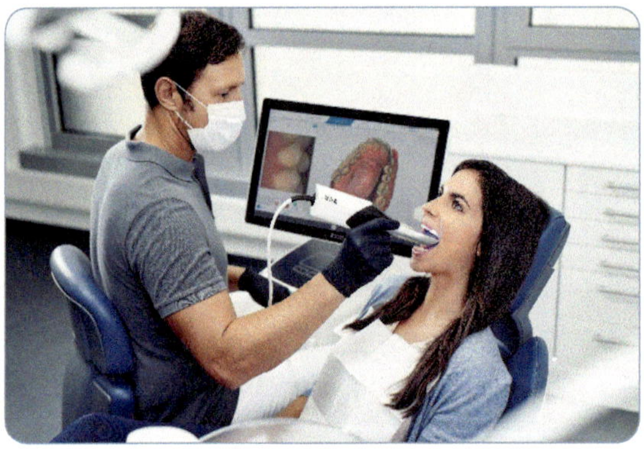

그림 5-16 디지털 인상채득

② 디자인

CEREC 소프트웨어를 이용해서 보철물을 디자인한다(그림 5-17). 데이터를 디자인 컴퓨터로 옮기는 과정 없이 스캐너 자체로 보철물 디자인을 완성할 수 있다.

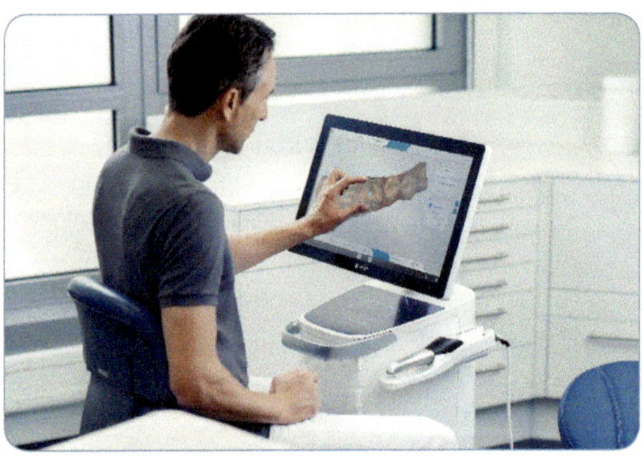

그림 5-17 보철물 디자인

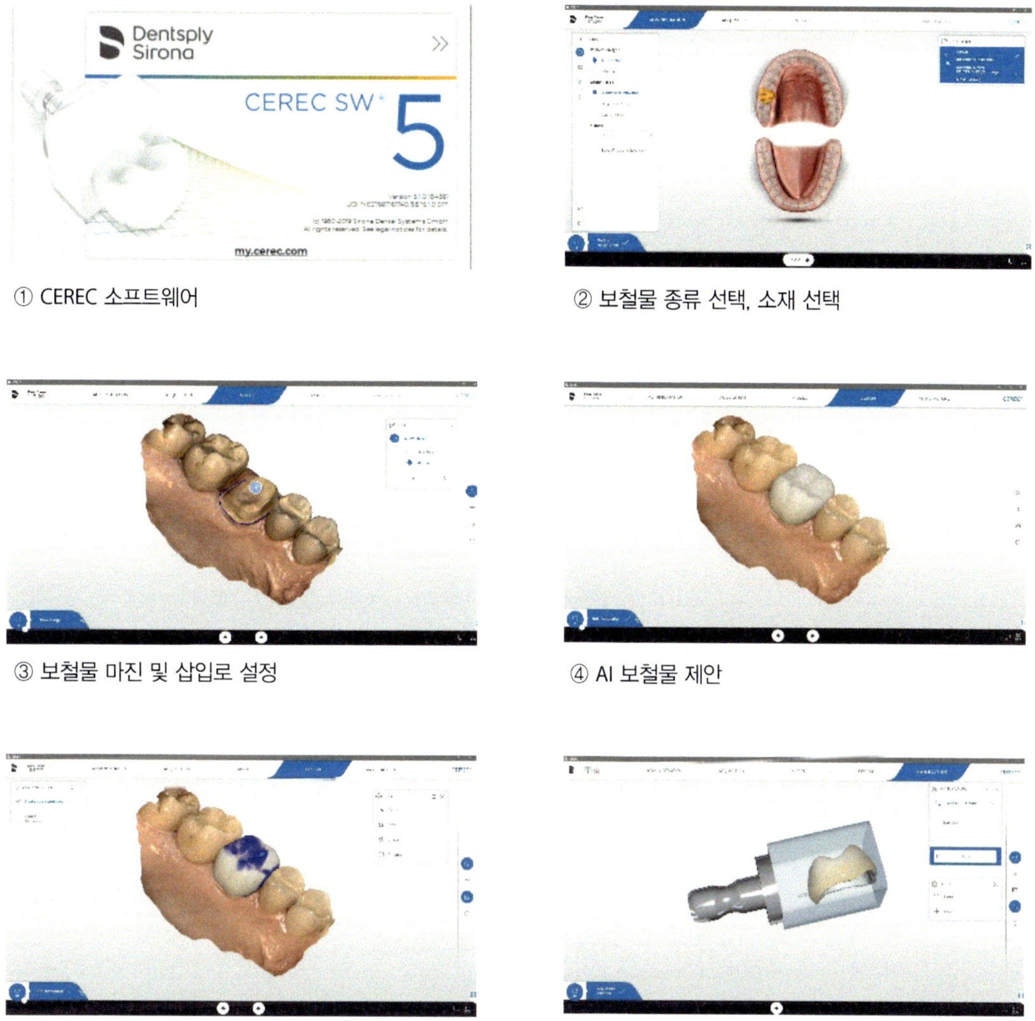

① CEREC 소프트웨어

② 보철물 종류 선택, 소재 선택

③ 보철물 마진 및 삽입로 설정

④ AI 보철물 제안

⑤ 보철물 형태, 교합 설정

⑥ 밀링을 위한 보철물 배치(스프루 위치 설정)

그림 5-17 **보철물 디자인** (계속)

● **스프루** (Sprue)

- 치과 보철물 제작 시 보철물과 외부를 연결하는 구조물
- 전통적인 주조 방식에서는 주입구 역할, 디지털 보철에서는 탈착 손잡이 역할을 하는 구조물
- 예 : PMMA 임시치관에 설계된 디지털 스프루는 임시 접착 후 제거할 때 핀셋 또는 손으로 쉽게 제거할 수 있는 구조로 활용됨

③ 밀링

CEREC 소프트웨어와 CEREC 밀링 유닛이 동기화되어 있다. 전용 블록을 체결한 후 밀링 신호를 받는 즉시 밀링을 시작한다(그림 5-18).

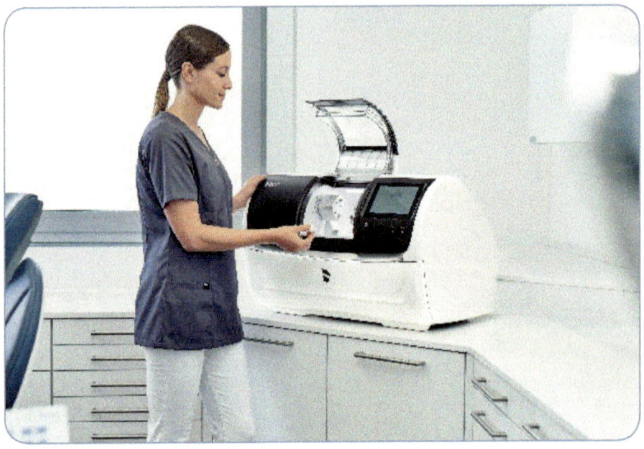

그림 5-18 **밀링**

④ 소결 및 글레이징

지르코니아 보철물은 소결 과정을 거친 후에 구강 내 장착이 가능하다. CEREC SpeedFire는 짧은 시간 내에 소결 과정을 완료할 수 있어서 원데이 지르코니아 치료도 가능하다(그림 5-19).

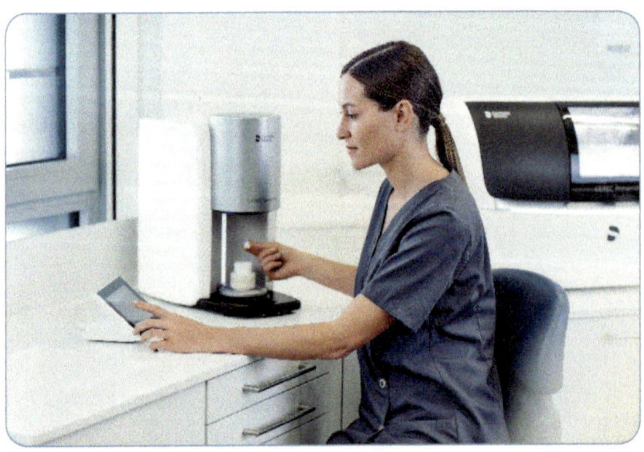

그림 5-19 **소결 및 글레이징**

⑤ 적응증 및 치료 사례

크라운, 비니어(라미네이트), 인레이, 온레이 등 다양한 보철물을 제작할 수 있다. 이러한 보철물들은 원데이 치료가 가능하며 특히 인레이와 비니어의 경우 CEREC 시스템을 이용한 원데이 진료가 각광을 받고 있다(그림 5-20).

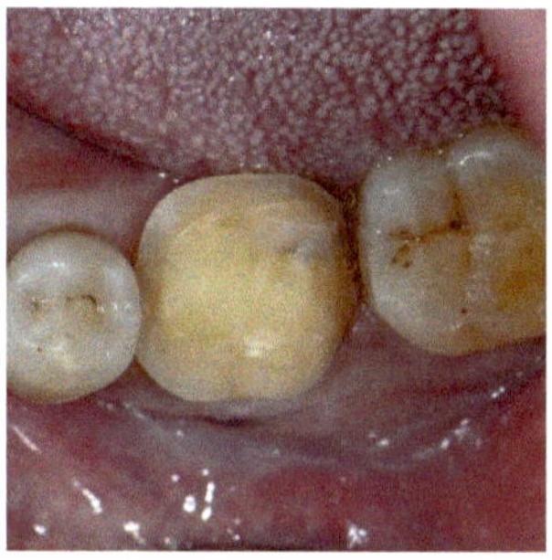

a. 치아 프렙

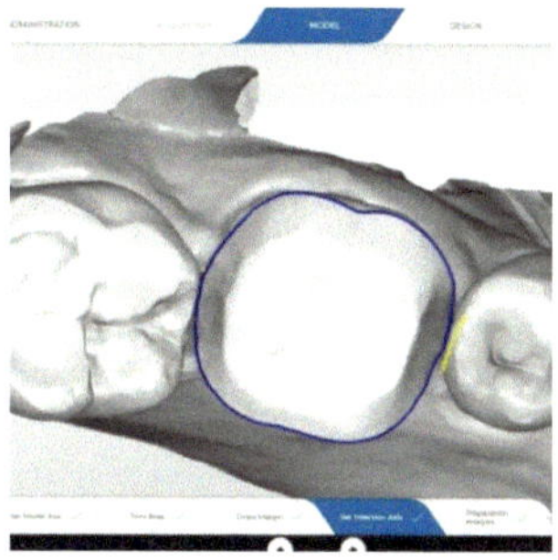

b. 스캔, 마진 및 삽입로 설정

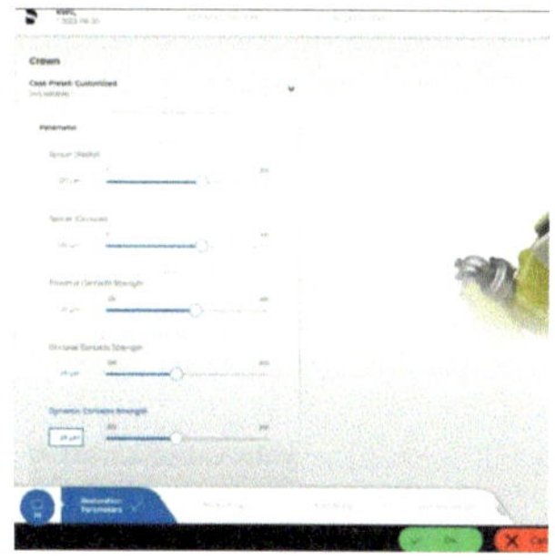

c. 보철물 gap 설정

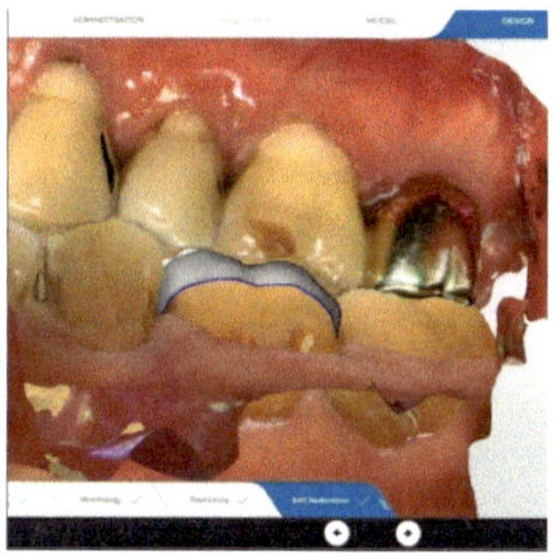

d. 보철물 형태 AI 제안

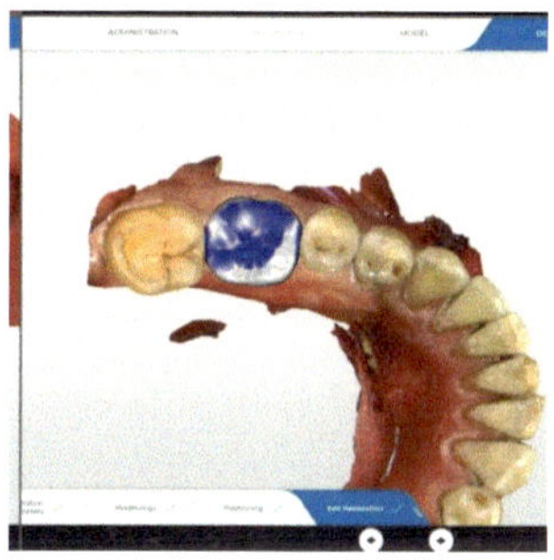

e. 형태 조절, 교합 부여

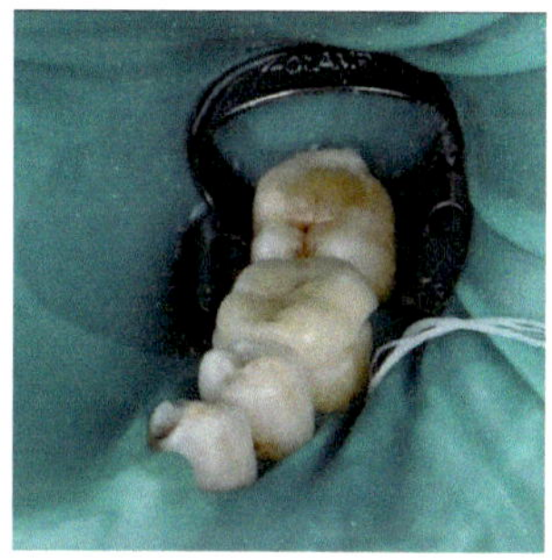

f. 구강 내 세팅

그림 5-20 CEREC 시스템을 이용한 온레이 치료

실습목록

1. 구강스캐너를 사용해서 디지털 인상채득을 시행한다.
2. CEREC 소프트웨어를 활용해서 보철물 디자인 실습을 한다.
   : 마진 및 삽입로 설정, AI 제안 보철물 형태를 검토하고 조정
3. 전용 블록을 CEREC 밀링기에 설치한다.
4. 체어사이드 밀링의 장점과 한계를 기술한다.

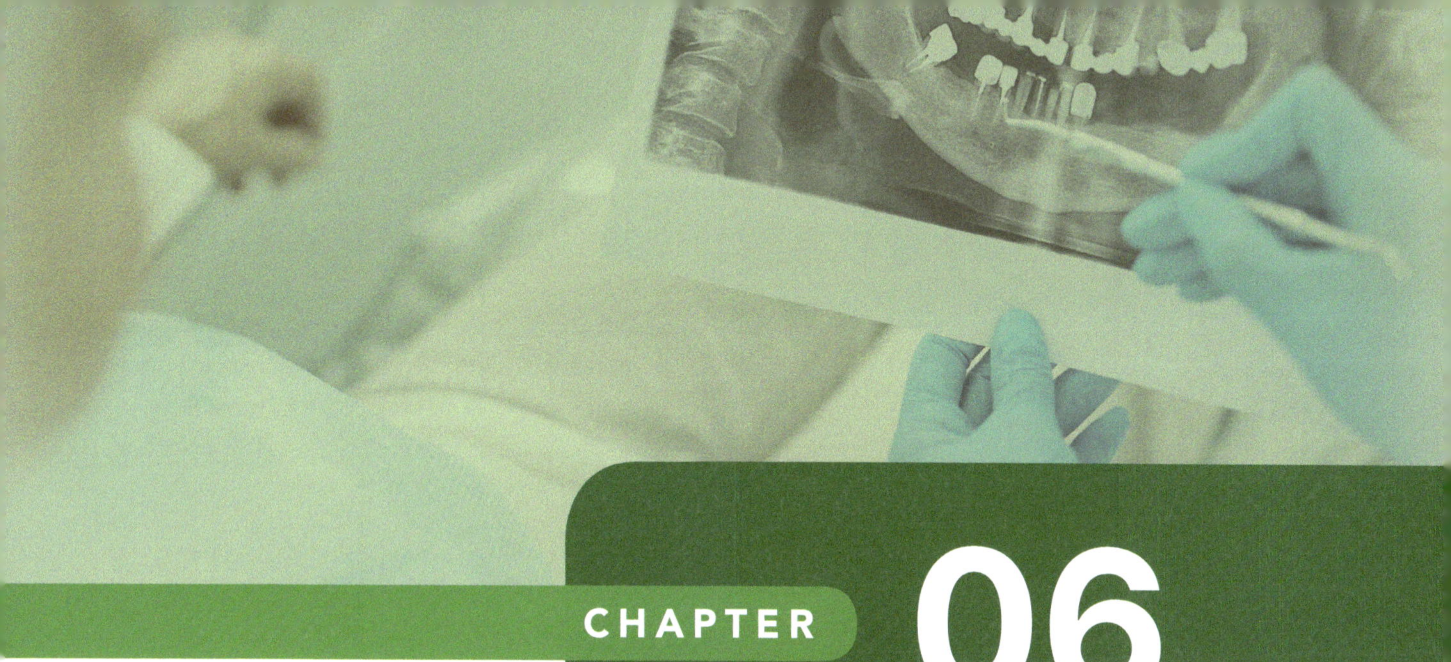

CHAPTER **06**

3D 프린터

CHAPTER

06 3D 프린터

학습목표

- 치과에서 사용하는 3D 프린터의 기본 원리 및 소재와 기법에 대해 이해할 수 있다.
- 3D프린터의 활용 분야에 대해 파악하고 워크플로우를 이해할 수 있다.

치과에서 사용하는 3D 프린터는 디지털 기술을 활용하여 구강 구조물이나 치과 보철물 등의 정확한 모형을 제작하는 데 사용된다. 치과용 3D 프린팅 기술은 치료계획 수립, 보철물 제작, 교정장치 생산 등 다양한 응용 분야에서 점점 더 중요해지고 있다.

3D 프린터는 디지털 파일을 바탕으로 3차원 물체를 층층이 쌓아 올려 만드는 장치이다. 이를 적층 제조(Additive Manufacturing) 라고 하는데, 소재를 점차적으로 적층하여 최종 형상을 만들어내는 방식이다.

이러한 기술은 치과 분야에서도 정밀한 제작과 환자 맞춤형 치료를 가능하게 하며, 디지털 치의학의 핵심으로 자리잡고 있다.

01 3D 프린터의 기본 작동 원리

(1) 디지털 모델 설계

환자의 구강 구조를 스캔하거나 컴퓨터 디자인 소프트웨어(CAD, Computer-Aided Design)를 사용해 디지털 모델을 생성한다.

(2) 파일 변환

디지털 모델 파일은 3D 프린터에서 읽을 수 있는 STL(Standard Tessellation Language) 파일 형식으로 변환된다.

(3) 층별 제작

3D 프린터는 설계된 디지털 모델의 단면 데이터를 읽고, 재료를 한 층씩 쌓아 물체를 제작한다. 이 과정은 밀리미터 또는 마이크로미터 단위로 매우 정밀하게 진행된다.

(4) 후처리

제작된 출력물은 경화, 세척, 연마 등의 후처리 과정을 통해 최종 제품으로 완성된다.

02 치과용 3D 프린터의 특징

(1) 높은 정밀도와 세밀함

치과에서는 높은 정밀도가 요구되기 때문에, 치과용 3D 프린터는 매우 정밀하게 작은 세부 구조를 재현할 수 있어야 한다.

(2) 다양한 재료 사용이 가능

치과용 3D 프린터는 레진, 금속, 세라믹 등 다양한 소재를 사용할 수 있으며, 이는 제작하려는 보철물이나 장치의 목적에 따라 선택된다.

(3) 디지털 워크플로우 구성

3D 스캐닝 및 CAD/CAM 시스템과 연계하여 디지털 진료 워크플로우를 구성할 수 있다.

03 치과용 3D 프린터 재료

3D 프린터의 재료는 인체에 직접적인 접촉이 될 수 있기 때문에 소재의 안정성이 매우 중요하다. 3D 프린터의 재료는 고체, 액체, 분말 기반 재료로 나눌 수 있다. 재료에 따라 출력 방식이 달라질 수 있으며 정밀도에 따라 출력방식이 달라질 수 있다.

출력하고자 하는 모델의 특성에 따라 사용하는 재료와 출력방식을 선택해야 한다.

(1) 고체형

와이어 또는 필라멘트형, 왁스 성질을 가진 펠리형, 얇은 플라스틱 시트, 나무 필름, 종이 필름 등이 있다.

(2) 분말형

미세 플라스틱 분말, 나일론, 폴리스티렌, 폴리카보네이트, 모래, 금속, 세라믹 등이 있다.

(3) 액체형

광경화성 수지 등의 재료가 있다(그림 6-1).

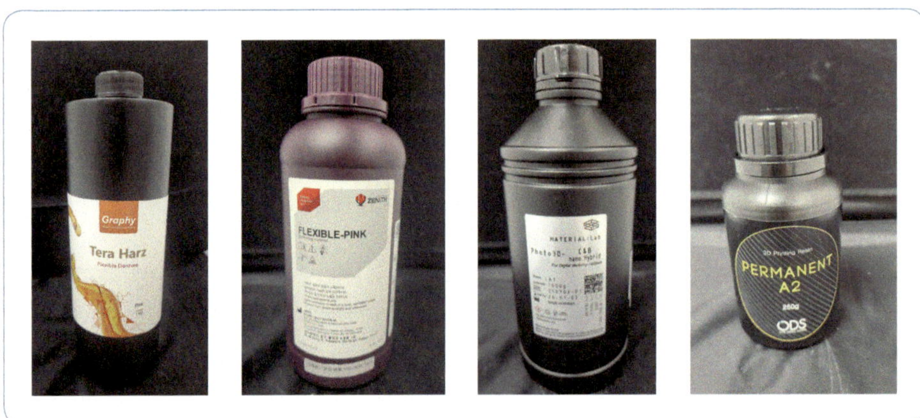

그림 6-1 3D 프린터의 액체형 재료

● 안전장비

3D 프린터 사용 시 체내 분진이 흡수되는 것을 방지하기 위해 방진마스크, 보안경, 라텍스장갑 등의 안전장비를 반드시 착용해야 한다.

04 치과용 3D 프린터의 유형

1) 광중합 기반 3D 프린터(Photopolymerization)

(1) SLA(Stereolithography Apparatus) 방식

레진 탱크에 담긴 액상 수지(레진)를 자외선 레이저로 경화시키는 방식이다. 레이저가 층별로 경로를 따라 레진을 굳혀가면서 물체를 형성한다(그림 6-2).

① 장점

고해상도와 세밀한 표현이 가능하며, 적합한 소재로 치과 보철물, 교정 모형, 수술 가이드 등을 제작할 수 있다.

② 단점

레진 소재는 추가 경화가 필요하고 표면 마무리가 중요하다.

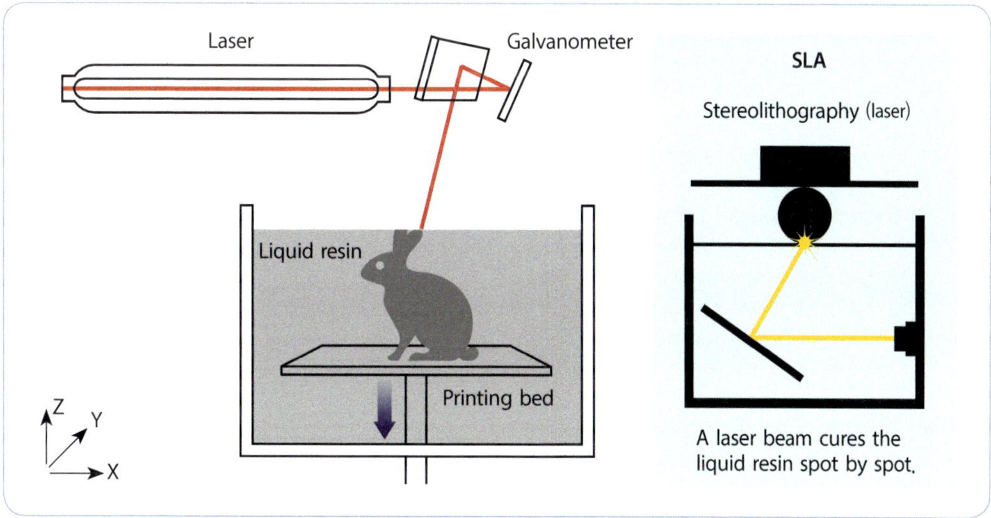

그림 6-2 SLA 방식

(2) DLP(Digital Light Processing) 방식

디지털 프로젝터를 이용해 한 층 전체를 동시에 경화시키는 방식이다. SLA 방식과 유사하지만 레이저 대신 광원 전체가 빛을 발사하여 레진을 굳힌다(그림 6-3).

① 장점

빠른 제작이 가능하고 대량 제작에 적합하다.

② 단점

SLA 방식에 비해 해상도가 낮을 수 있다.

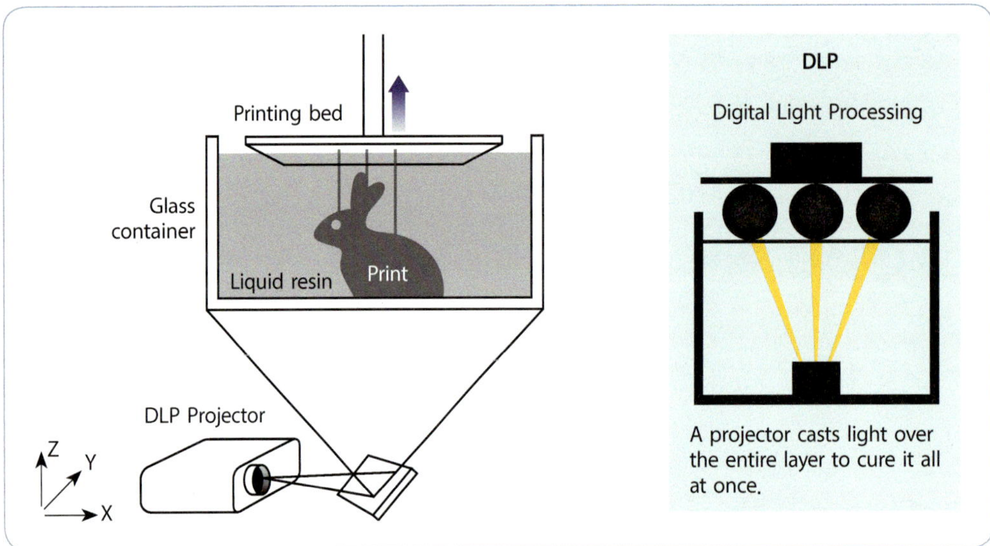

그림 6-3 DLP 방식

SLA 방식과 DLP 방식은 "자매 기술"이라고 불리어지는 만큼 유사하지만 유일한 차이점은 수지를 경화시키는 데 사용되는 광원뿐이다

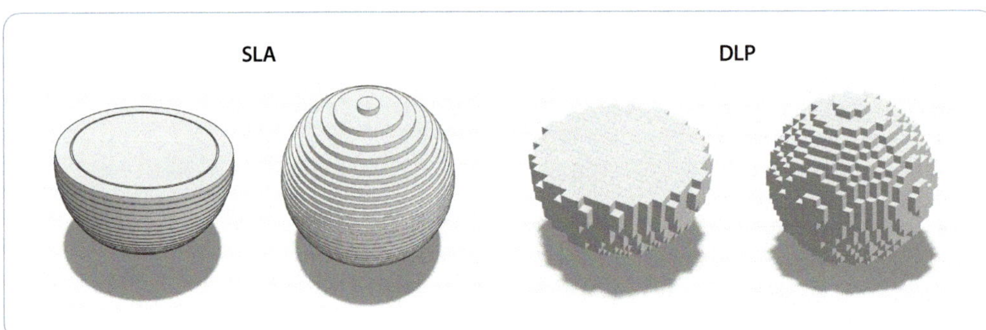

그림 6-4 SLA 대 DLP

그림 6-3에서 확인할 수 있듯이 SLA 방식은 나이테 같은 레이어 선이 출력물의 위와 아래에만 도드라지게 보인다. 반면 DLP 방식은 위와 아래뿐만 아니라 전·후·좌·우 사면에서도 레이어선과 동일한 나이테가 나타난다. 그만큼 두 방식은 출력물 표면 품질에 명확한 차이를 나타낸다(그림 6-4).

DLP 프린터는 디지털 프로젝터 스크린을 사용하기 때문에 인쇄물의 해상도는 프로젝터의 해상도와 직접적으로 일치한다.

DLP 프린터의 또 다른 한계는 박스형 표면 마감이다. 복셀은 직사각형이기 때문에 인쇄물의 곡선 부분은 SLA 방식과 비교할 때 매우 매끄럽게 마무리되지 않는 경향이 있다.

(3) LCD(Liquid Crystal Display) 방식

LCD 패널을 광원으로 사용해 레진을 경화시키는 방식이다. DLP 방식과 유사하게 레이어 단위로 경화시키며, 비용이 저렴하고 소형 장비에 많이 사용된다.

평면 LCD 패널의 빛이 평행하게 빌드의 영역에 직접 비추어 경화시킨다. LCD 방식은 LCD 배열을 광원으로 사용하여 이 패널이 직접 빛을 비추기 때문에 빛을 아래로 향하게 하는 특별한 장치가 필요 없다. 또한 작은 영역에서 확장되는 것이 아니라 모든 면에 고르게 분포되어 있기 때문에 픽셀 왜곡이 거의 발생하지 않는다(그림 6-5).

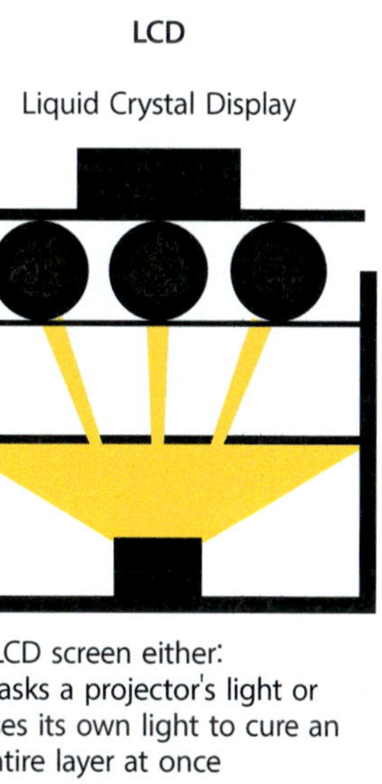
LCD
Liquid Crystal Display
An LCD screen either:
• masks a projector's light or
uses its own light to cure an
entire layer at once

그림 6-5 LCD 방식

2) 분말 융합 기반 3D 프린터 (Powder Bed Fusion)

(1) SLS(Selective Laser Sintering) 방식

금속 분말이나 세라믹 분말을 얇게 펼친 후 레이저를 사용해 선택적으로 소결(sintering)하여 층을 쌓는 방식이다. 고출력의 레이저로 파우더 형식의 재료를 녹여 다시 응고시키는 방식으로 3D 출력이 진행된다(그림 6-6).

① 장점

금속 보철물이나 임플란트 구조물 제작에 유용하며 기계적 강도가 높다.

② 단점

장비와 재료 비용이 높고 공정 후 후처리가 필요하다.

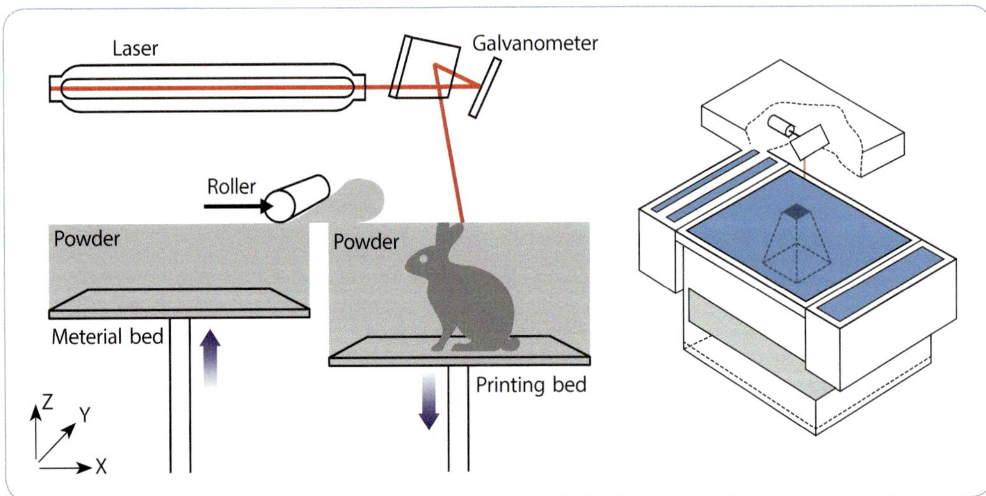

그림 6-6 SLS 방식

3) 재료 압출 기반 3D 프린터(Material Extrusion)

(1) FDM(Fused Deposition Modeling) 방식

열가소성 수지를 노즐을 통해 가열, 압출하여 적층하는 방식이다. 상대적으로 비용이 저렴하며 다양한 색상의 수지를 사용할 수 있다(그림 6-7).

① 장점

비교적 비용이 저렴하며 기초적인 치과 모형 제작에 적합하다.

② 단점

해상도가 낮아 복잡한 세부 구조 제작에는 한계가 있다.

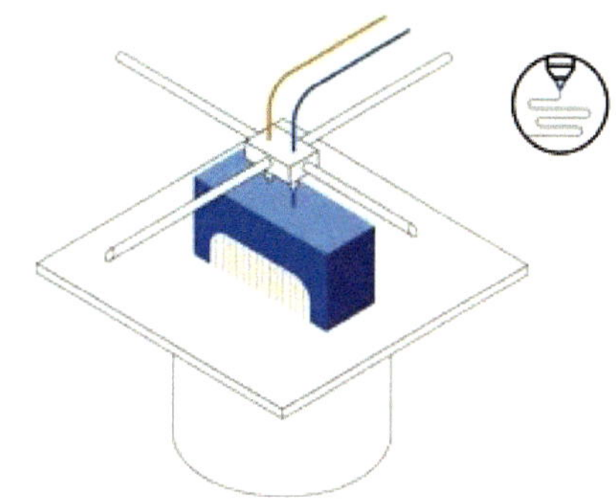

그림 6-7 FDM 방식

05 치과용 3D 프린터의 주요 응용 분야

(1) 치과 보철물 제작

크라운, 브릿지, 인레이, 온레이 등과 같은 치과 보철물을 3D 프린터를 통해 제작할 수 있다.

디지털 스캔 데이터와 CAD 소프트웨어를 활용해 정밀하게 보철물의 형상을 디자인한 후 프린팅하여 제작한다.

(2) 교정 장치 및 투명 교정기

투명 교정기(인비절라인 등)의 제조에는 3D 프린팅 기술이 필수적이다. 환자의 치아 데이터를 디지털로 스캔하고 교정 과정을 시뮬레이션한 후 각 단계별 교정기 모델을 3D 프린터로 제작한다.

(3) 수술 가이드 제작

임플란트 시술을 위한 수술 가이드를 3D 프린터로 제작하여, 수술 중 정확한 위치와 각도로 임플란트를 식립할 수 있도록 돕는다. 환자의 CT 데이터를 활용하여 디지털로 가이드를 설계하고 프린팅한다.

(4) 임시 치아 및 치아 모형

치과 시술 전, 임시 치아나 치아 모형을 제작하여 환자에게 미리 치료 결과를 설명하거나 수술 계획을 세울 때 활용할 수 있다.

(5) 의치 및 보철물의 금속 구조 제작

3D 프린팅 기술로 금속 분말을 사용해 의치나 금속 프레임을 제작할 수 있다. SLM(Selective Laser Melting)이나 DMLS(Direct Metal Laser Sintering)와 같은 기술이 주로 사용된다.

06 치과용 3D 프린터의 장점

(1) 정밀한 맞춤 제작

디지털 스캔 데이터를 이용해 환자의 치아 구조에 맞춘 정밀한 보철물과 장치를 제작할 수 있다.

(2) 빠른 제작 시간

기존의 수작업 방법보다 빠르게 보철물이나 장치를 제작할 수 있어, 환자의 대기 시간을 줄이고 치료 효율성을 높인다.

(3) 비용 절감

초기의 장비와 재료 비용은 고가이지만, 장기적으로는 보철물 제작의 비용을 줄일 수 있다.

(4) 디지털 워크플로우 통합

CAD/CAM, 구강 스캐너, CBCT와 연계하여 디지털 워크플로우를 구성할 수 있어 전체적인 진료 품질과 효율성이 향상된다.

07 치과용 3D 프린터의 한계와 과제

(1) 재료의 한계

치과용 3D 프린팅 재료는 아직 제한적이어서 특정 강도나 내구성이 요구되는 보철물에 적합한 소재가 개발되어야 한다.

(2) 장비 및 기술의 비용

고급 치과 3D 프린터와 관련 소프트웨어, 교육 비용이 높아 초기 투자 부담이 있을 수 있다.

(3) 후처리 과정의 필요성

프린팅 후에는 세척, 경화, 표면 처리 등 후처리 과정이 필요하다. 따라서 전체 제작 시간이 늘어날 수 있다.

(4) 기술적 숙련도의 필요성

3D 프린팅 기술을 적절하게 활용하기 위해서는 관련 소프트웨어와 장비에 대한 충분한 이해와 숙련도가 필요하다.

치과용 3D 프린팅 기술은 빠르게 발전하고 있으며, 앞으로 재료와 기술의 혁신이 지속된다면 더 많은 분야에서 활용될 것으로 예상된다.

08 치과 3D 프린터에 의한 출력 실습

1. 임시치아 출력 과정(임플란트 수술 후 즉시 로딩)

① CHITU BOX 선택

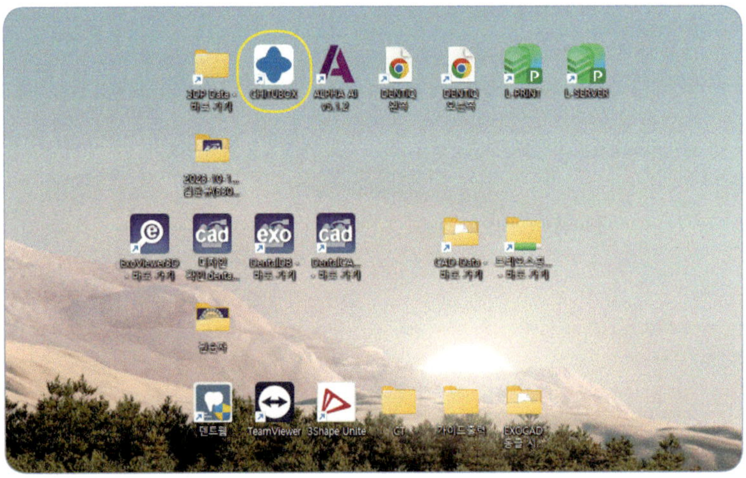

② Chitu box 실행창이 뜸

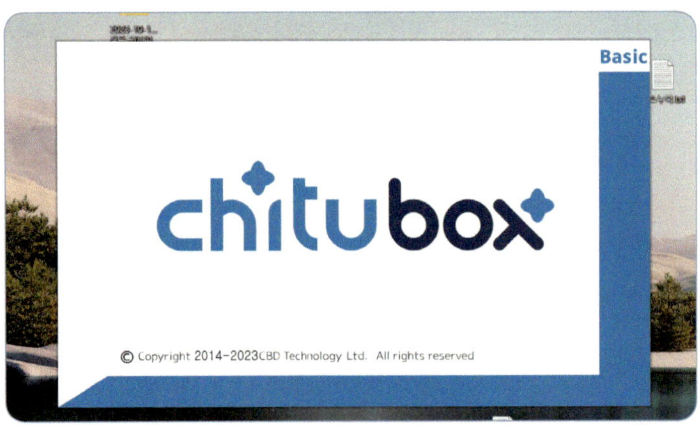

③ 다음과 같은 창이 나타남

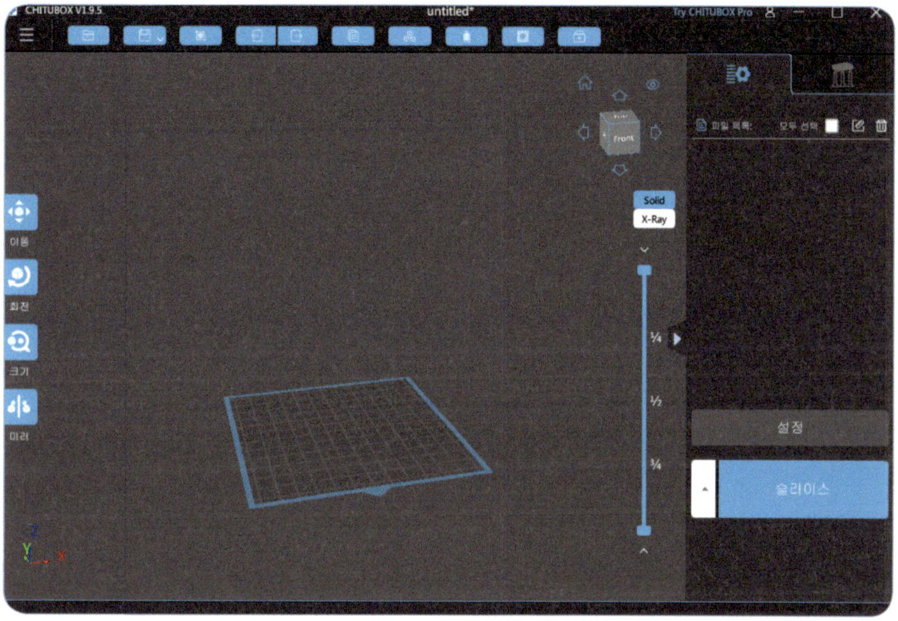

④ 왼쪽 상단의 메뉴창을 클릭

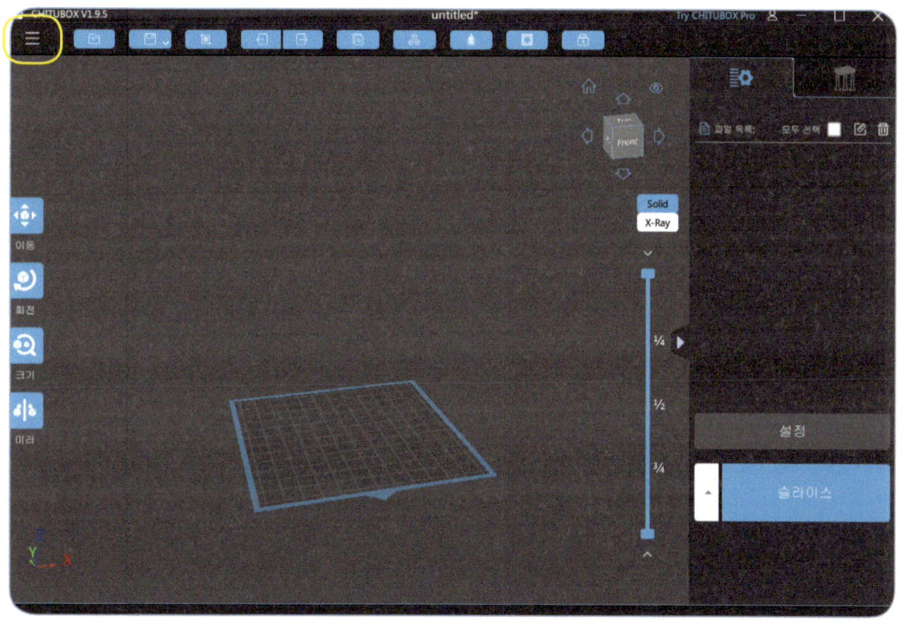

⑤ 열기 메뉴를 실행

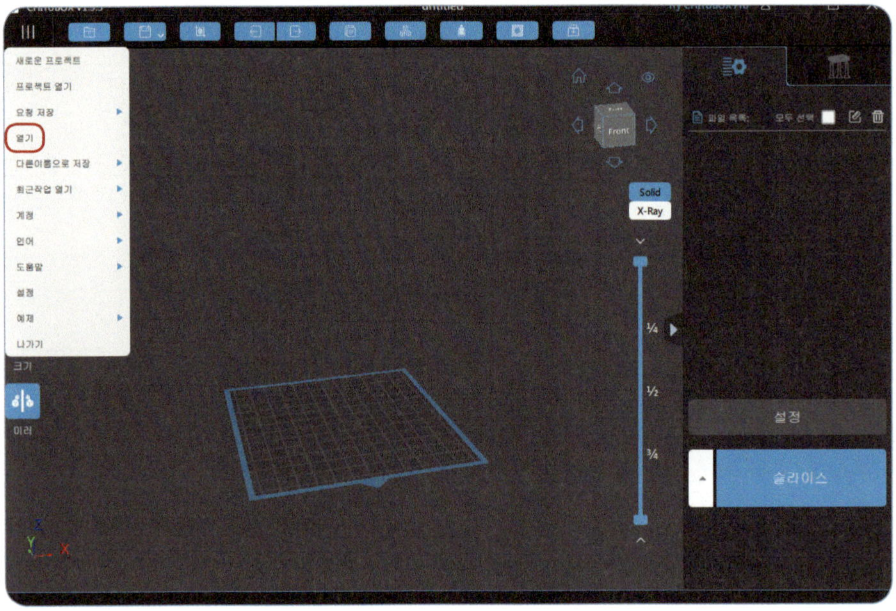

⑥ 출력 하고자 하는 치아를 저장한 폴더를 클릭하여 선택

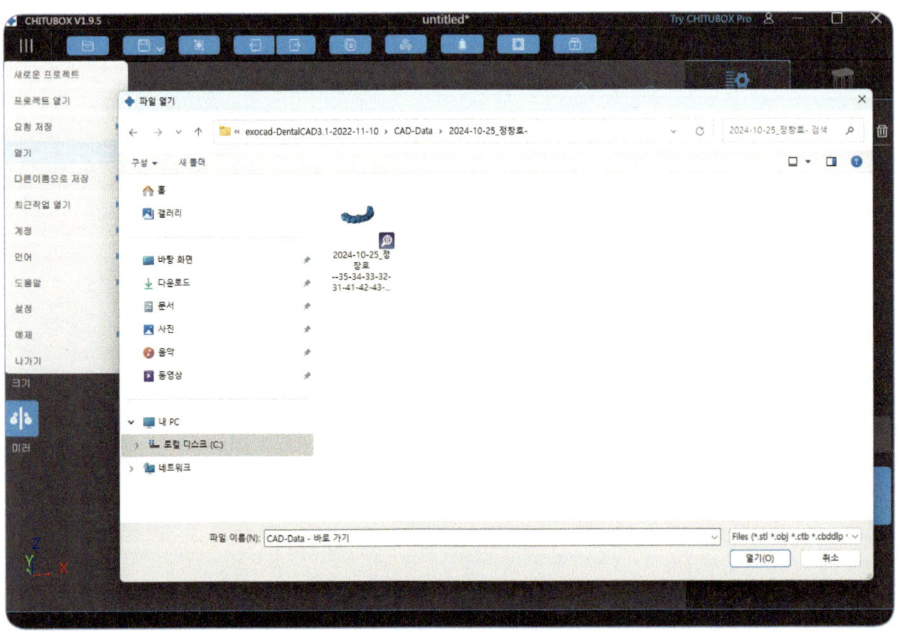

⑦ 해당 파일을 클릭하면 다음과 같이 실행됨

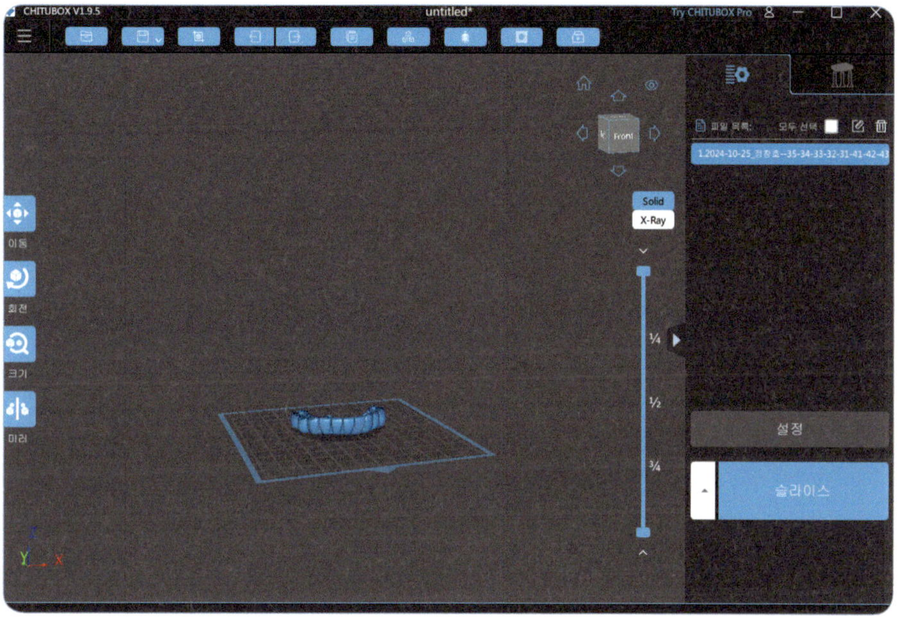

⑧ 치아 출력 시 방향 설정을 위해 왼쪽의 회전 버튼 클릭

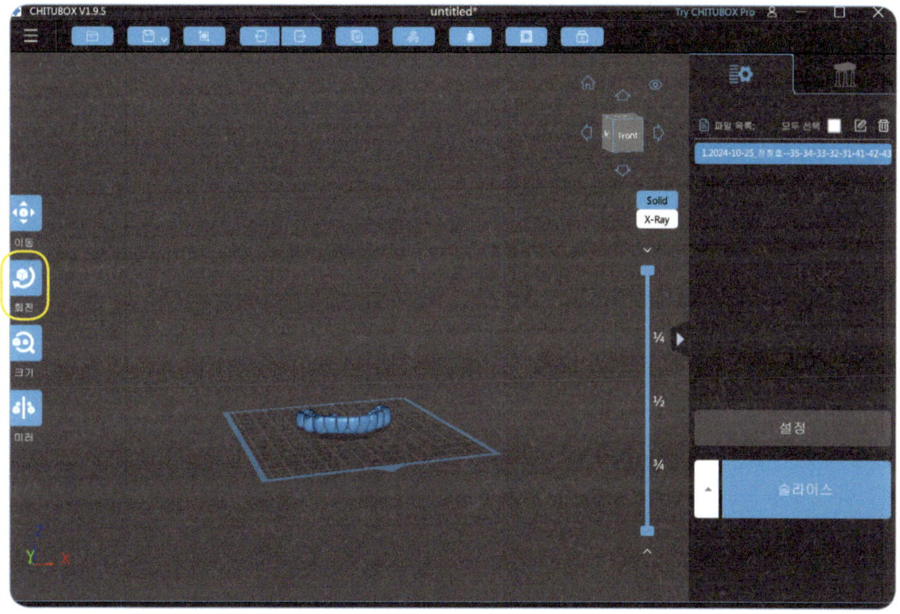

⑨ 회전 버튼 클릭 시 X, Y, Z축을 정렬 할 수 있는 표시가 나타남

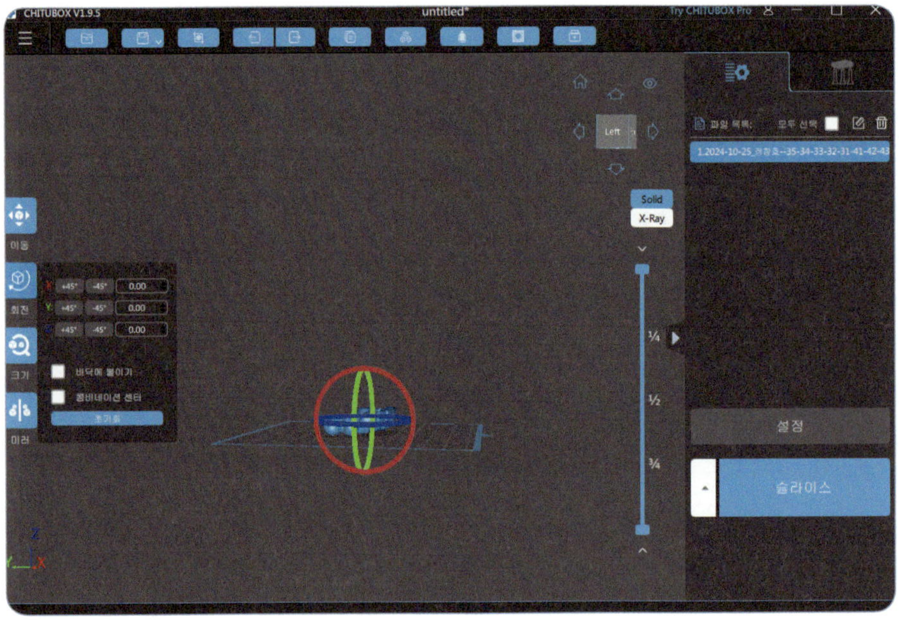

⑩ 이 회전축을 클릭한 채로 움직이면 support를 붙여 놓기 좋은 방향으로 설정됨

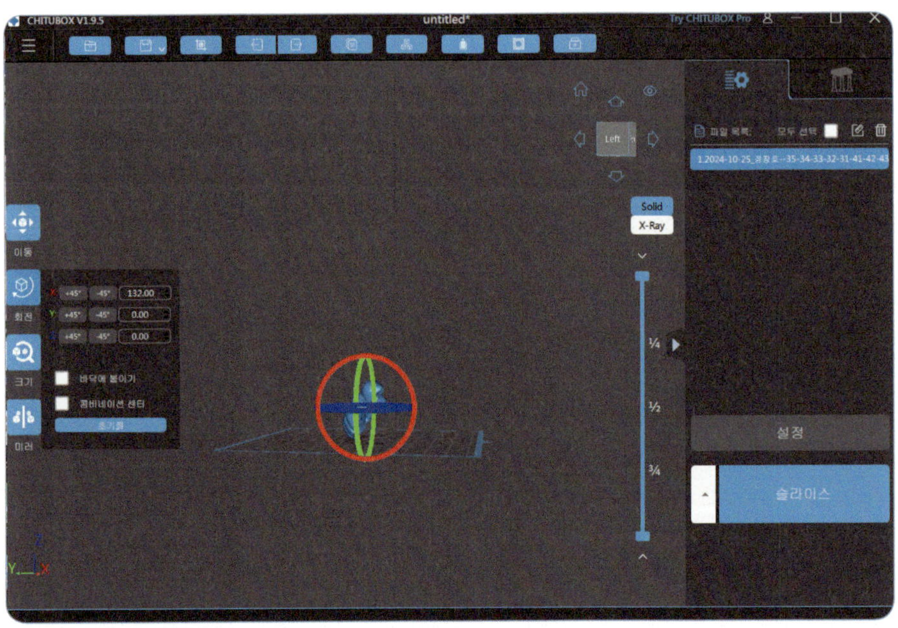

⑪ 임시치아를 올려 놓고자 하는 방향 설정 완료

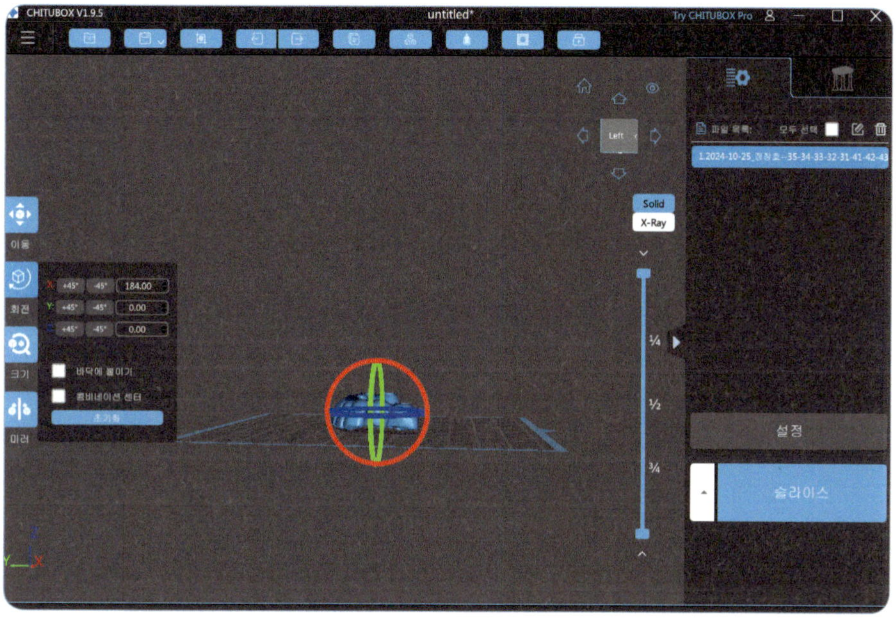

⑫ Support를 붙이기 위해 우측 상단의 메뉴를 클릭

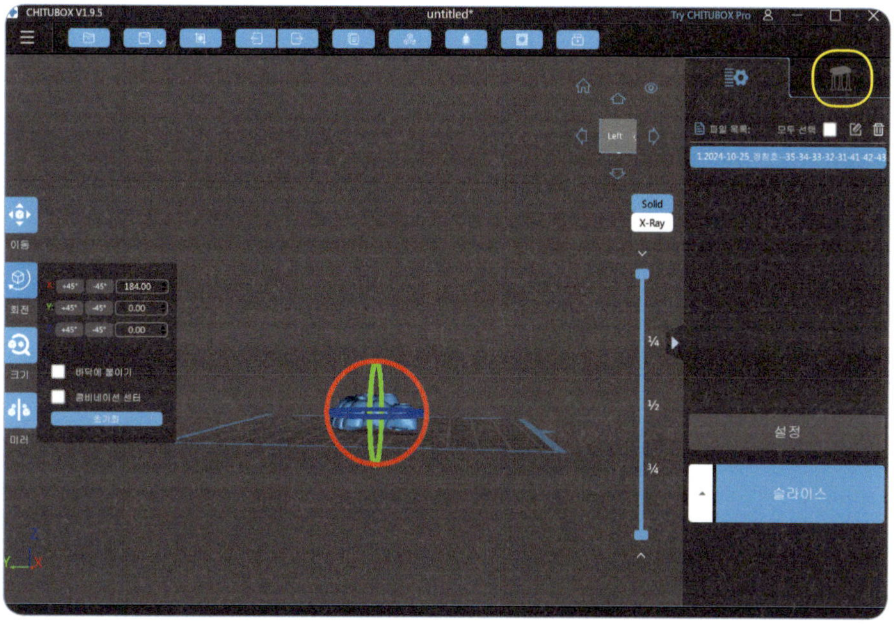

⑬ 우측 하단에 플랫폼을 클릭

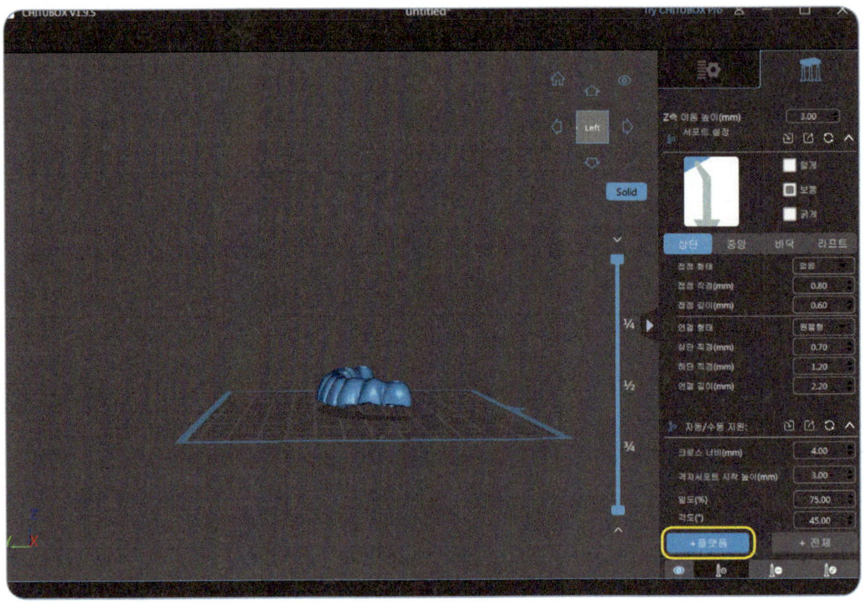

⑭ 클릭 시 support가 연결되는데 이 때, 자동으로 설정 가능

Support가 제대로 연결되지 않거나 support가 부족 시 출력이 안 되는 상황이 발생할 수 있으므로 충분히 연결하는 것이 좋다.

자동으로 연결 시 추천하는 support 정도는 밀도 75~80% 정도이다.

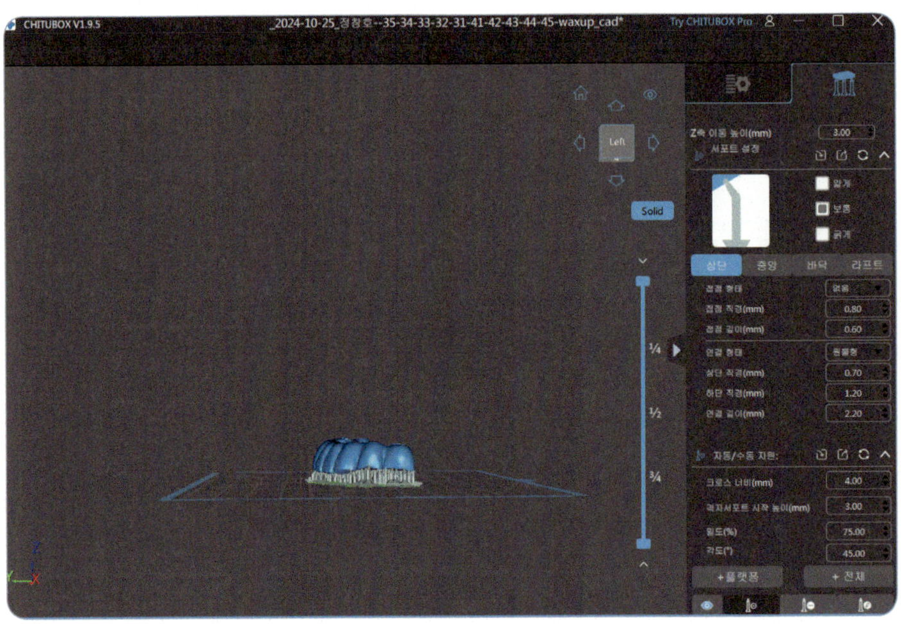

⑮ 오른쪽 상단에 [아이콘] 위 커서를 클릭 후 아래 슬라이스 버튼을 클릭

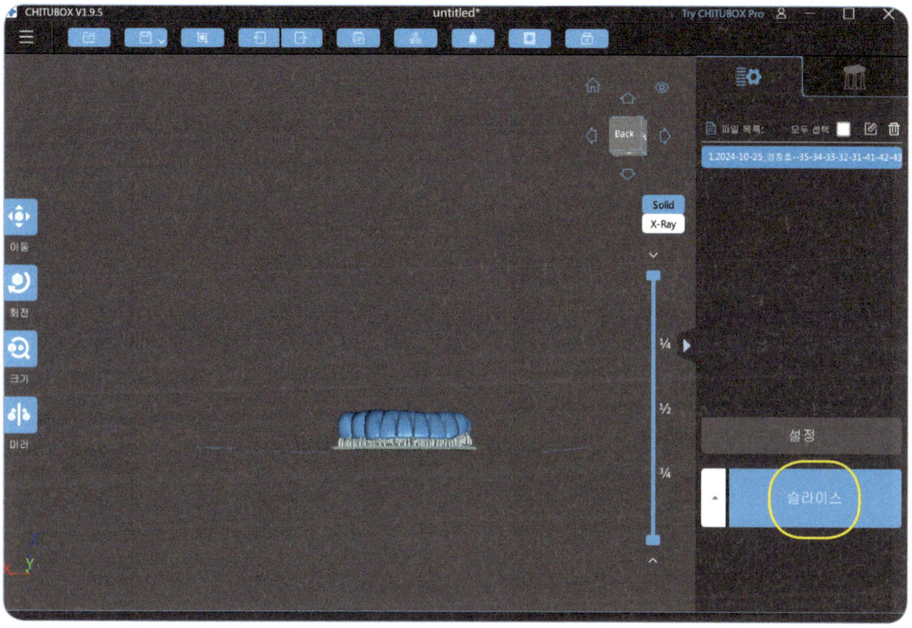

⑯ 다음과 같은 창이 뜨면 저장 버튼을 클릭

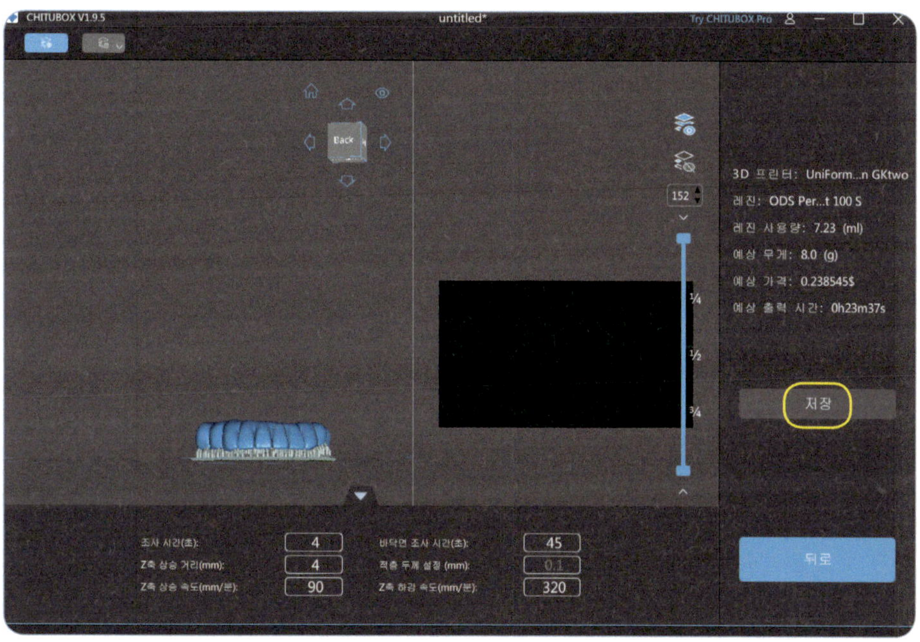

⑰ 저장할 장소를 선택하고 저장을 클릭

이때 USB에 저장을 해야 하며 파일 형식 또한 CHITUBOX slicer가 맞는지 확인해야 한다.

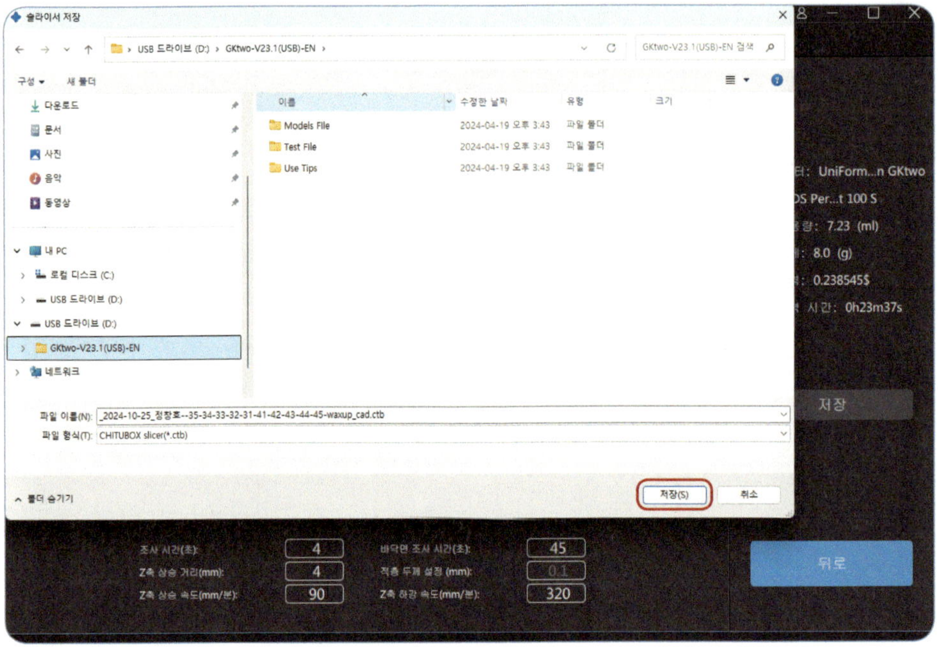

2. 수술가이드 출력 과정

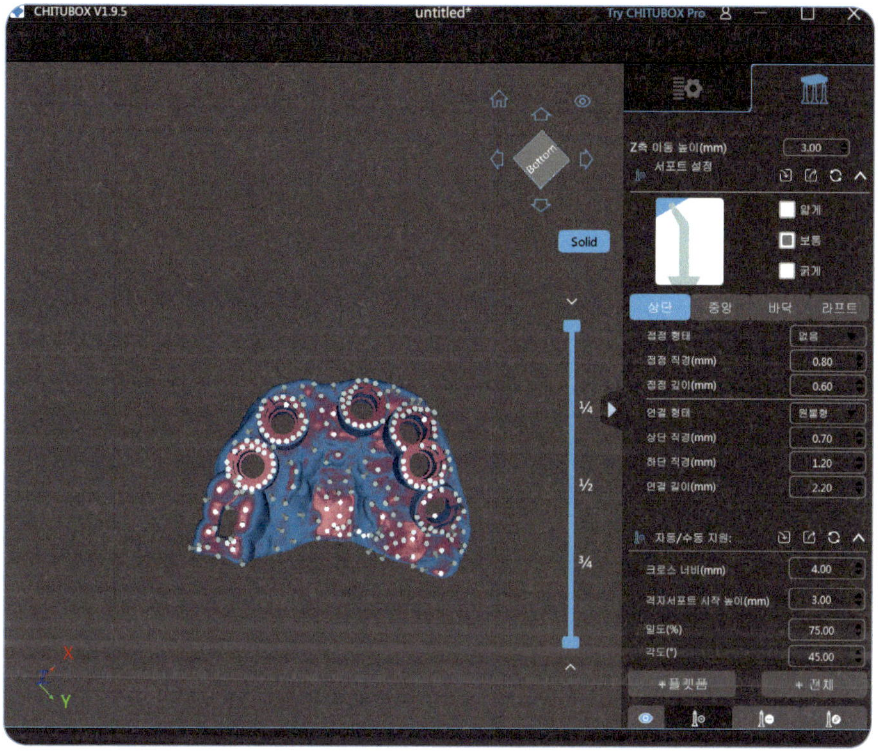

수술가이드 출력 과정도 임시치아 출력 과정과 동일하다. 위 그림은 Guide 출력 전의 모습이며 흰 점으로 표시된 부분이 support가 연결되는 부분이다.

Drilling을 하게 되는 부분에 support가 연결되면 안 되므로 반드시 support가 연결된 부분을 확인하고 필요 시 옮기고자 하는 support 부분에 커서를 갖다 놓고 클릭해서 위치를 옮겨야 한다.

3. 임시의치 출력 과정

임시의치도 동일한 과정으로 진행된다. 단, base 부분은 분홍색 resin으로 출력해야 하므로 치아 부분과 치은 부분이 나뉘어져 출력되며 출력 후에 resin을 이용하여 연결하게 된다.

① 출력 시 base 부분과 치아 부분이 다르게 출력됨

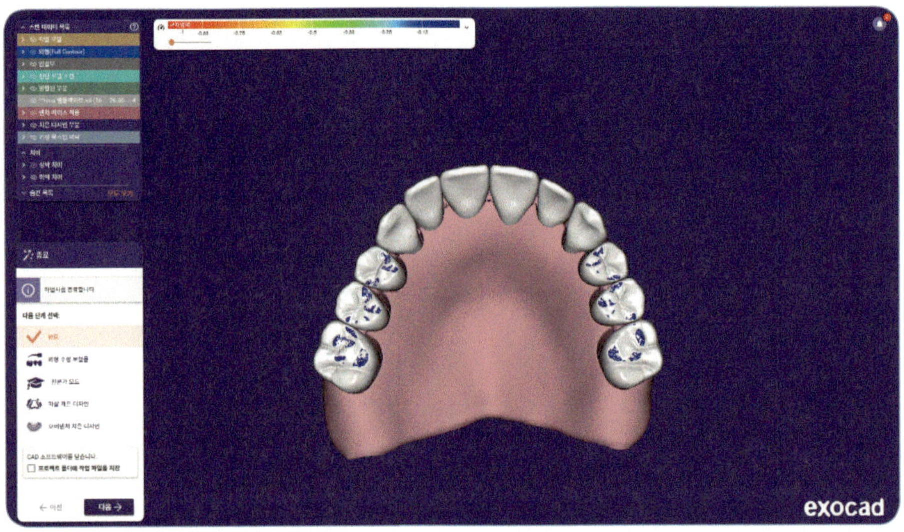

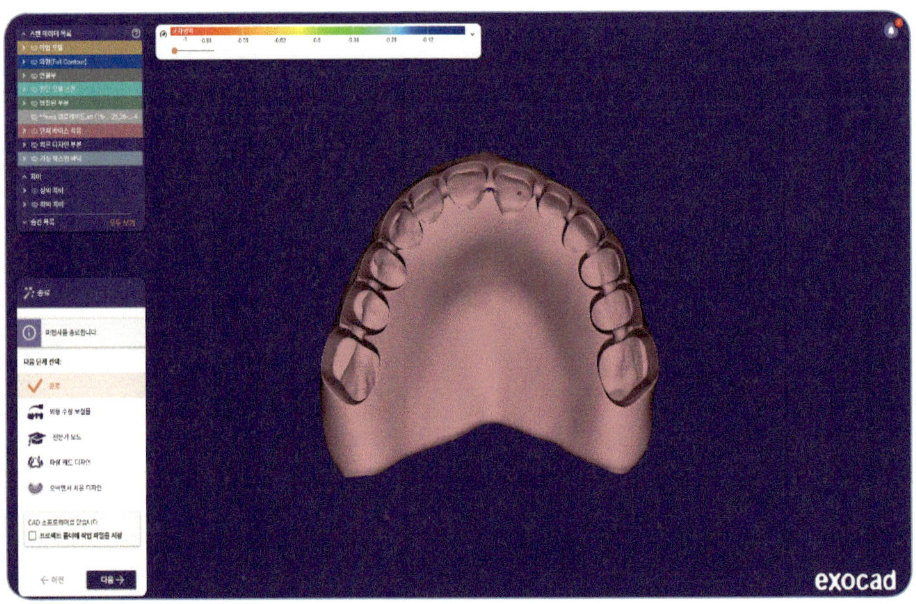

② 저장한 파일을 3D printer에서 출력함

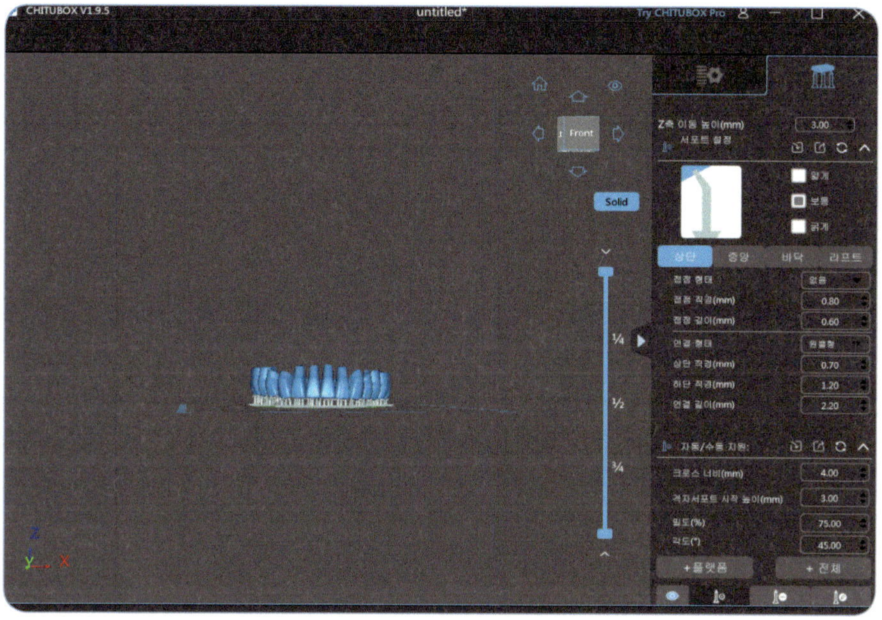

③ 치아와 base가 출력됨

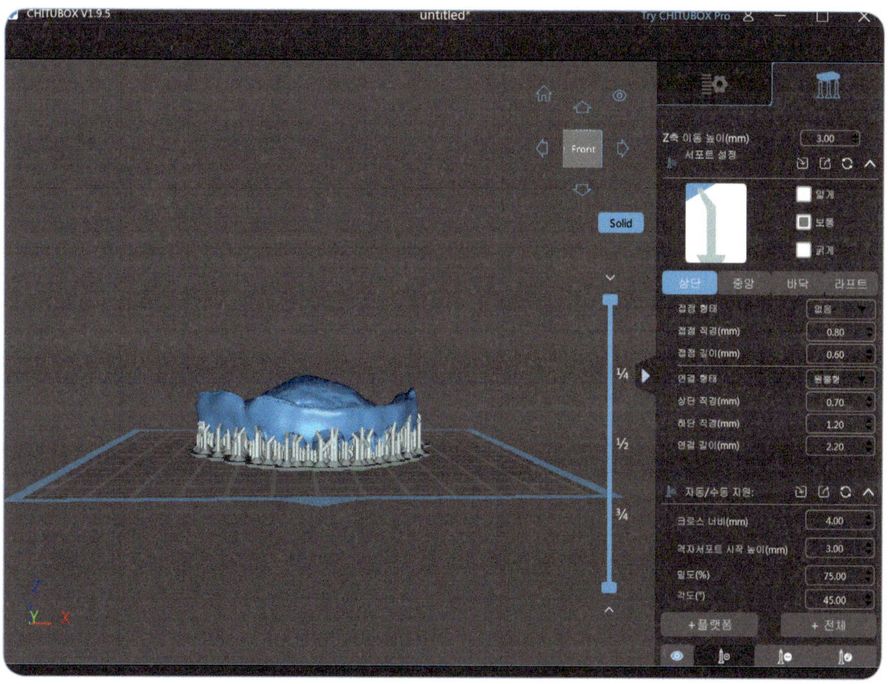

④ Printer에 다음과 같이 USB 연결 포트에 USB를 연결함

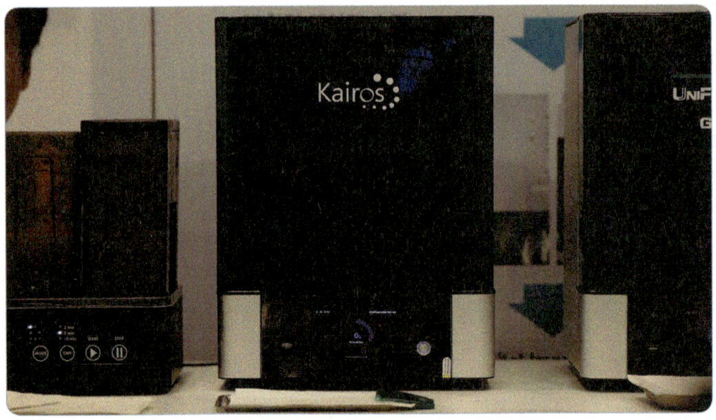

⑤ USB에 저장된 파일들이 일렬로 나타나는데 컴퓨터에서 저장한 파일을 선택하여 터치함

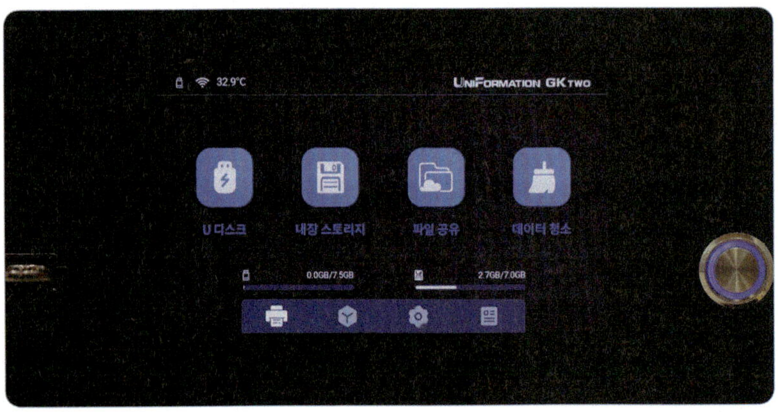

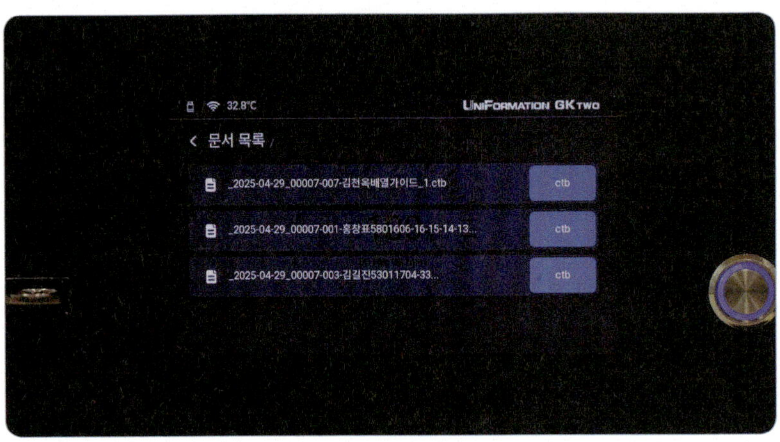

⑥ 출력 창이 실행되면 재생 버튼을 터치함

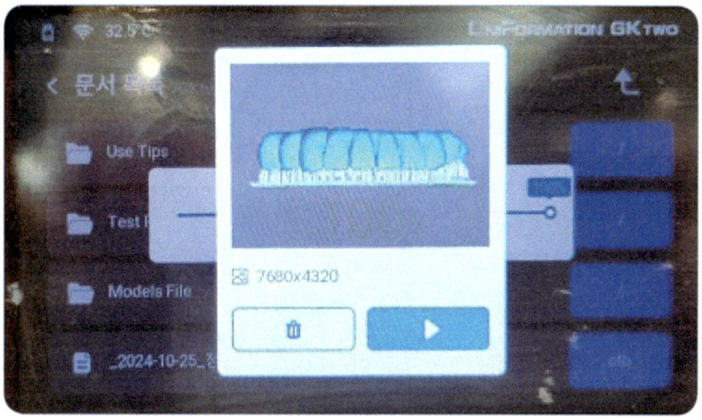

⑦ 수지 투여량은 해당 임시치아 출력 시 필요한 resin의 양이며 부족하지 않은지 확인 후 체크 버튼을 터치하며 부족할 경우 수지에 resin을 추가함

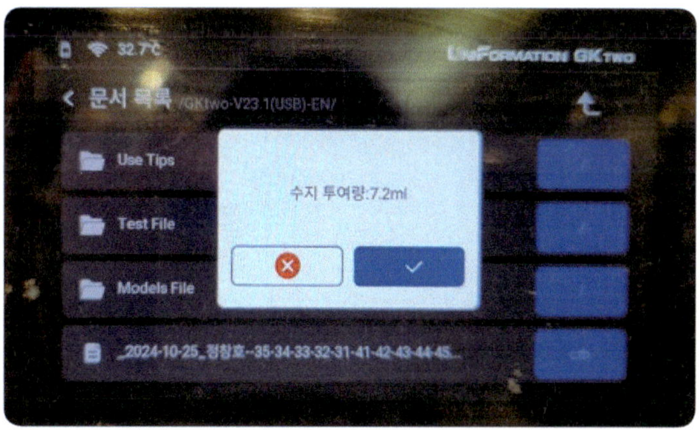

⑧ 3D printer기에 사용하는 resin 중 하나로, 임시치아, 임시의치 출력용 resin에는 Permanent라는 라벨이 있으며, Surgical guide용 resin에는 SG라는 라벨이 있음

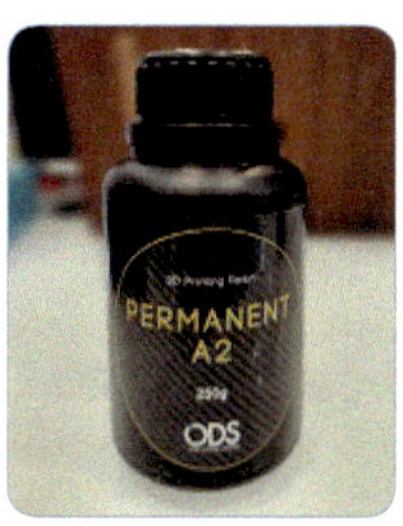

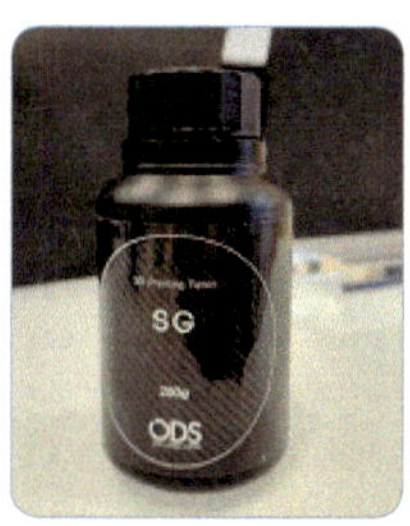

⑨ 출력 시 걸리는 시간을 확인할 수 있으며 현재 34분이 소요됨

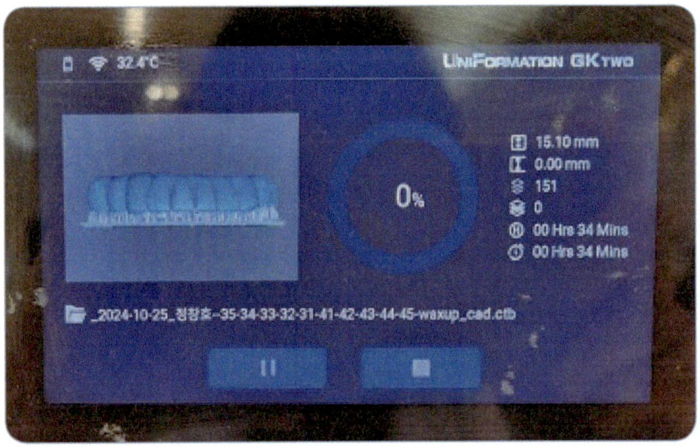

⑩ 출력 완료 후 3D printer plate에 출력된 치아가 나타남

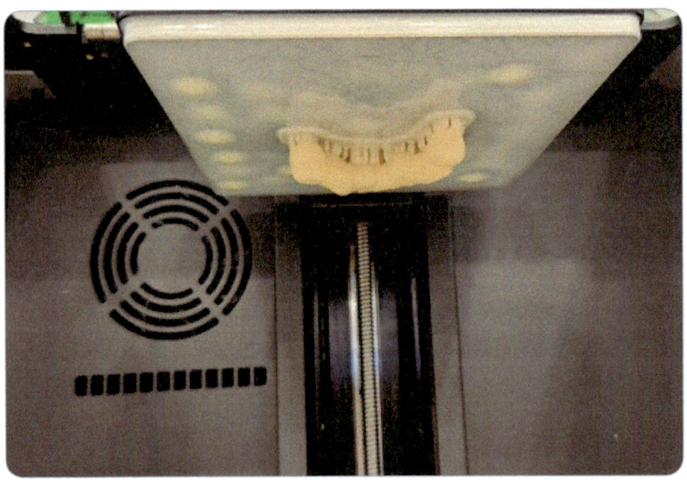

⑪ Plate 위에 나사를 돌려 분리한 후 장비를 이용해 plate와 임시치아를 분리함

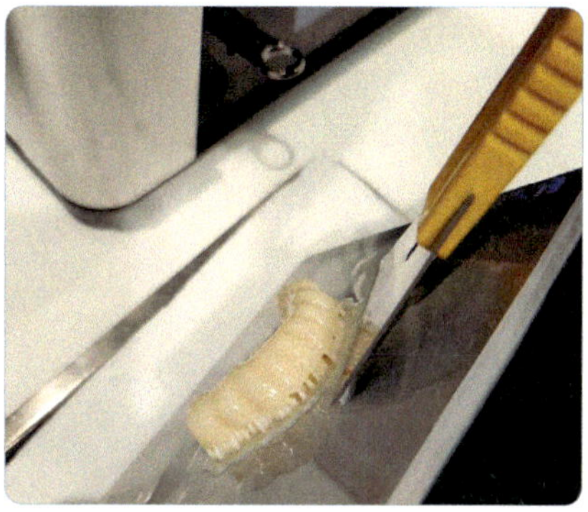

⑫ 세척기에 넣고 시간을 설정하는데 이때 3분은 세척 시간이 짧아 세척이 덜 되는 경향이 있으며 10분은 너무 길기 때문에 5분을 권장함

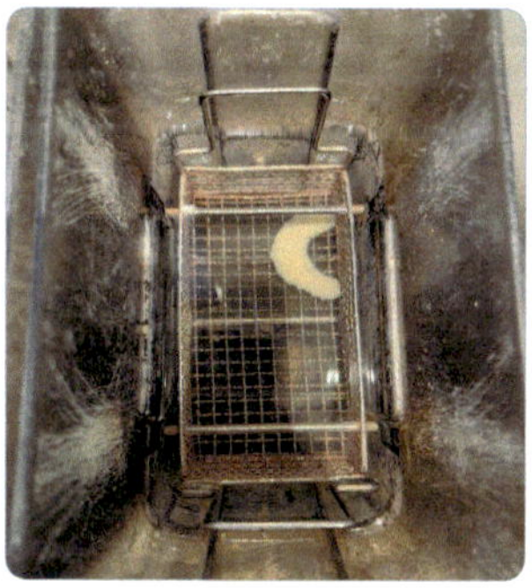

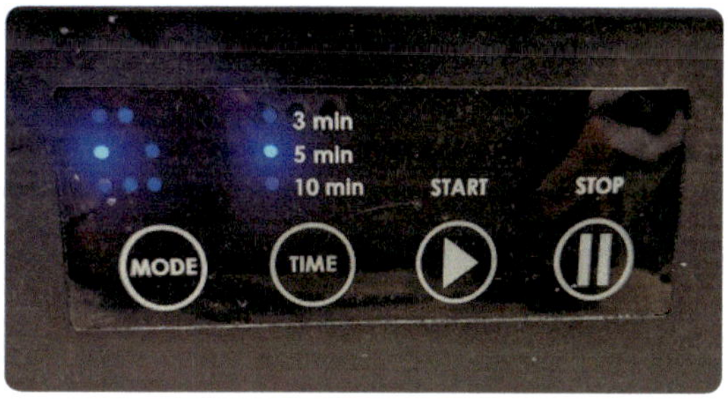

⑬ Start 버튼을 누르면 세척이 시작됨

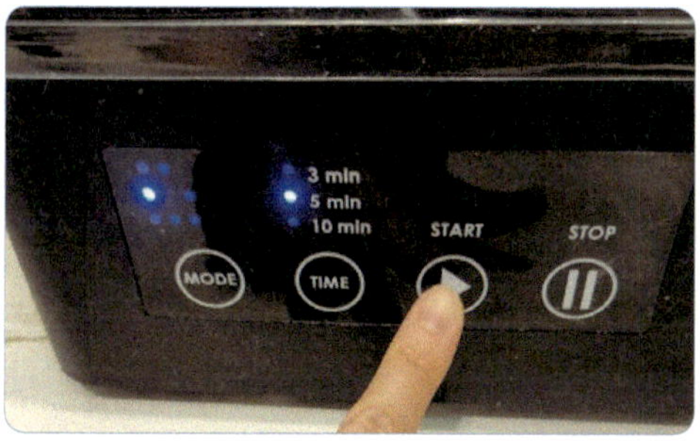

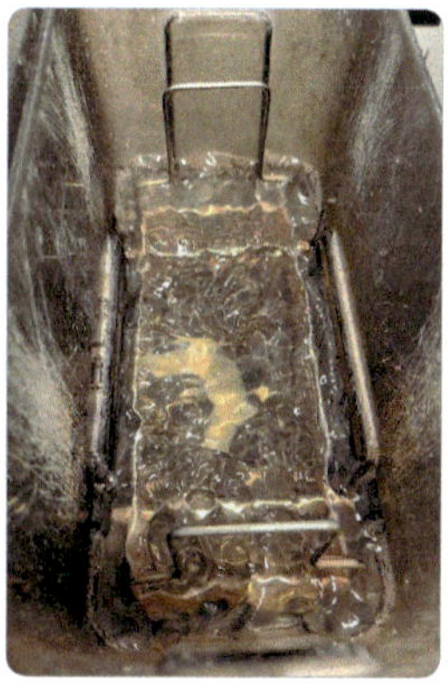

⑭ 세척이 완료된 후 임시의치를 세척액으로부터 꺼내서 air를 이용해 세척액을 제거함. 이때 세척액에서 임시의치를 꺼낼 때에는 반드시 glove를 낀 상태로 작업해야 함

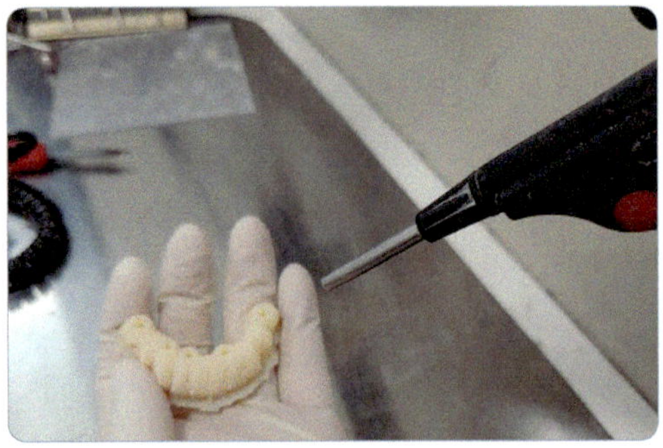

⑮ 다음으로 경화 과정을 거치는데 권장되는 시간은 7분 정도이며 경화가 시작되면 파란빛이 나오게 되며, 경화 과정이 끝난 임시의치는 bur를 이용하여 다듬기

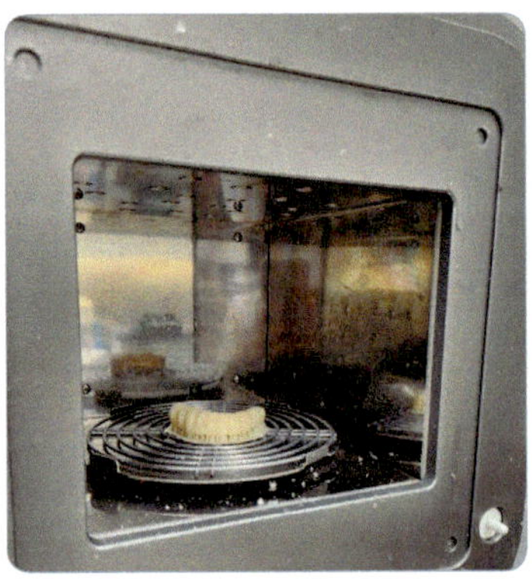

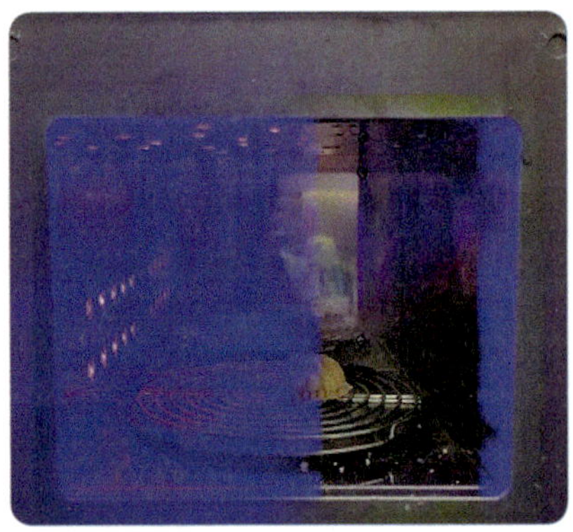

⑯ Disc를 사용하여 plate와 support를 분리

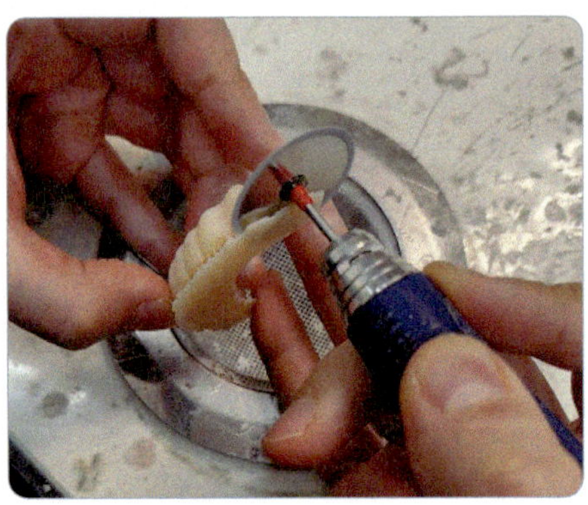

⑰ Denture bur를 사용하여 support를 제거함

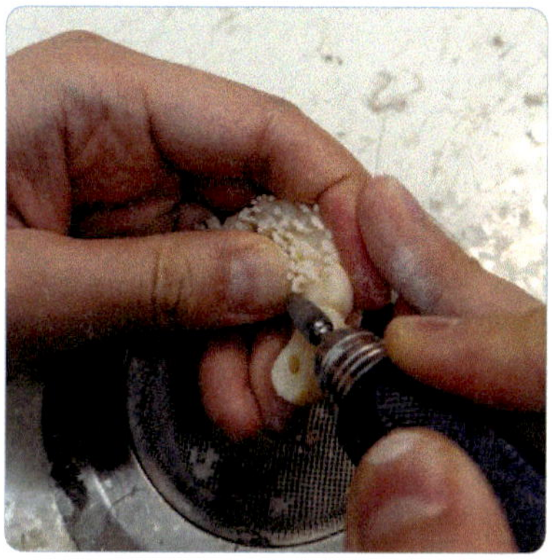

⑱ 거친 부분이 없도록 polishing을 진행하여 마무리함

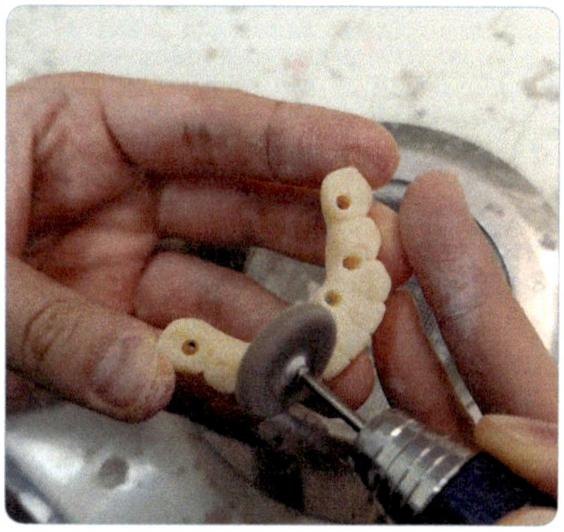

실습목록

1. Chitubox에서 파일을 실행할 수 있다.
2. 임시치아를 출력하기 좋은 방향으로 회전시킬 수 있다.
3. 임시치아에 support를 적용할 수 있다.
4. 3D 프린터에서 출력하기 전단계인 USB에 파일을 저장할 수 있다.

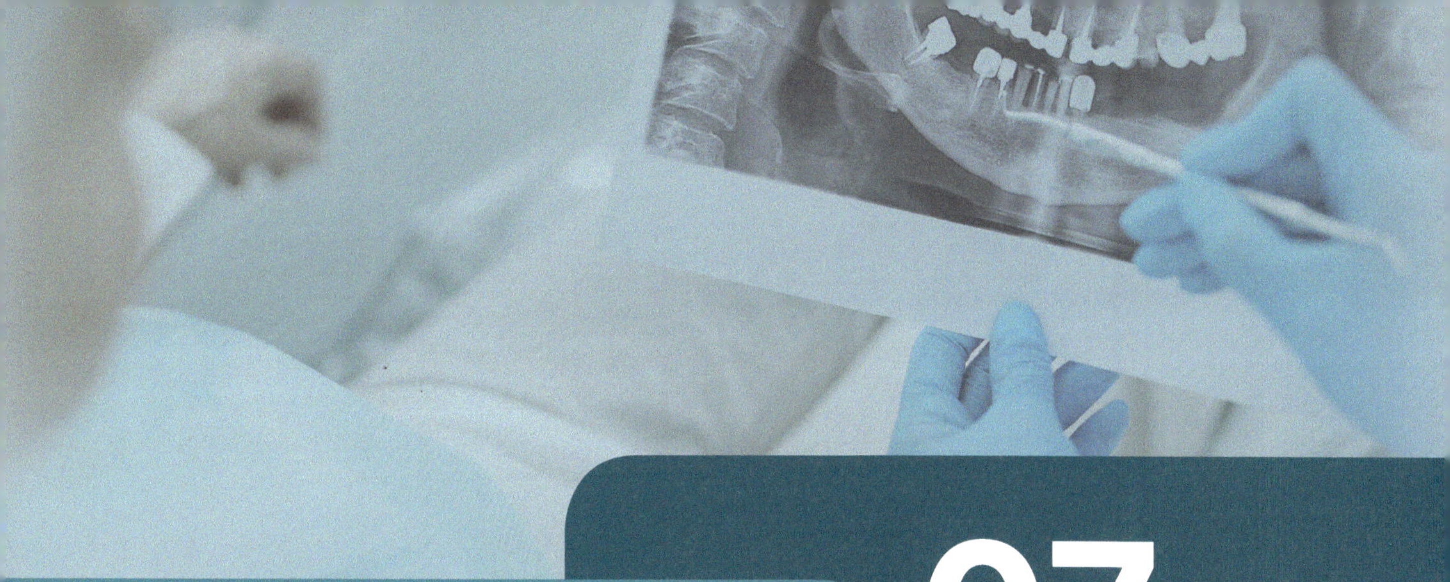

CHAPTER 07

디지털 치의학의 응용

CHAPTER

07 디지털 치의학의 응용

학습목표

- 디지털 기술을 활용한 다양한 치료과정을 이해하고 필요한 데이터를 채득할 수 있다.

01 전자차트

1. 전자차트의 개요

(1) 전자차트란?

전자차트(Electronic Medical Record : EMR)란 환자의 의료 정보를 디지털 형식으로 관리하는 시스템으로, 치과에서 진료와 관련된 데이터를 기록하고 저장하는 중요한 도구이다. 즉 치과에서 진료 시 생성되는 모든 정보를 디지털로 기록, 저장, 관리하는 시스템을 의미한다.

(2) 전자차트와 디지털 처리

전자차트는 환자의 개인정보, 검사결과, 치료계획, 진료노트, 이미지(예 방사선 사진, 구내 사진), 치아 차트 등 각종 임상 데이터를 포함하며, 이를 통해 치과 진료의 모든 과정을 디지털화한다.

전통적인 종이차트와 달리, 전자차트는 저장된 데이터를 구조화된 형식으로 처리해 분석, 검색, 공유가 용이하다. 이러한 시스템을 통해 환자의 의료 데이터를 체계적으로 보관하며, 모든 정보를 통합적으로 관리할 수 있다. 또한, 데이터를 클라우드에 저장하여 여러 장소에서 접근할 수 있는 장점이 있다.

(3) 진단 및 분석 도구로서의 전자차트

전자차트는 단순한 기록을 넘어 진단 도구, 분석 도구로서의 역할도 수행한다. 이는 치과의 진료 흐름과 행정 절차를 디지털화하여 효율성을 높이고, 환자 데이터를 보호하는 데 중요한 역할을 한다.

2. 디지털 치과 환경에서의 전자차트 활용

(1) 데이터의 기록 및 통합 관리

먼저, 환자의 기본 정보와 치료 내역이 자동으로 기록되며, 진료 과정 중 발생하는 방사선 이미지, 치아 상태 기록 등을 포함한 여러 데이터가 통합 관리된다. 이를 통해 환자 이력 조회 및 치료 계획 수립이 신속하고 정확하게 이루어진다.

(2) 다양한 관리 업무에 사용

전자차트는 진료예약 관리, 보험청구 처리, 환자교육 자료 등 여러 관리 업무에도 사용된다. 치과에서 방사선 이미지, 치료 차트, 치아 상태 등을 디지털로 기록하여 임상정보를 한눈에 파악하고 분석할 수 있도록 돕고 있다.

(3) 진료의 질 향상에 기여

전자차트는 치과 디지털화의 핵심 기술 중 하나로 진료의 질을 향상시키는 데 크게 기여한다. 예를 들어, 전자차트를 통해 환자의 과거 진료 기록, 구강 상태, 방사선 검사 결과를 손쉽게 조회할 수 있어 진료의 연속성을 유지할 수 있다.

또한, 전자차트 시스템은 예약과 진료 관리를 자동화하여 환자 방문 예약과 진료 일정 조율을 효율적으로 처리한다. 특히, 데이터의 정형화된 입력 방식을 통해 의료 데이터를 구조적으로 관리하고, 이를 바탕으로 빅데이터 분석 및 인공지능 적용에 유리한 환경을 제공한다.

(4) 환자와 의료진 간의 소통에 도움

전자차트는 환자와 의료진 간의 소통에도 중요한 역할을 하여, 환자에게 진료 내역을 바로 보여줄 수 있는 한편, 환자가 필요로 하는 정보를 즉시 제공할 수 있다.

3. 전자차트가 치과에 가져온 변화

(1) 치과 환경에 가져온 변화

① 환자에 대한 서비스 향상

전자차트는 진료 기록을 빠르게 조회하고 수정할 수 있어 환자에게 더 나은 서비스를 제공할 수 있다.

② 환자와의 커뮤니케이션 투명

데이터의 중앙 집중화로 환자의 진료 이력 관리가 용이해져 환자와의 커뮤니케이션이 더욱 투명해졌다.

③ 보험청구 과정의 간소화 및 관리비용 절감

보험청구 과정에서 신속한 데이터 공유를 가능하게 하여, 청구 과정의 간소화 및 투명성을 높이고 관리 비용 절감에 기여한다.

(2) 치과 진료 및 관리에 가져온 변화

① 진료의 정확성과 일관성 향상

전자차트는 다양한 데이터를 빠르고 정확하게 기록함으로써 환자의 진료 내역을 보다 명확하게 파악할 수 있게 해준다. 특히, 방사선 이미지를 디지털 방식으로 관리하여 진단의 정확도를 향상시켰고 이를 통해 진료의 신뢰도를 높였다.

② 치과 관리 업무에 대한 부담 감소

치과의 병원 관리 업무 등을 간소화하여 행정업무 부담을 크게 감소시켰다. 이는 환자의 대기 시간을 줄이고 치과 의료진이 임상에 집중할 수 있는 시간을 확보해주는 중요한 이점으로 작용한다.

4. 디지털 치의학의 미래와 전자차트

(1) 전자차트와 인공지능 및 원격 진료와의 통합

전자차트의 발전은 디지털 치의학의 중요한 축으로 앞으로도 다양한 분야에서 확장될 것으로 생각된다. 우선, 전자차트와 인공지능(AI)의 결합은 진단보조 및 치료계획 수립에서의 자동화된 분석을 가능하게 할 것이다. AI는 방사선 이미지 분석, 치료 패턴 파악 등에서 더욱 정교한 데이터를 제공할 수 있으며, 이는 치과의사들이 보다 정확한 진료를 할 수 있도록 도울 것이다.

또한, 원격 진료와의 통합도 중요한 발전 방향이다. 전자차트는 환자의 데이터를 클라우드 기반 시스템에 저장하여 다른 장소에서도 환자 진료가 가능하게 하며 이는 특히 환자 이력이 복잡하거나 장기적인 관리가 필요한 경우에 유용하다.

(2) 향후 더욱 다양해질 전자차트의 활용방향

전자차트는 디지털 치과학의 발전과 함께 다음과 같이 더욱 다양한 방식으로 활용될 가능성이 크다.

① AI 기반 진단 지원 시스템과의 결합

AI는 전자차트에 저장된 방대한 진료 데이터를 분석하여 특정 패턴을 찾아내고, 이를 바탕으로 진단과 치료 계획을 제안할 수 있다. 이는 특히 복잡한 증상을 가진 환자의 진단에 있어 유용할 수 있으며, 의료진의 판단을 돕는 중요한 도구가 될 것이다.

② 환자 맞춤형 치료를 위한 데이터 분석 기능의 강화

전자차트는 환자의 치아 상태, 과거진료 이력 등을 종합적으로 분석하여 최적의 치료 계획을 제안함으로써 개인 맞춤형 진료를 가능하게 할 것이다.

③ 원격 진료의 확대

전자차트를 통해 치과의료진과 환자는 물리적 거리에 상관없이 온라인으로 진료 상담을 받을 수 있다. 이는 특히 시골 지역이나 거동이 불편한 환자들에게 큰 혜택을 줄 수 있으며, 전자차트에 저장된 데이터를 바탕으로 정확한 상담과 진단이 이루어질 수 있다.

④ 통합 데이터 관리와 상호운용성(interoperability)의 향상

전자차트는 다양한 의료 기관과의 데이터 교환을 가능하게 하여, 환자가 치과에서 받은 치료 내역을 다른 의료 기관에서도 손쉽게 확인할 수 있도록 한다. 이를 통해 전체적인 의료의 질을 높이고, 중복 시술을 줄이며 환자 안전을 보장할 수 있을 것이다.

5. 전자차트가 갖는 그 외의 특성

(1) AI와 예측 분석의 통합

전자차트 시스템은 예측 분석을 위한 인공지능(AI)을 통합하기 시작했다. 이는 치과 전문가들이 병력과 임상 데이터를 기반으로 특정 질환에 대한 환자 위험 요인에 대한 인사이트(insight)를 제공함으로써 도움이 될 수 있다. 이러한 도구는 보다 정확한 진단을 내리고 개인별 맞춤형 치료계획을 추천하여 환자 치료를 강화하는 데 도움이 되는 것을 목표로 한다.

(2) 향상된 환자 모니터링 및 바이오마커(biomarker) 분석

치과 기술이 발전함에 따라 전자차트는 염증성 마커 및 기타 바이오마커를 모니터링할 수 있는 기능이 통합될 수 있을 것으로 예상된다. 이를 통해 치과에서는 비침습적 타액 검사 및 유사한 방법을 사용하여 환자의 구강 및 전신 건강을 더 자세하게 평가할 수 있다. 이는 예방 치료로의 전환을 의미하며, 상태가 심각해지기 전에 조기에 개입할 수 있다.

(3) 원격 치과 및 원격 액세스

전자차트는 치과 전문가가 가상 진료 예약 시 환자와 원격으로 상담하고 실시간으로 기록에 접근할 수 있도록 원격 치과 서비스를 활성화하는 데에도 매우 중요하다. 이러한 추세는 코로나19 팬데믹 기간 동안 특히 관련성이 높아졌으며, 환자와 의료진이 원격 진료 옵션의 편리성을 높이 평가함에 따라 앞으로도 계속 진행될 것으로 예상한다.

(4) 간소화된 임상 워크플로우

컴퓨터 지원 설계 및 컴퓨터 지원 제조(CAD/CAM) 기술을 사용하는 등 전자차트에서 지원하는 디지털 워크플로우가 점점 더 보편화되고 있다. 이를 통해 크라운이나 브릿지와 같은 시술이 더 빠르고 정확하게 진행될 것이다.

치과에서는 구강 내 스캐너와 디지털 영상 도구의 통합을 개선하여 시술 효율성을 높임으로써 이러한 기술의 이점을 누릴 수 있다.

(5) 기술활용을 위한 더 많은 기회 제공

현대 치과진료에서 점점 더 중요해지고 있는 전자차트는 치과에서 환자 진료의 효율성을 개선하고 다양한 기술을 활용할 수 있는 더 많은 기회를 제공할 수 있을 것이다.

● **바이오마커**(biomarker)

바이오마커는 단백질, DNA, RNA, 대사물질 등을 이용해 몸 안의 변화를 알아낼 수 있는 지표로 다양한 과학적 분야에서 활용된다. 주로 의학 분야에서 질병의 진단, 치료 반응 모니터링, 예후 예측 등에 사용되는데 예를 들어, 암 진단에서는 특정 유전자 변이를 검출하여 암 발병 위험을 예측하거나, 항암제 치료의 효과를 모니터링하는 데 사용되며 또한 심혈관 질환, 당뇨병 등 다양한 질병의 진단과 치료에도 중요한 역할을 한다. 바이오마커는 질병의 조기 발견과 맞춤형 치료 제공에 필수적인 도구로, 의료 기술의 발전에 큰 기여를 하고 있다.

02 디지털 임시치아

임시치아(temporary crown 또는 provisional restoration)는 치과 치료 중 영구 보철물을 장착하기 전에 환자의 치아와 구강 건강을 보호하고 기능적 및 심미적 요구를 충족하기 위해 제작된다. 최근에는 디지털 치의학의 발전으로 구강 스캐너와 3D 프린터를 사용한 디지털 방식이 임시치아 제작에 널리 활용되고 있다. 이 방법은 정밀하고 신속하며, 환자 맞춤형 임시치아를 제작할 수 있는 효율적인 기술이다.

1. 디지털 방식과 아날로그 방식의 비교 (표 7-1)

1) 디지털 방식

(1) 제작 흐름

① 구강 스캔

구강 스캐너를 이용해 환자의 구강을 3D로 스캔하여 정확한 치아와 주변 조직의 디지털 데이터를 채득한다.

② CAD 소프트웨어를 이용한 설계

채득한 3D 데이터를 기반으로 CAD(컴퓨터 지원 설계) 소프트웨어에서 디지털 임시치아 모델을 설계한다. 교합과 모양을 컴퓨터상에서 정밀하게 조정할 수 있다.

③ CAM 장비를 이용한 제작

설계된 모델을 CAM(컴퓨터 지원 제작) 장비, 주로 3D 프린터를 사용해 임시치아를 제작한다. 치과용 레진 등의 재료를 사용하며 빠른 제작이 가능하다.

④ 시적 및 조정

완성된 임시치아를 환자에게 장착해 적합성과 교합을 확인하고, 필요할 경우 추가 조정을 한다.

(2) 디지털 방식의 장 · 단점

① 장점

- 정확도가 매우 높고 일관된 품질의 임시치아를 제작할 수 있다.
- 구강 스캔으로 인해 환자의 불편이 줄어들며 인상채득 과정이 편안하다.
- 디지털 데이터가 저장되어 추후 보철물 제작 시 활용할 수 있으며 심미성과 기능성 조정이 용이하다.
- 제작 속도가 빨라 당일 임시치아 제작이 가능하여 진료 효율성이 높다.

② 단점

- 초기 구강 스캐너와 CAD/CAM 장비 구입에 고비용이 들며, 장비에 대한 사용 교육이 필요하다.
- 장비가 고장나면 제작이 어려울 수 있어 유지관리나 기술적 지원이 필수적이다.

2) 직접 아날로그 방식(체어사이드 방식)

(1) 제작 흐름

① 인상 채득

실리콘이나 알지네이트 같은 인상재를 이용해 환자의 치아와 구강 구조를 본뜨는 물리적 인상채득을 한다.

② 임시치아용 레진 주입

환자에게 다시 장착할 임시 재료를 넣고 굳히는데 이때 흔히 사용하는 재료는 레진 계열의 재료로 치아 형태대로 형성된다.

③ 수작업 조정

형성된 치아를 다듬고 연마하여 적합성을 높인다. 교합을 수작업으로 확인하고 조정하여 필요한 경우 추가적인 연마 작업을 한다.

(2) 아날로그 방식의 장 · 단점

① 장점

- 치과의사가 즉석에서 수작업으로 임시치아를 제작하므로 특별한 장비나 기술이 필요하지 않다.
- 간단하고 신속하게 제작할 수 있어 치과에서 쉽게 접근할 수 있다.

② 단점

- 작업 과정에서 환자가 구토반사나 불편을 느낄 수 있다.
- 수작업으로 인한 오차가 발생하기 쉽고 일관성이 떨어질 수 있다.
- 교합이나 외형의 정밀도가 떨어질 수 있으며 심미적인 부분에서 한계가 있을 수 있다.

표 7-1 디지털 방식과 아날로그 방식의 비교

구분	디지털 방식	아날로그 방식
정확도	매우 높음, 일관된 품질	비교적 낮음, 수작업 오차 가능성
환자 편의성	불편 최소화	불편할 수 있음
제작 속도	빠른 제작, 당일 완성 가능	즉석에서 제작 가능, 상대적으로 느림
심미성	높은 심미성	다소 제한적
데이터 관리	디지털 데이터 저장 가능	물리적으로 보관 필요
비용	초기 투자 비용 높음	낮음

2. 디지털 임시치아 제작 과정

(1) 임시치아 제작 시 고려사항

① 소재 선택

임시치아 제작에서 3D 프린터 출력 시 사용되는 레진은 광경화성 레진이다. 광경화성 레진은 생체 적합성, 강도, 심미성을 고려한 소재를 선택해야 한다. 또한 환자의 교합상태와 사용 환경에 적합한 재료를 선택해야 하는데 교합력이 강한 경우 레진 중에서도 강도가 높은 레진을 선택해야 한다.

② 교합 상태 확인

출력 후 교합 상태를 정확히 확인하여 조정해야 한다. 임시치아의 경우 최종 보철물보다 강도가 약하지만 교합이 잘못된 경우 환자가 불편을 느끼거나 치아에 손상이 발생할 수 있다.

③ 제작 과정에서의 오차 관리

스캔 데이터의 정확성이 전체 제작 과정에 큰 영향을 미친다. 정확한 스캔을 위해서는 필요한 정보만을 정확하게 스캔하는 것이 필요하며 과도한 정보는 오히려 정확도를 감소시킬 수 있다. 뿐만 아니라 데이터의 전송, 설계, 출력 과정에서 발생할 수 있는 오류를 최소화해야 한다.

④ 환자 관리

임시치아는 영구 보철물에 비해 강도가 낮으므로 사용 시 주의사항(딱딱한 음식 피하기 등)을 환자에게 상세히 설명해야 한다. 주의사항을 사전에 고지하지 않은 경우 임시치아 파절 또는 탈락으로 환자들에게 불편을 줄 수 있다.

3. 디지털 임시치아 제작 실습

① Prep한 치아(삭제한 치아) 혹은 prep 예정인 치아를 스캔한다.
② 스캔한 파일을 전송한다.
③ 3shape을 이용해 치아를 디자인한다.
④ 디자인 파일은 아래와 같이 Chitubox를 이용해 불러온다.

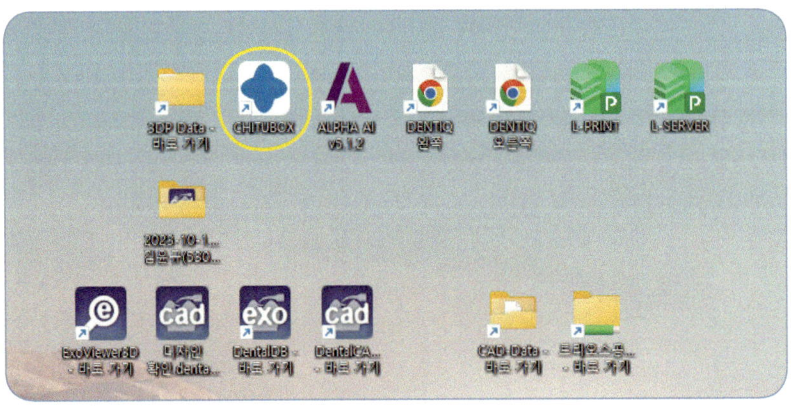

⑤ Chitubox가 실행된다.

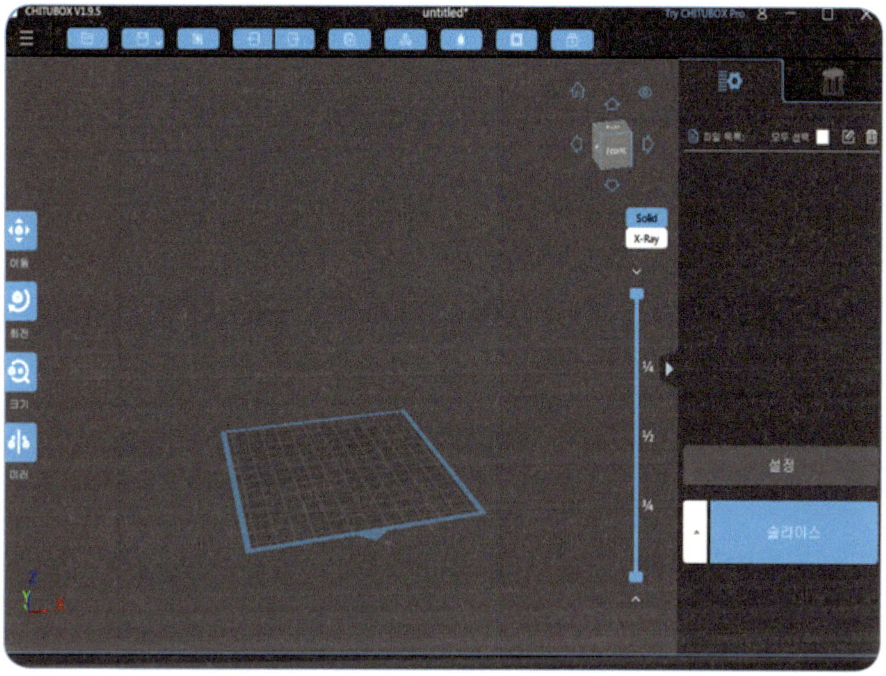

⑥ 좌측 상단의 메뉴를 클릭한다.

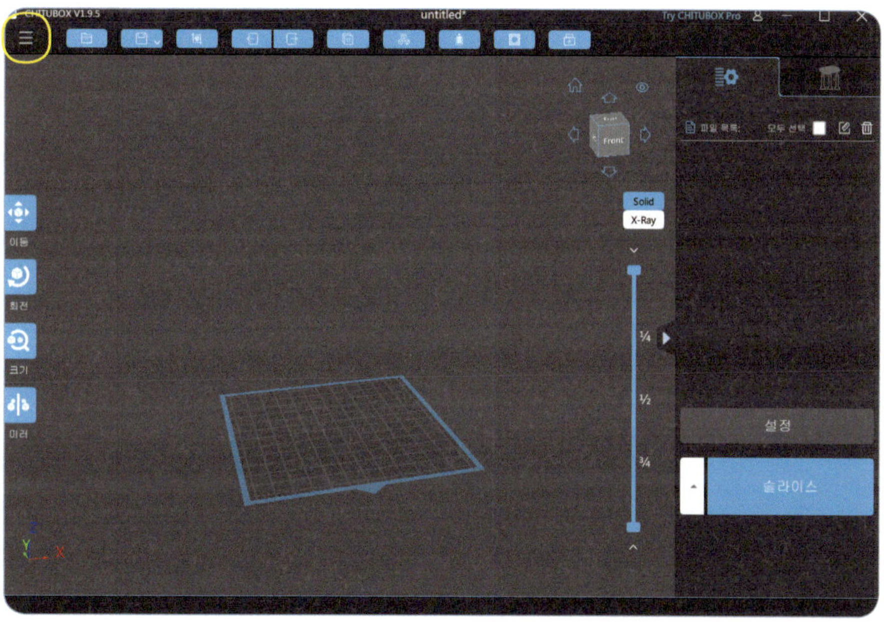

⑦ 메뉴에서 열기를 선택한다.

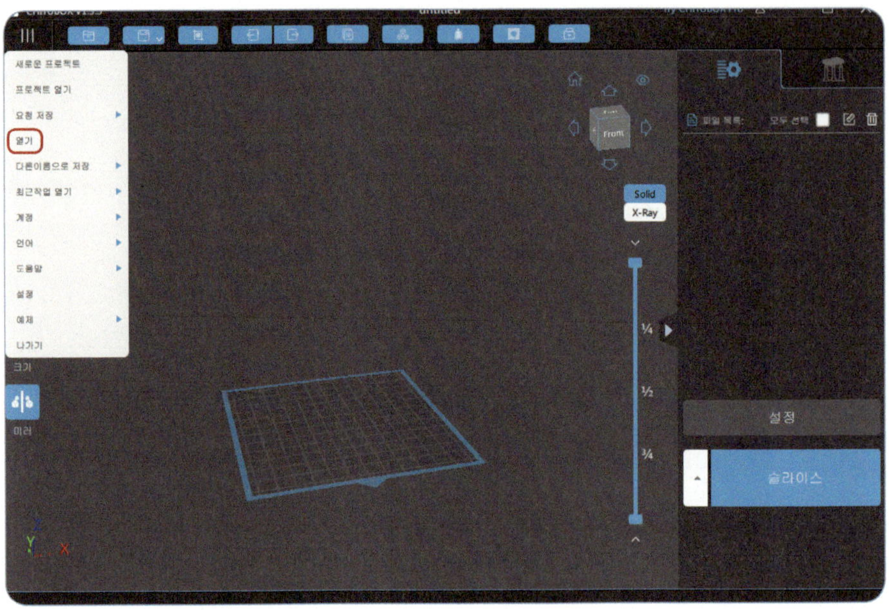

⑧ 저장한 파일을 불러온다.

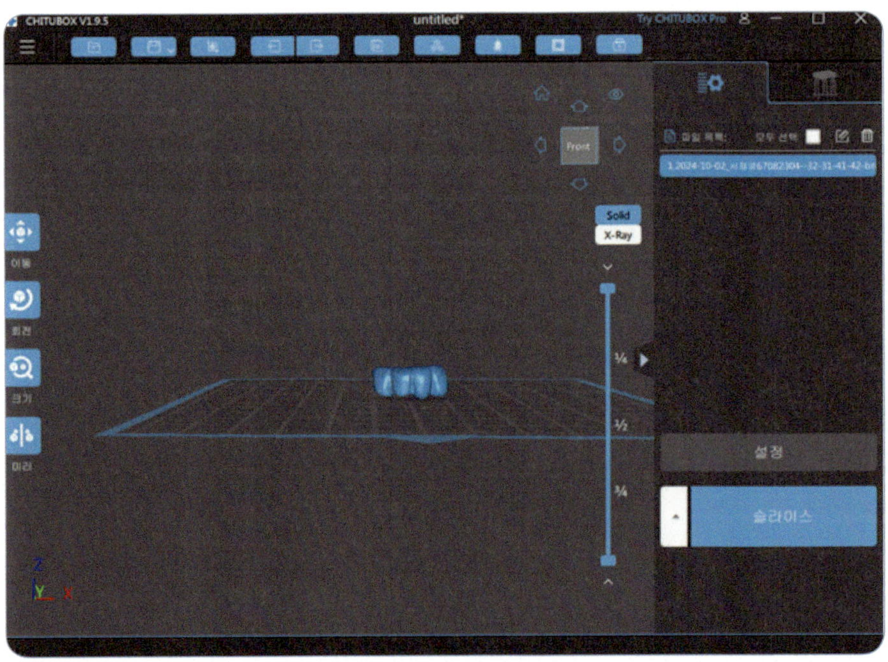

⑨ 좌측 회전 버튼을 클릭하여 임시치아의 방향을 정렬한다.

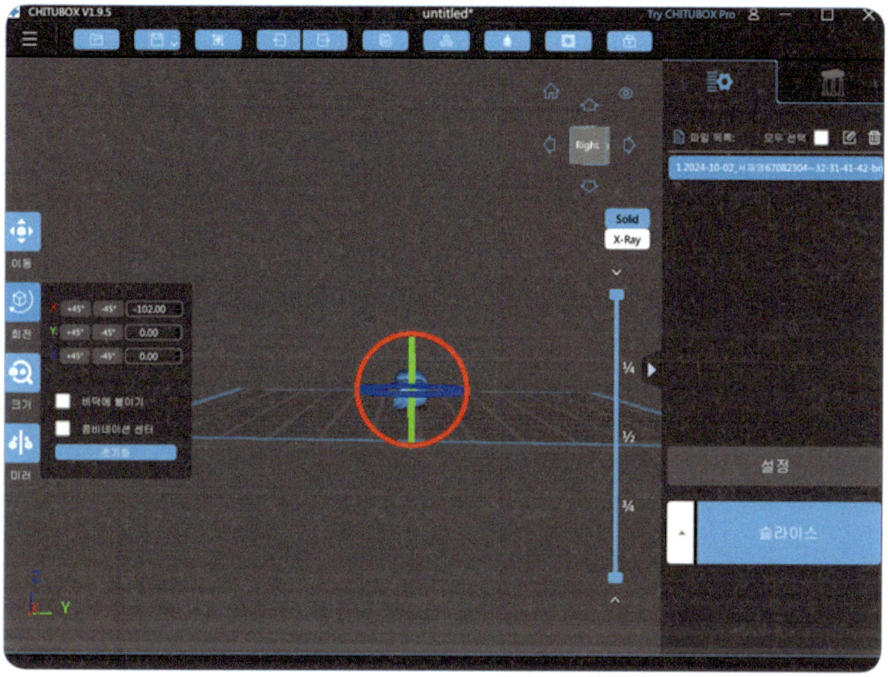

⑩ 치아의 절단면 혹은 교합면이 plate 방향을 향하도록, 바닥을 향하도록 정렬한다.

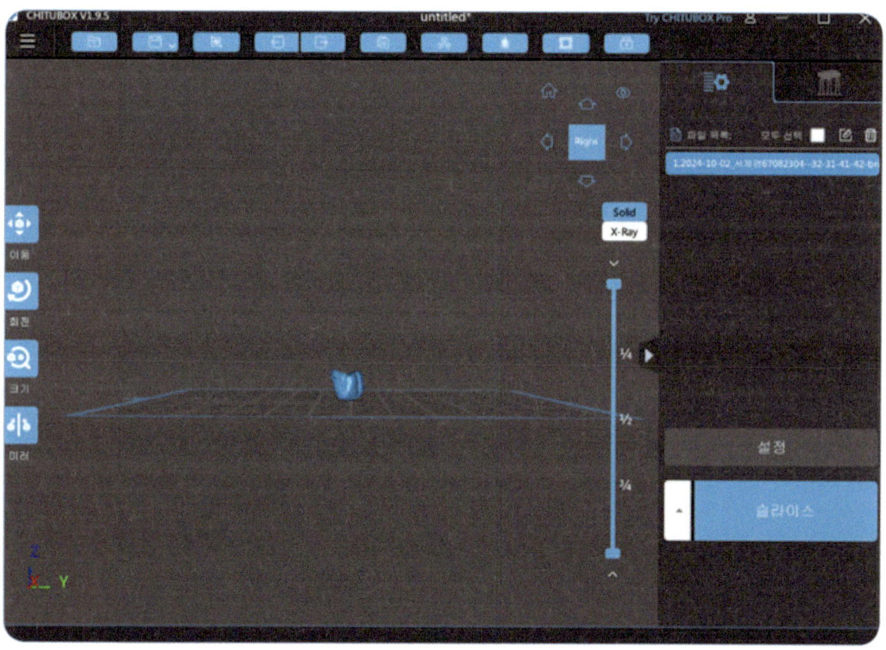

⑪ 우측 상단의 support를 클릭한다.

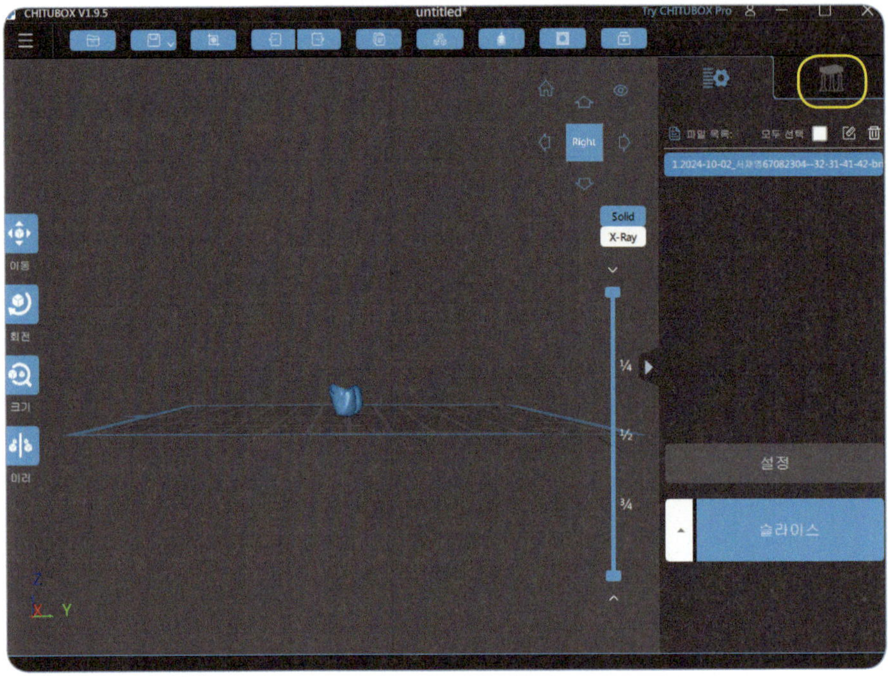

⑫ 하단의 플랫폼을 클릭한다.

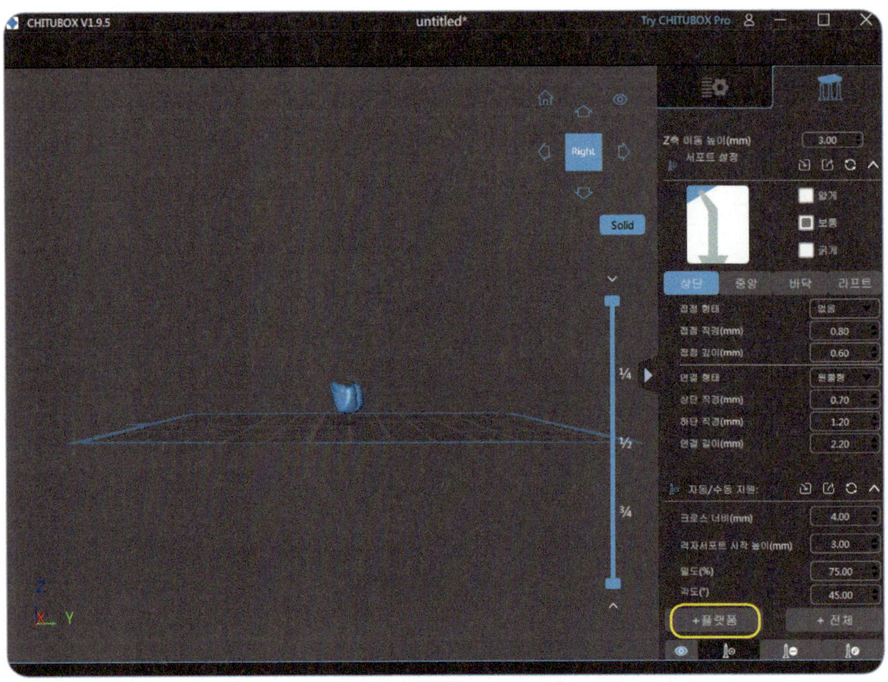

⑬ Support가 연결되면 좌측 상단의 버튼을 클릭한다.

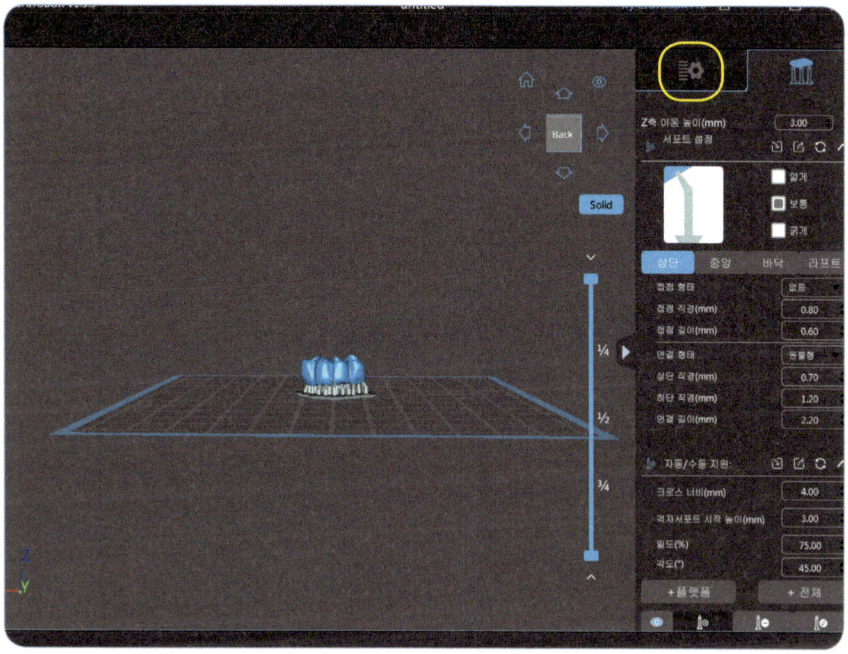

⑭ 슬라이스 버튼을 실행한다.

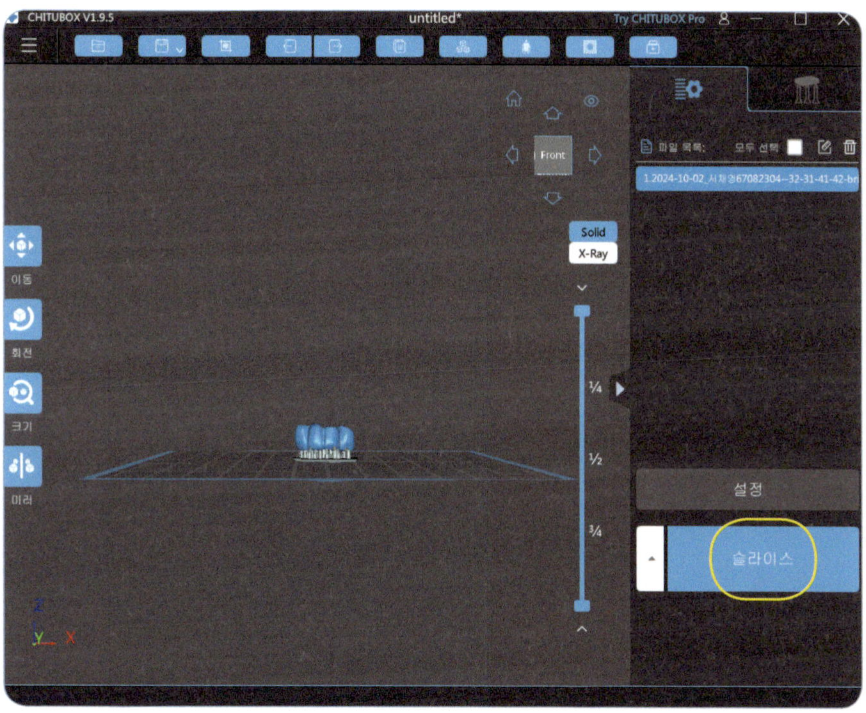

⑮ 저장 버튼을 실행한다.

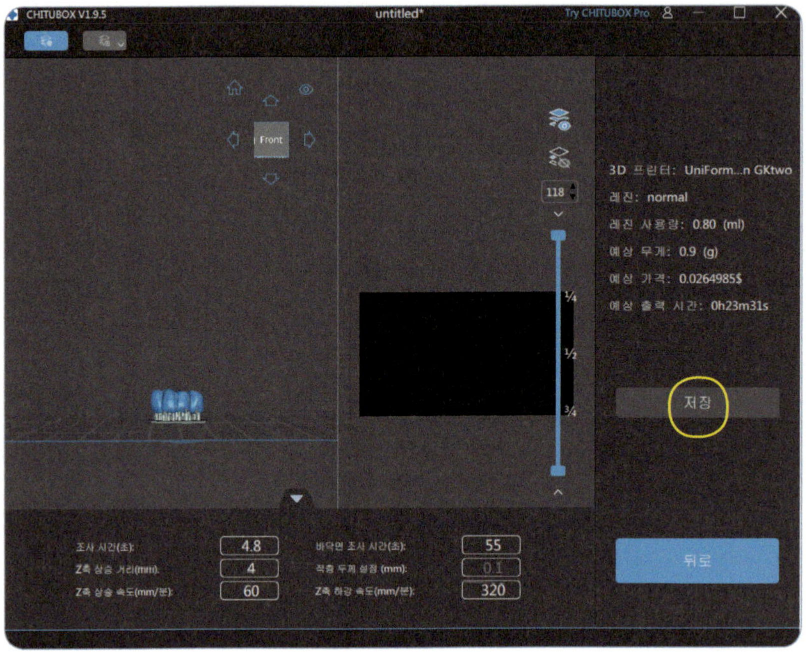

이 때 저장경로는 USB로 한다. 임시치아의 출력 시간은 치아의 개수에 따라 정해지지 않으며 치아의 길이에 따라 정해진다. 구치부 bridge가 전치부 single보다 오히려 출력 시간이 짧다.

예를 들어 #11 single 치아의 출력시간보다 #35=37 bridge의 출력 시간이 더 짧다.

03 디지털 임플란트

디지털 치의학의 발전으로 인해 가장 큰 변화는 임플란트 부분에서 나타난다. 지금까지는 임플란트 수술 후 임플란트와 뼈가 안정적으로 결합할 때까지 기다렸다가 시행하는 지연 보철(Delayed loading)이었는데 디지털 치의학의 발전으로 인해 가이드(guide) 임플란트 수술이 가능해짐에 따라 임플란트 수술 후 바로 치아를 연결시켜주는 즉시 보철(immediate loading)이 가능해졌다.

● 가이드
- 임플란트를 계획된 위치에 식립하기 위해 사용하는 수술용 보조장치

1. 즉시 보철과 지연 보철

1) 즉시 보철 (Immediate Loading)

(1) 정의

즉시 보철은 임플란트 식립 후 곧바로 임시 보철물을 장착하는 방법이다. 수술 직후 보철물을 장착하여 심미적 만족도와 기능성을 빠르게 제공할 수 있으며, 주로 전치와 같은 심미적 부위에 활용된다.

(2) 치료 과정

① 임플란트 식립

임플란트를 뼈에 식립하여 충분한 초기 안정성을 확보한다.

② 초기 안정성 확인

임플란트가 뼈와 잘 고정되었는지 확인하여 초기 안정성을 평가한다. 안정성이 높아야 즉시 보철이 가능하다.

③ 임시 보철물 장착

초기 안정성이 확보되면 임시 보철물을 장착하여 심미성과 기능성을 제공한다.

④ 치유 기간

임시 보철물이 장착된 상태에서 뼈와 임플란트가 완전히 결합될 때까지 일정 기간 기다린다. 이때 저작력을 최소화하는 것이 중요하다.

⑤ 최종 보철물 장착

뼈와 임플란트가 결합되면 최종 보철물을 장착하여 완전한 기능성과 심미성을 회복한다.

(3) 즉시 보철의 장 · 단점

① 장점

- **빠른 심미성**
  수술 직후 치아가 복원되어 외관이 자연스럽다.
- **편의성**
  일상 생활에 빨리 복귀할 수 있어 환자의 편의성이 높다.
- **심리적 만족감**
  치아가 빈 공간 없이 채워지므로 심리적으로 안정감을 준다.

② 단점

- **고도의 초기 안정성 필요**
  임플란트가 뼈에 충분히 고정되지 않은 경우 탈락 위험이 있다.
- **제한된 저작력**
  초기 치유 기간 동안 임시 보철물에는 강한 저작력이 가해시지 않도록 주의해야 한다.

2) 지연 보철 (Delayed Loading)

(1) 정의

지연 보철은 임플란트를 식립한 후 일정 기간 동안 뼈와 임플란트가 안정적으로 결합될 때까지 기다렸다가 보철물을 장착하는 방법이다. 일반적으로 3~6개월 정도의 치유 기간을 갖게 되는데, 이 기간 동안 임플란트가 뼈와 안정적으로 결합해야 더 안전하게 사용할 수 있게 된다.

(2) 치료 과정

① 임플란트 식립

임플란트를 뼈에 식립한다.

② 치유 기간

임플란트가 뼈와 완전히 결합될 때까지 3~6개월 정도 기다린다. 이 기간 동안 임플란트는 뼈와 결합함으로써 안정성이 높아진다.

③ 보철물 장착

뼈와 임플란트의 결합이 완료되면 최종 보철물을 장착하여 완전한 기능성과 심미성을 제공한다.

(3) 지연 보철의 장 · 단점

① 장점

- **높은 안정성**

  임플란트와 뼈가 완전히 결합된 후 보철물을 장착하므로, 장기적으로 안정성이 높아 탈락 위험이 낮다.

- **강한 저작력**

  초기 결합이 완료된 후에 보철물을 장착하기 때문에 기능적으로 강한 저작력을 제공할 수 있다.

② 단점

- **심미성과 편의성 제한**

  임플란트 식립 후 오랜 기간 치아가 없는 상태가 될 수 있어 심미적으로 불편함이 있을 수 있다.

- **긴 치료 기간**

  보철물 장착까지 시간이 걸리므로 전체 치료 기간이 길어진다.

2. 가이드 임플란트 수술

가이드 임플란트 수술(Guided implant surgery)은 정밀성과 안전성을 높이는 수술 방식으로, 환자와 의사의 만족도가 높다.

표 7-2 가이드 임플란트 수술 과정

단계	내용
① 데이터 준비	• 구강 스캔 • CT 촬영
② 임플란트 수술계획 및 가이드 디자인	(가이드 디자인 소프트웨어 이용) • 크라운 예비 디자인 • 구강 스캔파일, 3D-CT 파일 정합(merging) • 임플란트 식립위치 결정 • 수술 가이드 디자인
③ 가이드 출력 및 후처리	• 3D 프린터 출력 : 원내 혹은 외주 • 후처리 및 포장
④ 가이드 수술	• 무절개 시술 혹은 절개 후 시술
⑤ 보철물 장착	• 즉시 임시보철 바로 연결 가능 • 골유착 후 최종보철 장착

1) 가이드 임플란트 수술 과정

#21 동요도 및 치조골 소실로 인해 발치 즉시 임프란트 치료를 진행하기로 한 임상 케이스

(1) 데이터 준비

① 구강 스캔

상 · 하악 스캔을 하며, 이때 바이트 스캔은 실제 구강 내 바이트 상태와 같이 상하 치아를 교합한 상태로 스캔한다(그림 7-1).

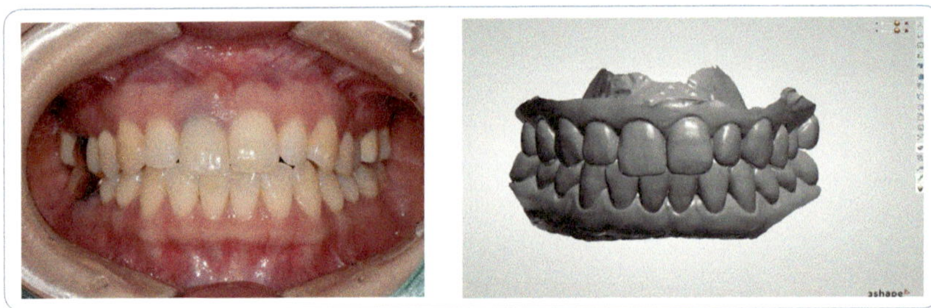

그림 7-1 구강 스캔

② CT 촬영

치조골 상태를 파악하기 위해 CT 촬영을 한다. 이때 cotton roll이나 gauze를 물게 해서 상 · 하악 치아가 떨어진 상태로 촬영한다. 교합 상태로 촬영하면, 추후 구강 스캔 파일과 CT 파일의 중첩 에러 가능성이 커진다. 동요도가 심한 치아는 움직임이 최소화되도록 주의한다(그림 7-2).

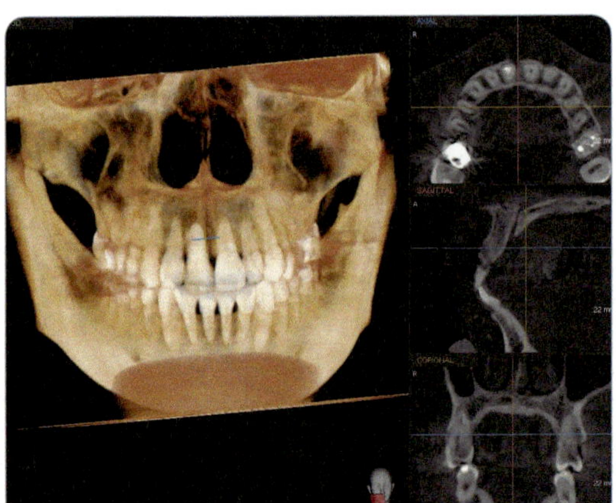

그림 7-2 CT 촬영

(2) 임플란트 수술계획 및 가이드 디자인

임플란트 수술계획 및 가이드 디자인에서는 가장 많이 사용되는 3shape implant studio 프로그램을 기준으로 설명하겠다.

① 구강 스캔 파일과 CT 촬영 파일을 가이드 디자인 소프트웨어에 입력한다. CT 파일을 입력하면 프로그램에서 3D 모델이 형성된다(그림 7-3).

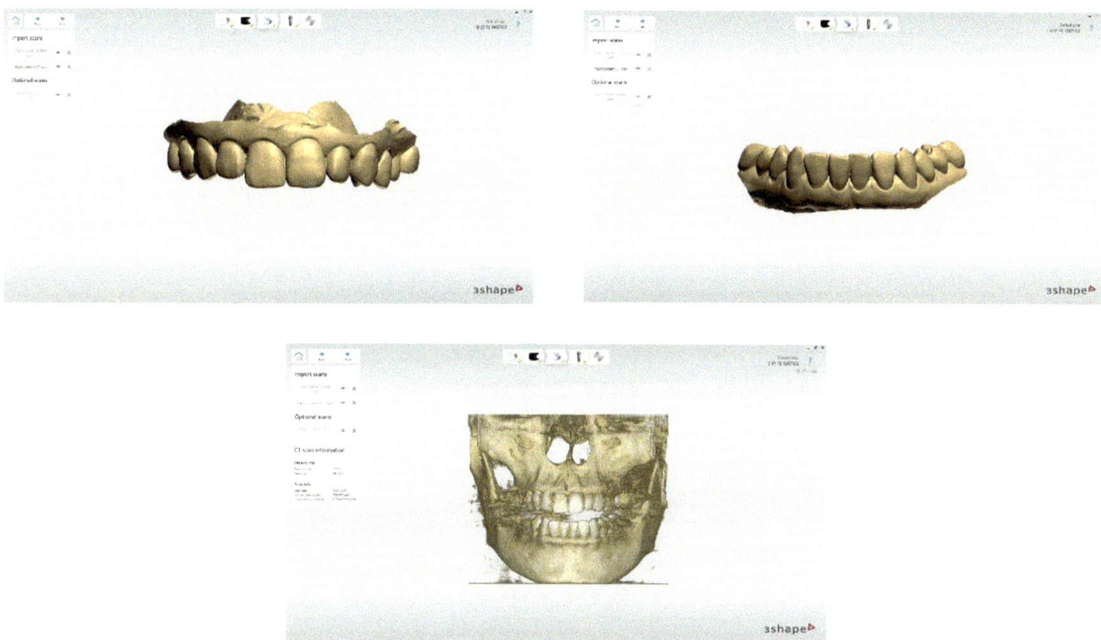

그림 7-3 구강 스캔 파일, CT 임포트(import)

② 나중에 제작될 임플란트 크라운을 먼저 디자인하는데, 이를 진단왁스업이라고 한다. 필요 시 가상으로 발치 후 디자인을 할 수 있다(그림 7-4, 7-5). 치아 배열과 교합 관계를 고려하여 자연스러운 교합을 형성할 수 있도록 계획한다.

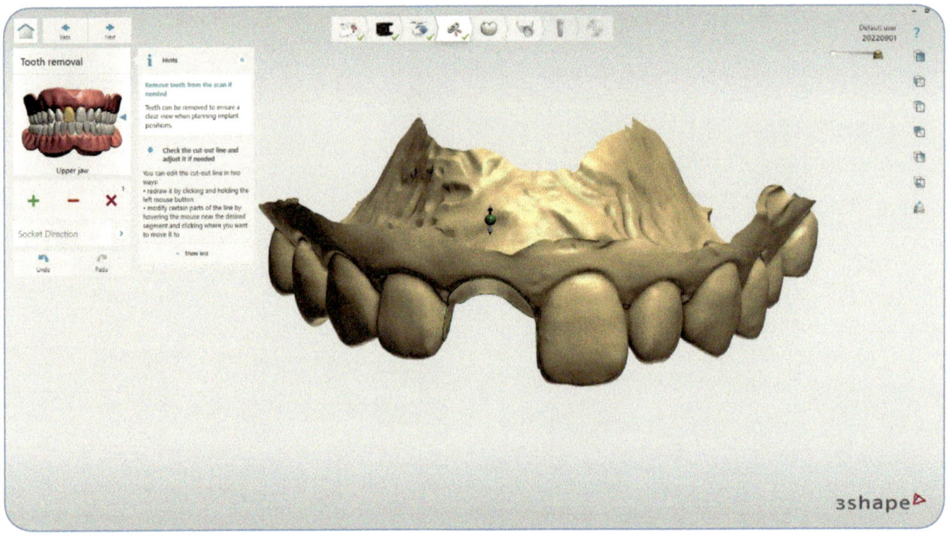

그림 7-4 가상 발치

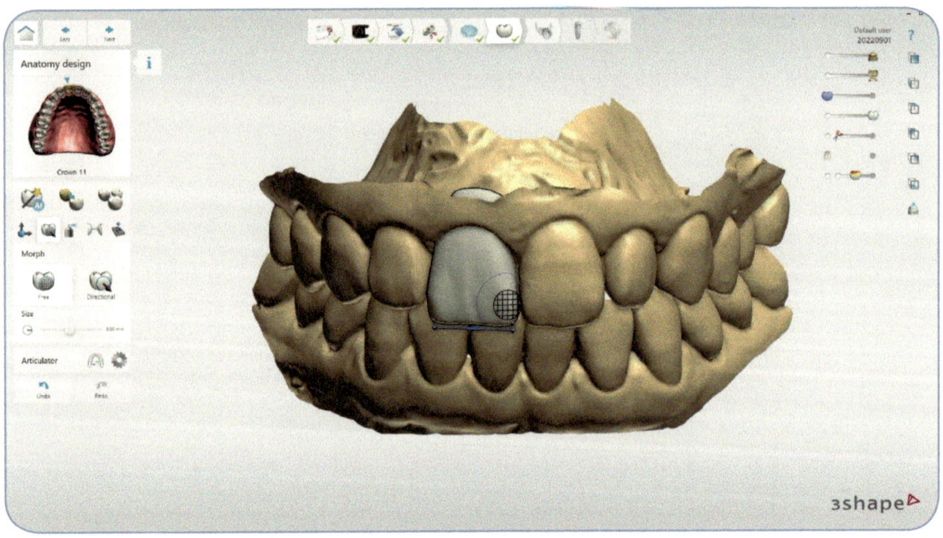

그림 7-5 크라운 디자인(진단 왁스업)

③ 구강 스캔 - 3D-CT 이미지 정합

공통되는 치아 부분을 기준으로 정합하는데 이것을 align 또는 merging이라고 한다(그림 7-6). Merging 과정을 위해서 CT 촬영 시 바이트를 약간 벌려서 촬영하는 게 유리하다. 만약, 교합된 상태로 CT 촬영을 하면, 3D-CT 이미지에서 교합면이 노출되지 않아 협설면만을 기준으로 merging해야 하기 때문에 오차가 발생할 가능성이 높아진다.

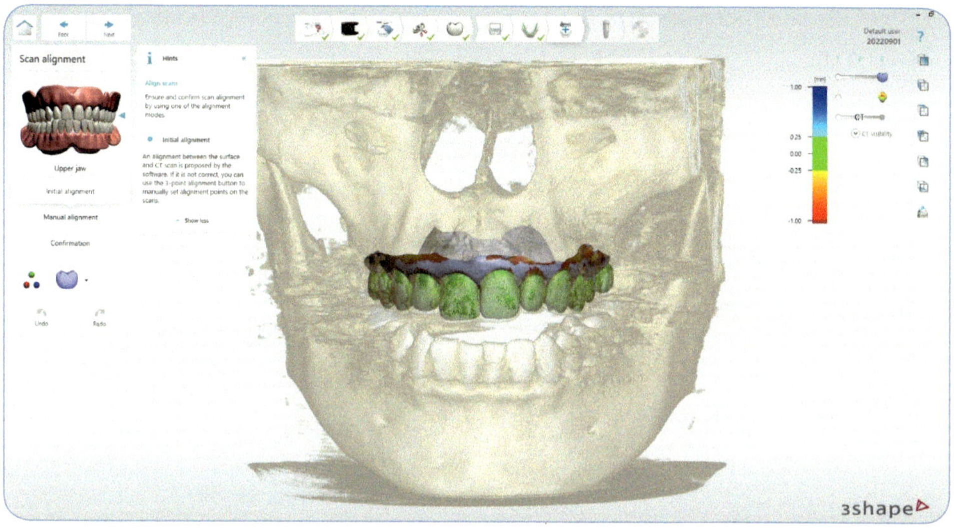

그림 7-6 Merging(정합)

그림 7-6처럼 자연치아가 많이 있어서 3D-CT 영상이 깨끗한 경우에는 merging이 쉽게 된다. 그러나 다수의 보철물이 있는 경우에는 CT 촬영시 metal artifact(금속으로 인한 상의 왜곡) 때문에 merging이 잘 되지 않는 경우가 많다(그림 7-7).

또한 치아가 거의 남아 있지 않은 경우에는 정합의 기준이 없어진 상태이기 때문에 merging이 제대로 되지 않는다.

이러한 경우에는 방사선 불투과성 물질(흔히 marker라고 함)을 구강 내에 붙인 다음 데이터를 채득하면 merging을 용이하게 진행할 수 있다. 방사선 불투과성 물질로는 광중합 flowable resin을 이용하면 된다(그림 7-8).

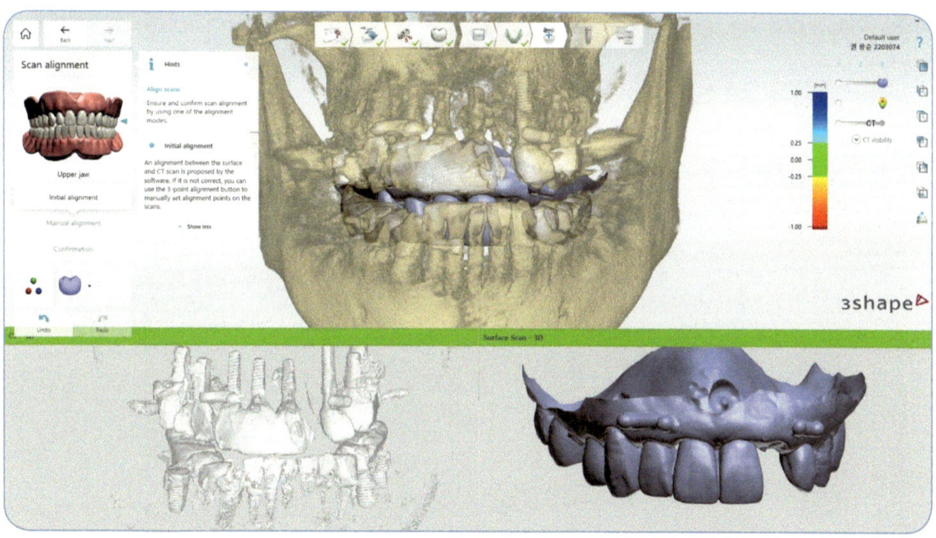

그림 7-7 Metal artifact로 인해 merging이 안 되는 상태

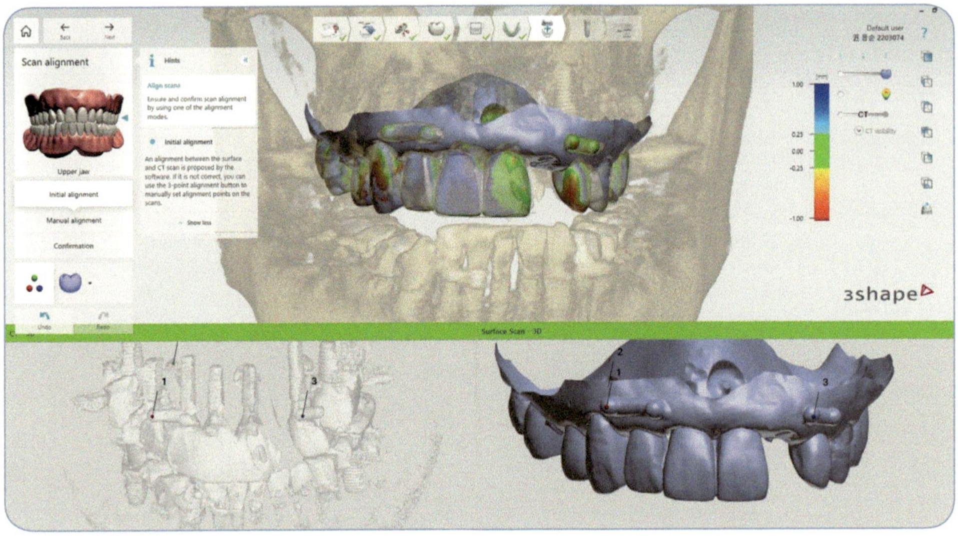

그림 7–8 Flowable resin marker를 이용한 merging

- Merging이 잘 된 부위는 초록색으로 보임
- 3포인트 이상의 marker가 있으면 merging이 가능함

④ 임플란트 위치 결정 및 수술 가이드 디자인

식립할 임플란트 픽스처를 선택하고 진단 왁스업된 크라운, 인접치와 대합치와의 관계, 치조골의 상태를 고려하여 임플란트 식립 위치를 결정한다(그림 7–9).

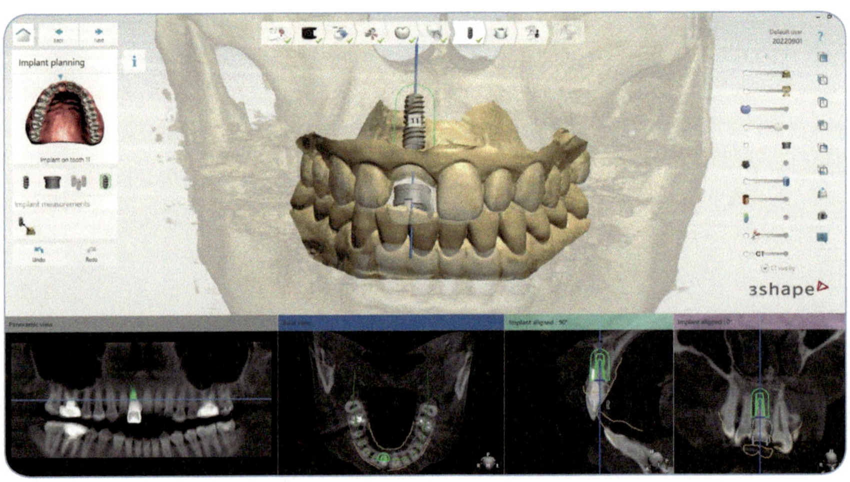

그림 7–9 임플란트 식립 위치 및 방향 결정

⑤ 결정된 임플란트 식립 위치로 드릴링을 유도해 줄 수술 가이드를 디자인하는 과정으로 가이드의 범위를 적절하게 설정하고 프린터 성능에 맞게 gap을 설정한다(그림 7-10).

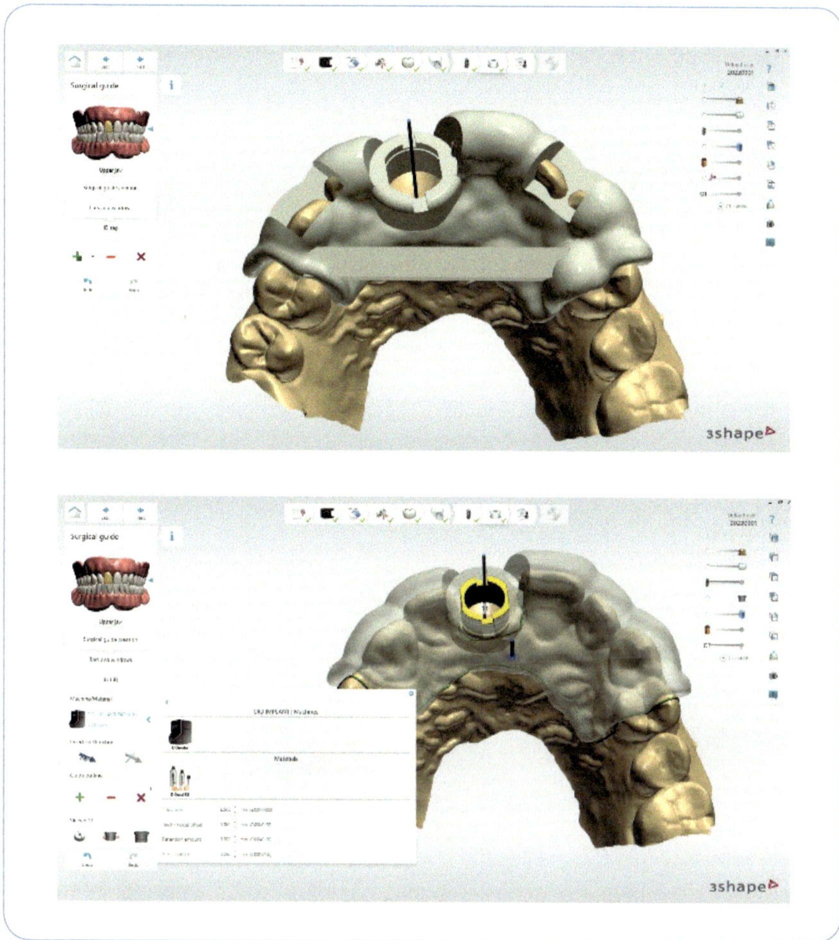

그림 7-10 가이드 디자인

(3) 가이드 출력 및 후처리

디자인이 완성된 가이드 파일을 3D 프린팅하고 세척한다(그림 7-11).

Sleeve 타입일 경우 가이드 홀에 sleeve를 끼우고 나서 광경화시키며, 후처리 완료된 가이드는 포장, 소독하여 보관한다.

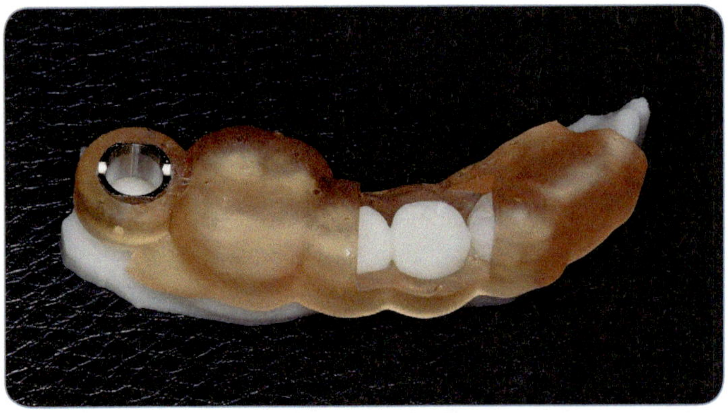

그림 7-11 완성된 가이드(구치부 가이드 사진)

(4) 가이드를 이용한 임플란트 수술

준비된 가이드를 이용해서 정확하고 안전하게 임플란트 수술을 진행한다(그림 7-12).

잇몸 상태가 좋으면 수술 후 불편감을 최소화할 수 있는 무절개법으로 시술하고, 잇몸 상태가 좋지 않은 경우에는 절개 후에 가이드를 이용하기도 한다.

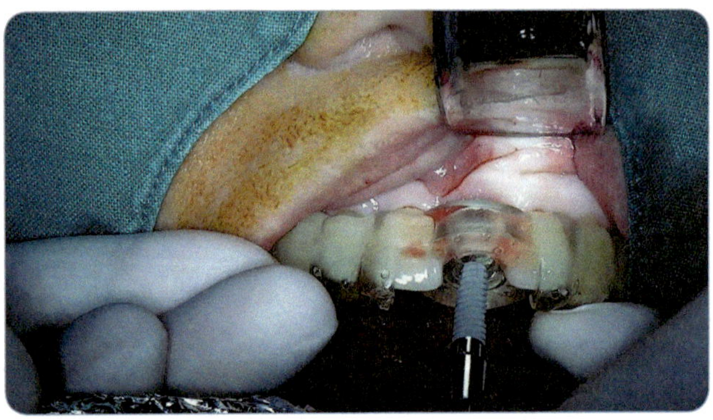

그림 7-12 가이드 임플란트 수술

(5) 임시보철물 및 최종보철물 장착

필요 시 수술 전에 임시보철물을 미리 제작해 두면(그림 7-13), 수술 후 즉시 임시보철물을 연결할 수 있다(그림 7-14). 가이드 디자인을 완료하면 임플란트 위치 정보가 입력된 파일이 생성되는데, 이 파일을 이용해서 임시보철물을 디자인하고 제작할 수 있다.

가이드대로 정확하게 임플란트 수술을 진행한 후, 미리 제작된 임시보철물을 픽스처에 바로 연결한다. 이렇게 함으로써 '원데이 임플란트 치료'를 진행할 수 있다.

일정 기간 임시보철물을 사용하고, 임플란트 골유착이 완료되면 스캔바디를 체결하고 구강 스캔을 진행한다. 이후 변화된 잇몸에 맞춰 보철물을 새로 제작하여 구강 내에 연결하고 치료를 마무리 한다(그림 7-15).

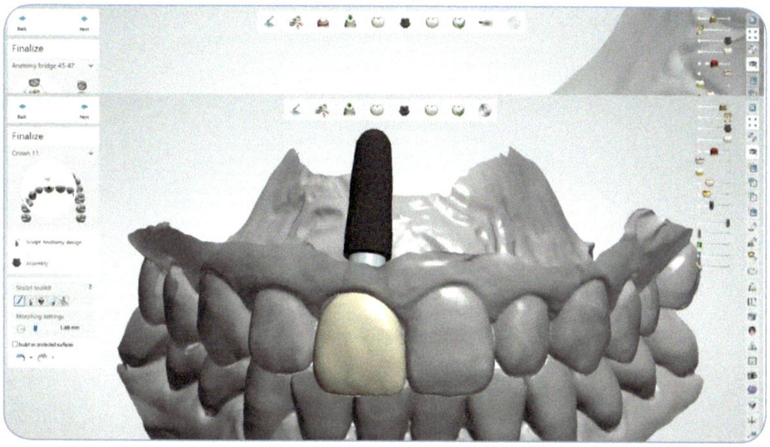

그림 7-13 수술 전 임시보철물 디자인

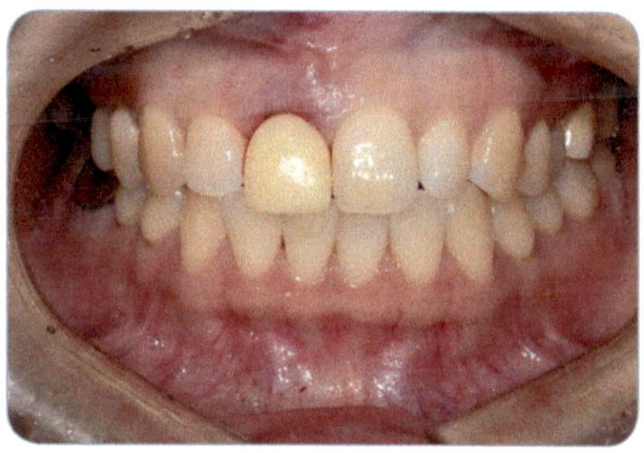

그림 7-14 수술 후 즉시 임시보철물 장착

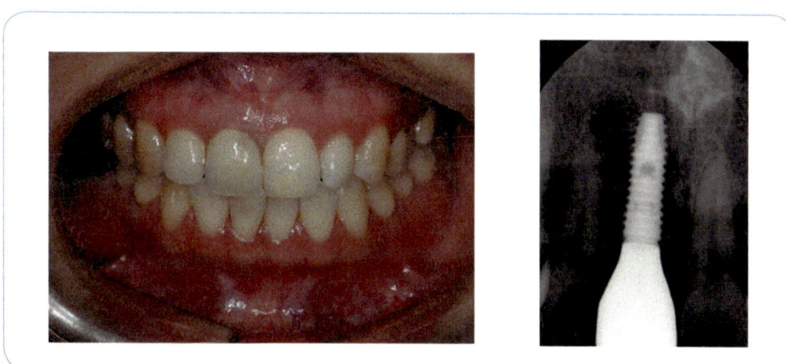

그림 7-15 최종보철물 완성 및 장착

04 디지털 임시의치

1. 제작 방법

(1) 가상 발치 후 플리퍼 제작

전치부의 심미적 부위 또는 결손 부위가 큰 경우 환자의 구강 스캔 데이터를 이용해 가상 발치를 하여 수술 전 임시의치와 플리퍼를 제작할 수 있다. 3D 프린터를 이용하여 출력하면 발치 즉시 결손 부위를 회복할 수 있는 임시 가철성 보철물을 손쉽게 제작할 수 있다(그림 7-16).

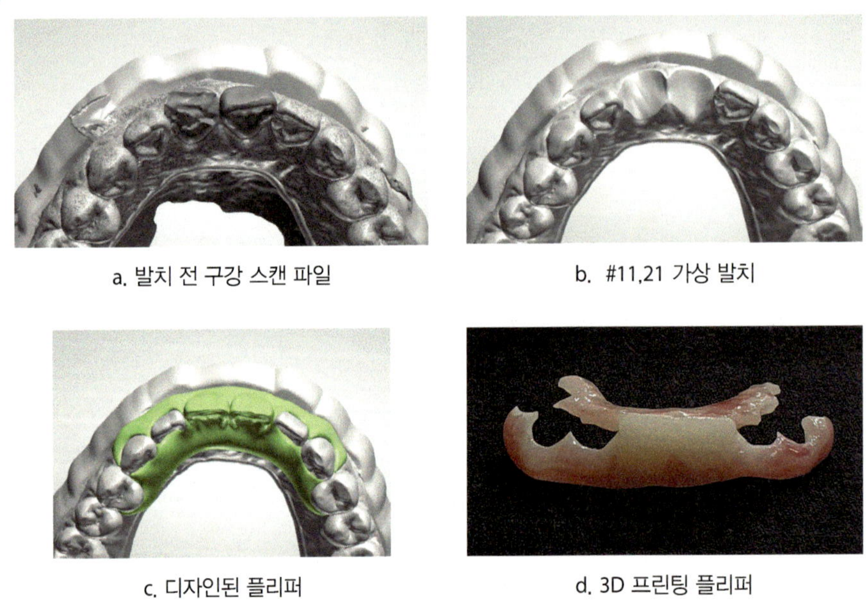

그림 7-16 3D 프린팅 임시의치 제작

● 플리퍼(flipper)

치아를 발치하거나 상실 후 브릿지나 임플란트 치료 전 공간 유지 기능이나 심미적 목적으로 사용하게 되는 임시적인 장치로 특히 전치를 상실한 경우에 많이 사용된다. 착용과 사용방법이 편리하고 관리 또한 편안하고 크기도 작아 휴대하기 용이하지만 저작 등 플리퍼에 강한 힘이 가해지면 파절 가능성이 있어 공간 유지와 심미적 용도로만 사용이 적합하다.

(2) 3D 프린팅에 의한 임시의치 제작

스캔과 3D 프린팅을 이용하여 사용 중인 의치를 스캔한 후 출력하면 손쉽게 임시의치를 제작할 수 있다. 또 이것을 이용하면 기존 아날로그 방식의 의치 제작 과정을 단축시킬 수 있다.

① 복제 임시의치 제작

사용 중인 기존 의치의 수리를 위해 임시의치를 제작해야 하는 경우 기존 의치를 스캔한 후 복제 임시의치를 출력하여 사용할 수 있다(그림 7-17, 7-18).

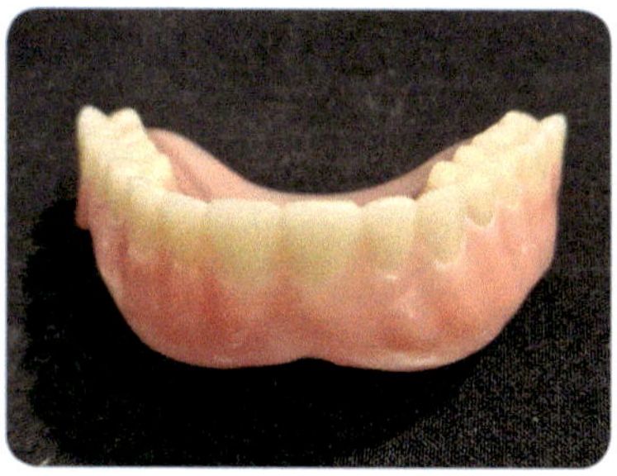

그림 7-17 환자의 사용 중 의치

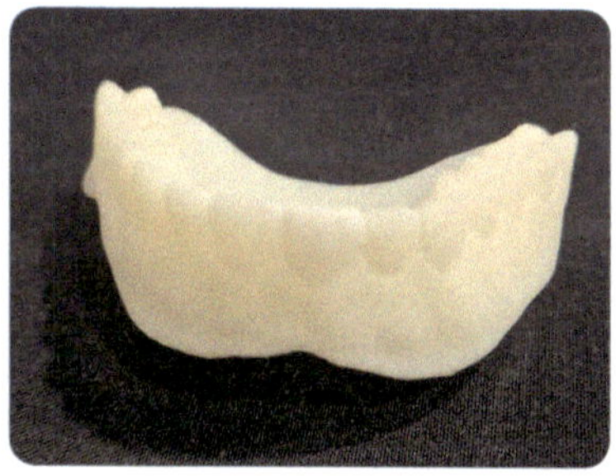

그림 7-18 3D 프린팅 임시의치

② 아날로그 의치 제작 과정의 단축

의치 제작을 위한 예비인상, 개인트레이 제작, 최종인상, 왁스림, 도치배열의 과정을 디지털을 이용하여 단축시킬 수 있다. 예를 들어 사용 중인 의치를 복제하여 프린팅한 의치를 개인 트레이로 사용할 수 있고 치아가 배열되어 있어 왁스림 및 도치배열이 된 것으로 가정하고 사용하여 최종 인상을 채득할 수 있다(그림 7-19, 7-20).

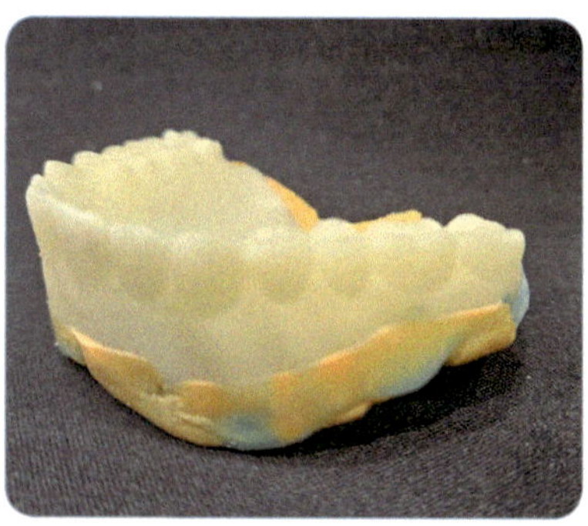

그림 7-19 수직고정(VD) 설정을 위한 왁스림 역할

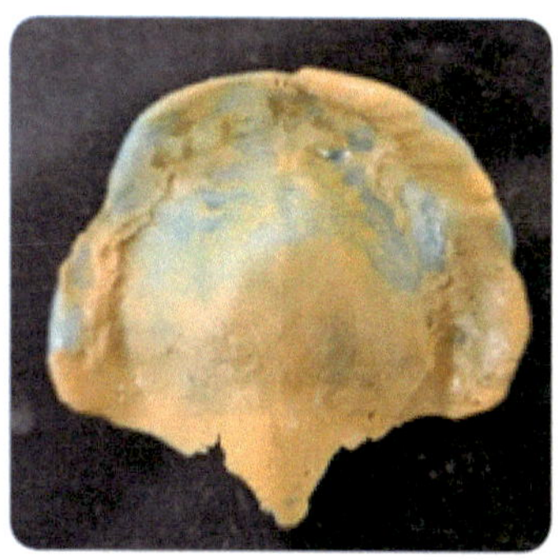

그림 7-20 러버 인상재를 통해 최종인상 채득이 완료된 복제의치의 내면

05 디지털 투명 교정

투명 교정 치료란 교정용 브라켓과 와이어를 이용하지 않고 투명한 플라스틱 장치를 이용한 교정치료법이다. 디지털 투명 교정장치는 CBCT 데이터와 환자의 구강 스캔 데이터를 이용하여 치아 이동을 시뮬레이션해서 환자에게 맞게 제작할 수 있다. 치아의 움직임을 컴퓨터로 분석하고 예측하여 미리 제작된 단계별 투명 교정장치를 이용하여 교정치료를 진행한다.

기존에는 미국 얼라인 테크놀로지사의 인비절라인이 주류였으나 최근에 투명 교정 시장이 급격히 확대되며 다양한 회사에서 투명 교정장치를 제작하고 있다.

국내의 투명 교정장치는 덴티스(DENTIS)의 세라핀(SERAFIN), 시스루테크(See-Through Tech)의 시스루 얼라이너(See-through Aligner) 등이 있다. 인비절라인은 2022년 기준 누적환자수 1200만명을 달성하여 많은 환자 데이터를 보유하고 있으며 안정적인 치료 결과를 보여주고 있다.

1. 투명 교정장치의 장·단점

(1) 장점

① 교정장치가 보이지 않아 심미적으로 우수하다.

② 탈·장착이 가능하여 일상생활에 제한이 적다.

③ 치료 시 체어타임이 짧다.

④ 교정장치의 부착으로 인한 치아부식, 우식, 치주질환의 가능성이 낮다.

⑤ 구강 내 와이어가 없어 찔림이 없다.

⑥ 치근 흡수가 거의 없다.

⑦ 스캐너로 얻은 정보를 시뮬레이션하여 환자의 교정 전·후 모습을 예측할 수 있다.

(2) 단점

① 교정장치의 착용 시간이 부족하면 원하는 결과를 얻을 수 없고 장치를 재제작해야 한다.

② 장치 분실의 위험이 있다

③ 초기 진단 시 여러 단계의 교정장치를 동시에 제작하기 때문에 해당 장치에 대한 의사의 숙련도가 필요하고 정밀한 치료계획의 예측이 요구된다.

2. 디지털 투명 교정치료 진행과정 (그림 7-21)

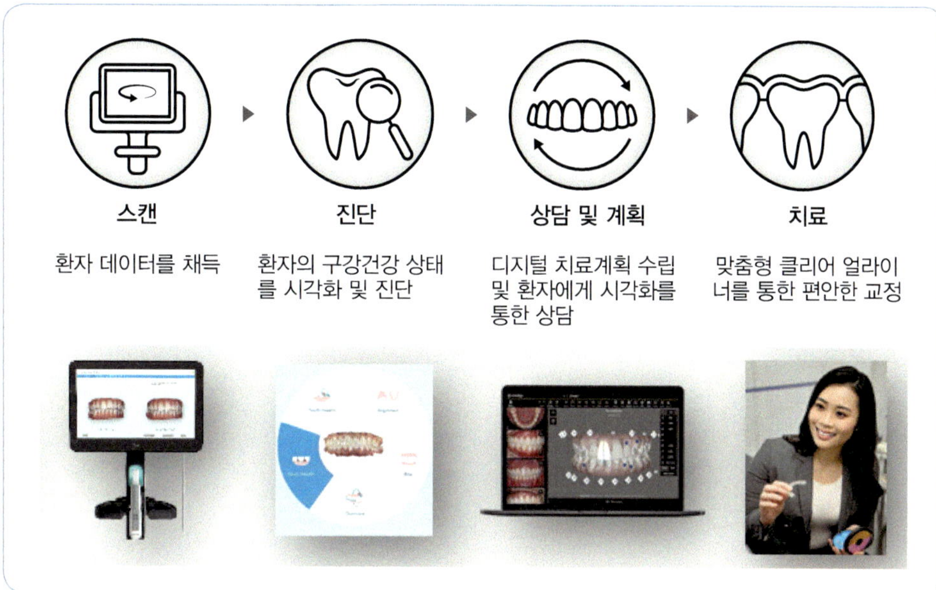
스캔
환자 데이터를 채득
진단
환자의 구강건강 상태를 시각화 및 진단
상담 및 계획
디지털 치료계획 수립 및 환자에게 시각화를 통한 상담
치료
맞춤형 클리어 얼라이너를 통한 편안한 교정

그림 7-21 인비절라인의 진행과정(얼라인 테크놀로지사 제공)

(1) 환자 자료의 채득 및 상담

구강 스캔 및 진단 포토를 촬영하여 환자 분석을 위한 자료를 채득한다. 아이테로(i-Tero) 구강스캐너를 사용하면 당일 인비절라인 사용 후 결과를 대략적으로 시뮬레이션 할 수 있다(그림 7-22).

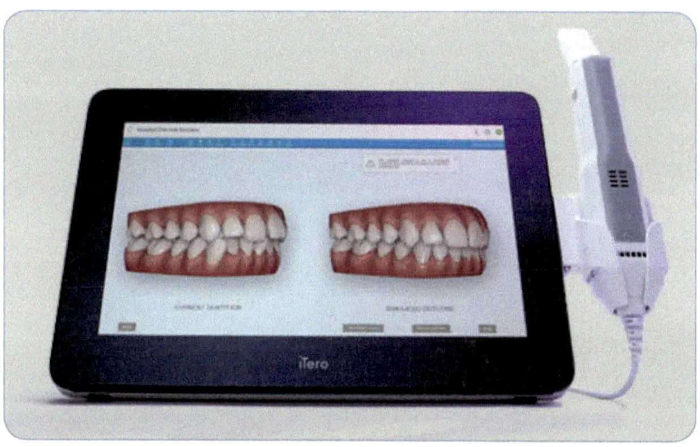

그림 7-22 i-Tero 구강스캐너를 이용한 교정 시뮬레이션(i-Tero 홈페이지)

(2) 정밀 상담 및 치료계획

인비절라인에서는 치료가 시작되어 끝날 때까지 사용하는 단계별 투명 교정장치를 한번에 제작하여 배송하기 때문에 교정치료 시작 전 정밀 진단 및 치료 결과의 예측이 매우 중요하다. 이러한 Clincheck 과정을 통해 환자를 정밀 진단 후 상담 시 치료 결과를 좀 더 예측 가능하도록 시뮬레이션한다(그림 7-23).

인비절라인에서 제공하는 Align Global Gallery에서는 인비절라인의 진단 및 치료 결과를 공유하여 치료 계획을 수립하는 데 필요한 정보를 공유하고 있다. 환자들도 자유롭게 접속하여 다양한 환자들의 치료 결과와 Clincheck 영상을 확인할 수 있다.

● **인비절라인** Align Global Gallery
전세계 약 160개국에서 진행한 인비절라인 치료케이스들 중 교정치료가 잘된 모범 증례를 선발하여 등재하는 사이트로 치과의사뿐 아니라 일반인들도 볼 수 있도록 오픈해 놓았음

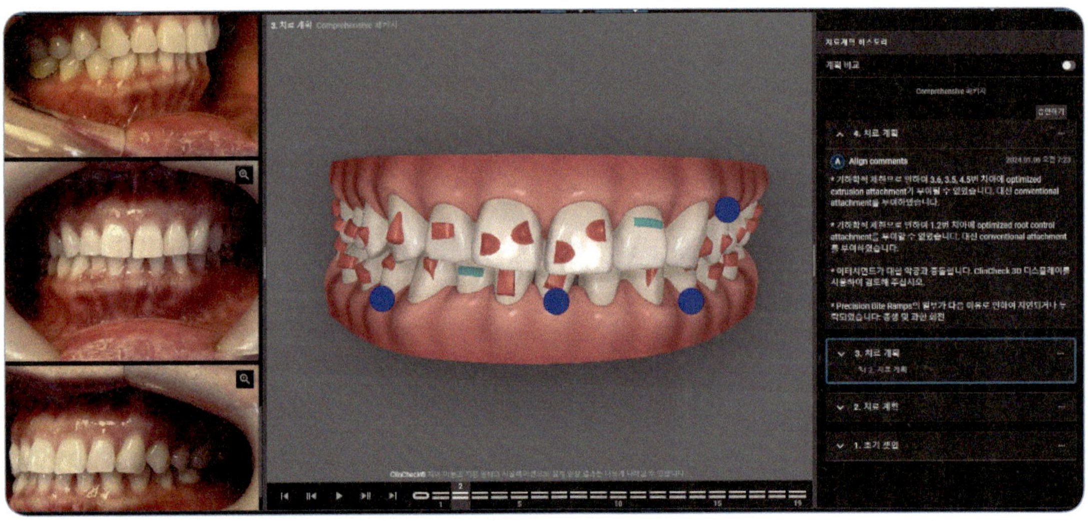

그림 7-23 인비절라인 Clincheck 화면

(3) 장치의 배송 및 치료 시작

인비절라인 장치는 치료의 시작부터 마지막 단계까지 사용하는 단계별 교정장치가 한번에 배송되어 온다(그림 7-24). 치료 중에 예측과 다른 치아 이동으로 인해 장치가 맞지 않을 수 있고 장치의 분실 위험이 있어 일정 개수의 장치를 환자에게 제공하고 나머지 장치는 치과에서 보관하며 정기 검진 시 치아 이동을 확인하며 다음 장치를 전달한다.

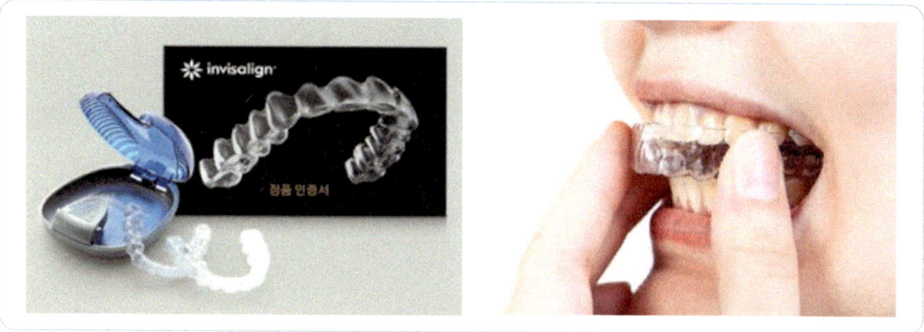

그림 7-24 투명교정 장치

3. 투명 교정장치 사용 시 주의사항

① 투명 교정치료를 효과적으로 진행하기 위해 보조장치(어태치먼트, 고무줄, 교정용 미니스크류 등)를 사용한다(그림 7-25). 치료가 계획대로 진행되기 위해서는 담당의의 지시에 따라 고무줄 착용이 중요하다.

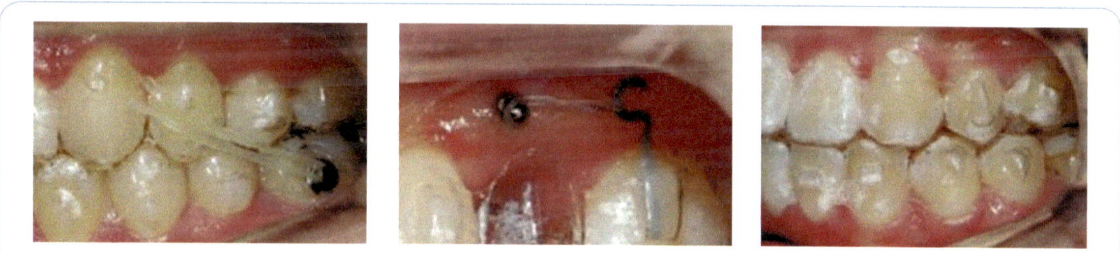

그림 7-25 투명 교정장치 보조장치(인비절라인 제공)

② 정확한 치아 이동을 위해 하루 20시간 이상 반드시 장치를 착용해야 한다. 장치의 착용시간이 부족하면 치아 이동이 계획대로 되지 않아 장치의 재제작이 필요할 수 있다(그림 7-26).

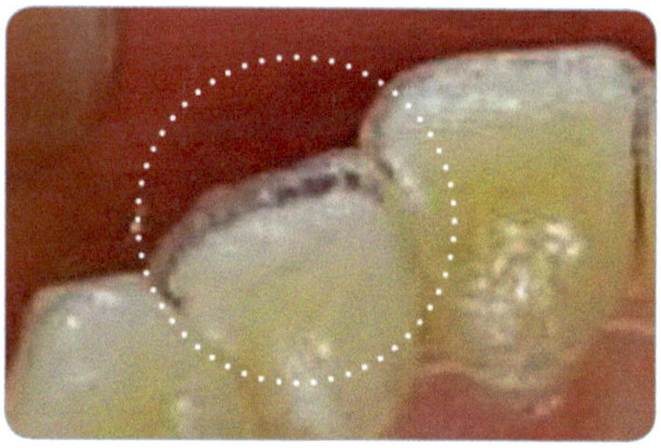

그림 7-26 장치가 잘 맞지 않으면 교정장치의 제재작이 필요할 수 있음

③ 치아 이동 시 상·하 치아의 조기 접촉이 발생하거나 식사 시 통증이 있는 경우 교합조정이 필요할 수 있다(그림 7-27).

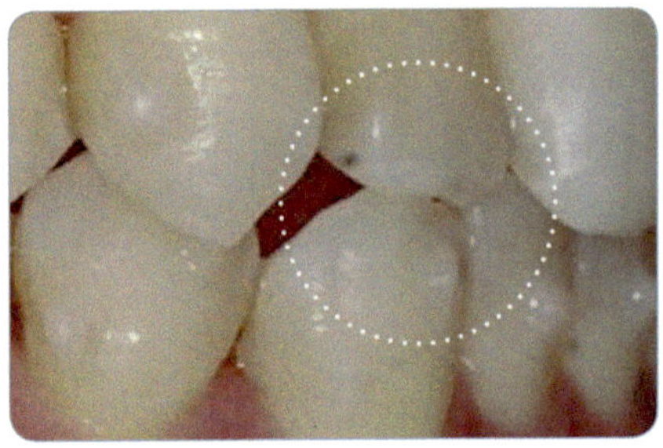

그림 7-27 교합조정이 필요한 경우

④ 치아 이동 과정에서 치아 사이 공간이 발생하여 음식물이 낄 수 있으므로 치간칫솔을 함께 사용해야 한다(그림 7-28).

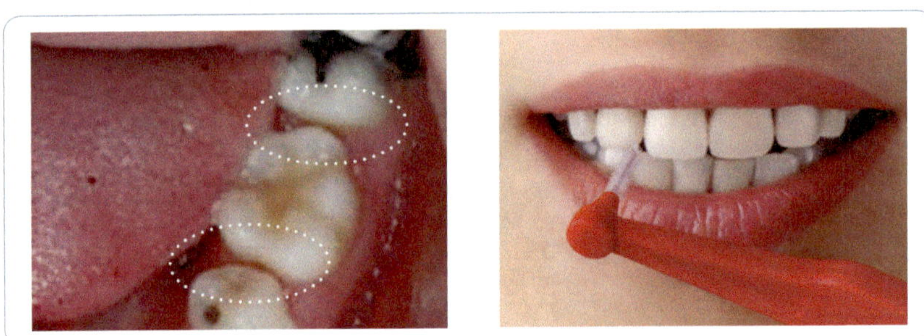

그림 7-28 치아 사이에 공간이 발생한 경우

⑤ 치아의 형태가 좋지 않거나 틀어진 치아가 배열되면 블랙 트라이앵글(black triangle)이 생길 수 있다(그림 7-29).

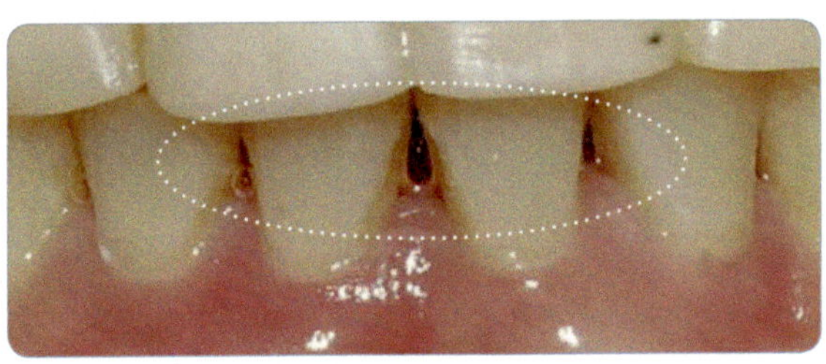

그림 7-29 블랙 트라이앵글이 발생한 경우

⑥ 장치 착용 상태에서는 물을 제외한 음식이나 음료를 섭취하면 안 된다.

● **블랙 트라이앵글**(Black Triangle)

치아 사이에 삼각형 모양의 검은 공간이 생기는 현상을 말하는데 이는 잇몸 퇴축, 치주질환, 치아교정 등으로 인해 발생한다. 치료법으로는 레진 또는 본딩 재료를 이용하여 치아 사이 공간을 채우거나 라미네이트 또는 크라운 치료를 통해 치아 모양을 변경하거나 치아를 미세하게 이동시켜 블랙 트라이앵글을 최소화할 수 있다.

06 디지털 스플린트

1. 디지털 스플린트 치료

(1) 정의

디지털 스플린트 치료란 교합안정화, 교정치료 보조, 이갈이 방지 등 다양한 목적의 구강 장치를 디지털 기술로 설계하고 제작하여 치료하는 방법이다.

(2) 활용 목적

디지털 스플린트 치료는 교합 불안정 해소, 이갈이 완화, 턱관절 치료 보조 등의 목적으로 활용된다.

(3) 장점

디지털 스플린트 치료의 장점은 정확성과 빠른 제작 속도를 들 수 있다.

2. 디지털 스플린트 치료 과정

(1) 구강 스캔, 바이트 채득

- 상 · 하악 스캔 및 바이트 스캔을 한다.
- 스플린트는 치아 사이 언더컷에서 유지력을 얻으므로 스캔 전에 에어로 잘 건조시켜 치간부위 스캔이 잘 되도록 한다.
- 보통 리프 게이지(leaf gauge)라는 도구를 이용해서 하악을 중심위로 유도하여 하악이 편안한 위치에서 바이트 스캔을 한다. 경우에 따라서는 교합된 상태로 바이트 스캔을 하고, 소프트 웨어에서 가상으로 상·하악 사이를 벌린 다음 스플린트를 디자인하기도 한다(그림 7-30, 7-31).

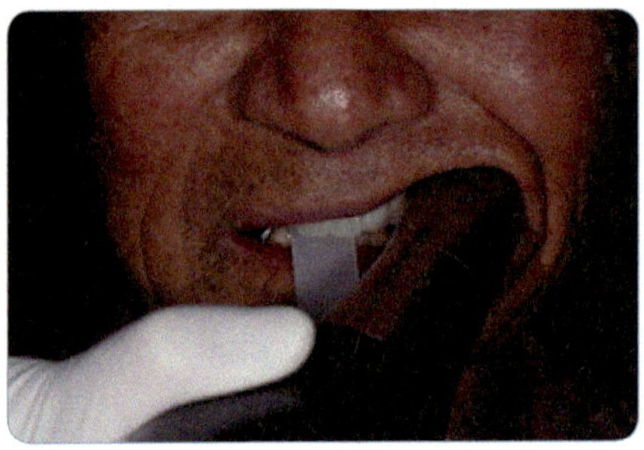

그림 7-30 리프 게이지를 문 상태에서 바이트 스캔을 하는 모습

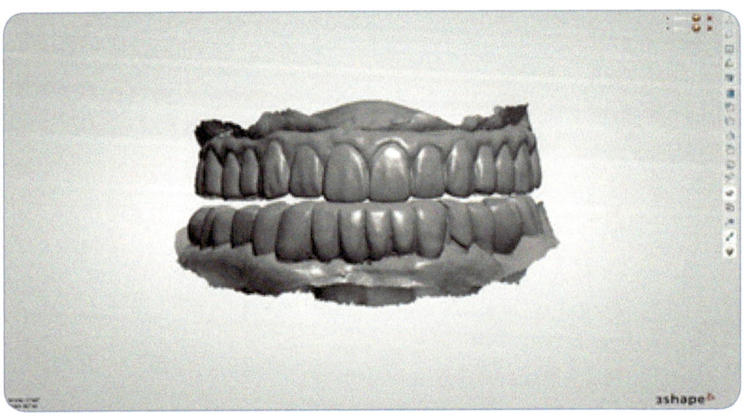

그림 7-31 구강 스캔

(리프 게이지 두께만큼 바이트가 떠 있음)

(2) 스플린트 디자인

디자인 프로그램에 구강 스캔 파일을 입력하고 스플린트 디자인 과정을 진행한다.

① 구강 스캔 파일 임포트, 가상 교합기에 마운팅

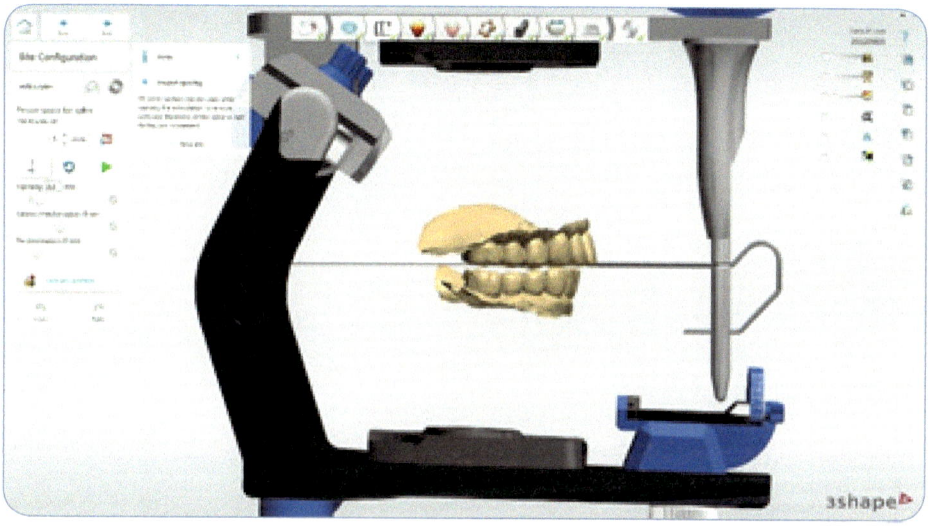

② 스플린트 삽입로의 결정

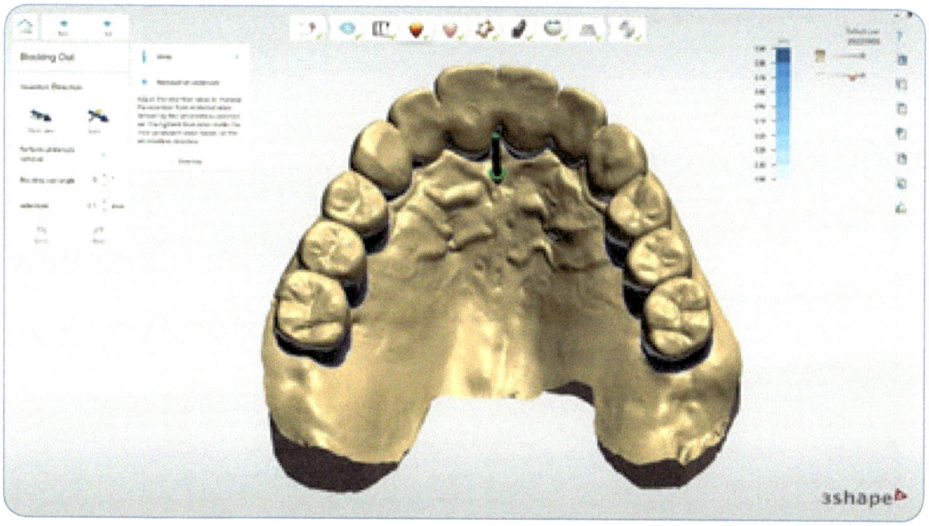

③ 스플린트 영역 설정

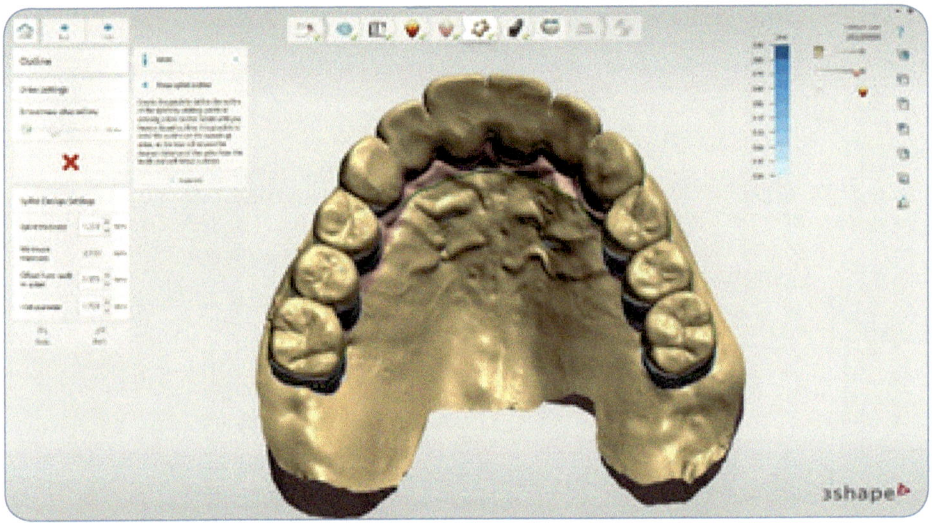

④ 스플린트 디자인 완성

- 대합치와 교합되는 부분은 편평하게 다듬고, 교합점과 편심운동(전방 · 측방운동) 시 가이드를 치료 목적에 맞게 디자인함

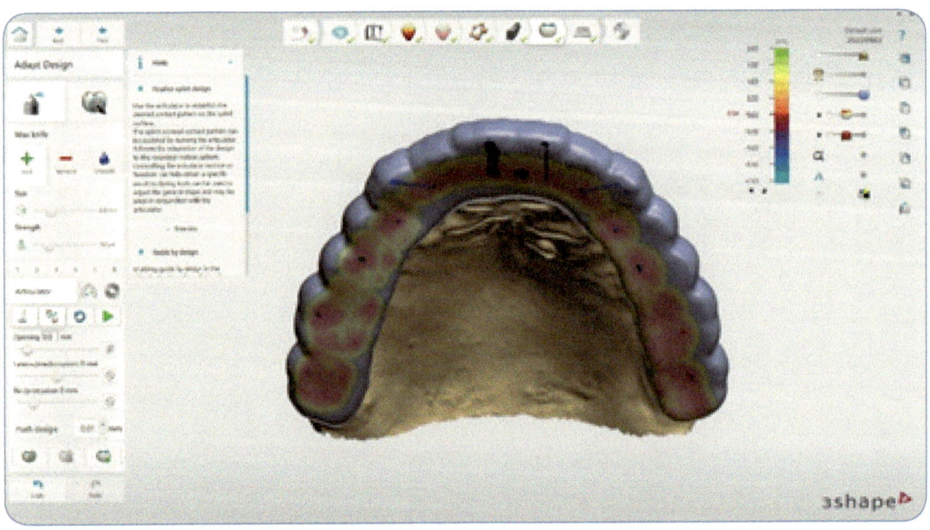

(3) 스플린트 가공

디지털 스플린트는 3D 프린팅 방식과 밀링 방식 두 가지 방식을 모두 이용할 수 있으나 각각의 장·단점이 있으므로 필요에 맞게 선택하여 이용한다(표 7-3).

표 7-3 디지털 스플린트의 재료별 장 · 단점

	3D 프린팅 스플린트	밀링 스플린트
	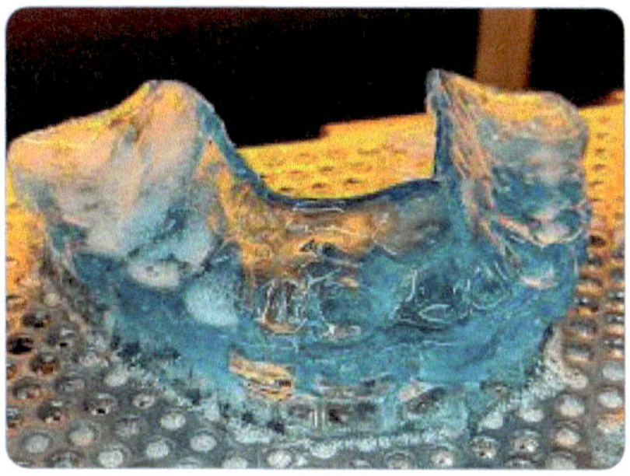	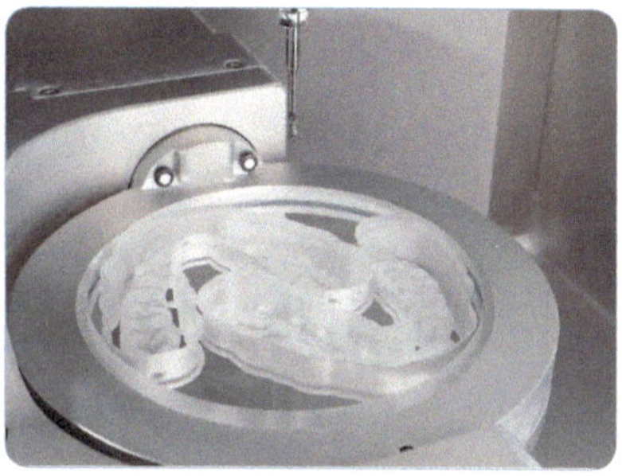
장점	• 제작 속도가 빠르다. • 재료비가 비교적 저렴하다.	• 강도가 강하다. • 색깔이 투명해서 거부감이 적다. • 프린팅에 비해 오차가 적다.
단점	• 강도가 약하다. • 색깔이 눈에 띈다(광경화 반응을 위해 유색 처리). • 프린팅 오차가 존재한다.	• 제작 시간이 오래 걸린다. • 재료비가 비교적 고가이다. (밀링기, 밀링툴, 블럭)

(4) 구강 내 장착 및 교합조정

가공이 완료된 스플린트를 구강 내에 장착하고 교합을 확인하며, 치료 목적에 맞게 교합조정을 한다(그림 7-32~33).

① 가공 완료된 스플린트의 장착

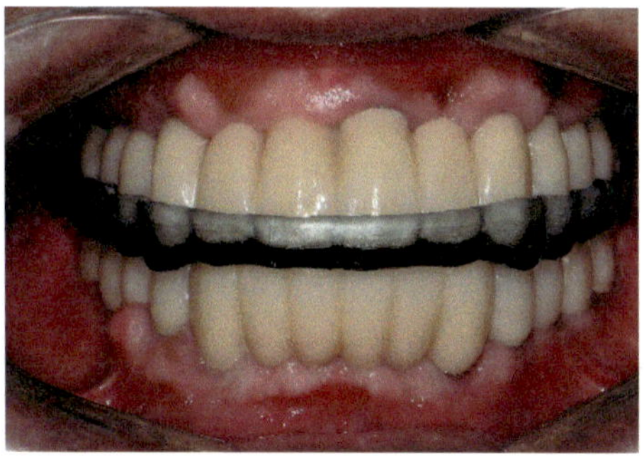

3D 프린팅 스플린트

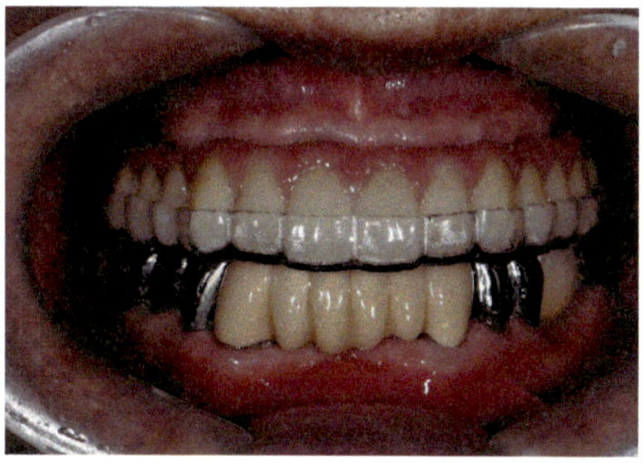

밀링 스플린트

그림 7-32 스플린트의 장착

② 스플린트의 교합확인 및 조정

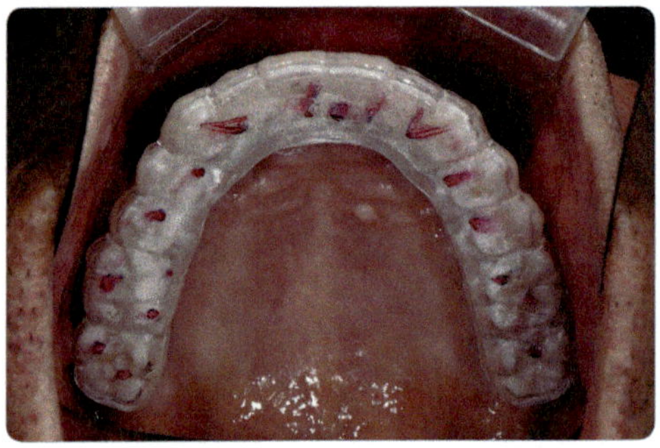

그림 7-33 스플린트의 교합 확인 및 조정

실습목록

1. 전자 차트를 이용하여 환자를 접수하고 그 환자의 차트 내용을 읽고 이해할 수 있다.
2. 디지털 스플린트 제작을 위해 상 · 하악 스캔 및 바이트 스캔을 실시하고 중심위 바이트 채득을 위한 기구를 준비할 수 있다(리프게이지, 루시아지그 등).
3. 스플린트, 플리퍼, 임시의치, 임시치아 등을 디자인한 STL 파일을 이용하여 3D 프린터로 출력할 수 있다.
4. 출력한 기공물을 제조사에서 권장하는 시간 동안 세척하고 후경화시킨 뒤 후가공(support 제거 및 finishing, polishing)을 할 수 있다.
5. 임플란트 수술을 위한 가이드 제작을 위해 구강 스캔 데이터와 CT 데이터를 추출하여 기공소로 보내고 기공물을 관리할 수 있다.
6. 3D 프린팅으로 제작된 기공물과 밀링 방식으로 제작된 기공물의 장 · 단점을 기술할 수 있다.

참고문헌

- 김려운, 장근원, 허유리, 손미경. 치과 디지털 인상의 이해와 적용. **대한치과재료학회지 41**(4) : 253~261, 2014
- Kim, Jae-Hong. Accuracy of full arch digital model obtained from rendering-based intraoral scanner(IOS) : An example of CS-3600 system. *Journal of Technologic Dentistry 2020; 42*(1): 17-25
- Kim, Busob, Kim, Jungho. Comparison of the accuracy of domestic dental intra-oral scanner(e-scanner) and model scanner. *Journal of Technologic Dentistry 2019; 41*(2): 53-61
- 3D프린터는 어떻게 동일한 레이어에 여러 색상을 인쇄합니까? (longshengmfg.com)
- 치과용 3D 프린터에는 몇 가지 종류가 있나요? 차이점이 뭐야? - Dental Resin 3D Printer -Purple Dance
- https://smart.science.go.kr/upload_data/subject/print/pdf/3DPRINT_E08.pdf
- DLP 3D 프린터란 무엇입니까? FacFox 3D 인쇄 서비스 - Makeit Technology | (주)팩폭스
- 3D프린팅 5가지 방식 총 정리! - FDM,
- 커뮤니티 〉 SLA 방식과 DLP 방식의 차이점
- https://blog.naver.com/brave1979/222540810777
- https://www.google.co.kr/url?sa=i&url=https%3A%2F%2Fko.aliexpress.com%2Fi%2F4000253172008.html&psig=AOvVaw0yEEoQ9pMqH4nvTzKaHUoW&ust=1744980147692000&source=images&cd=vfe&opi=89978449&ved=0CAMQjB1qFwoTCIDLmpmM34wDFQAAAAAdAAAAABAE
- https://www.oldhookdental.com/dentures

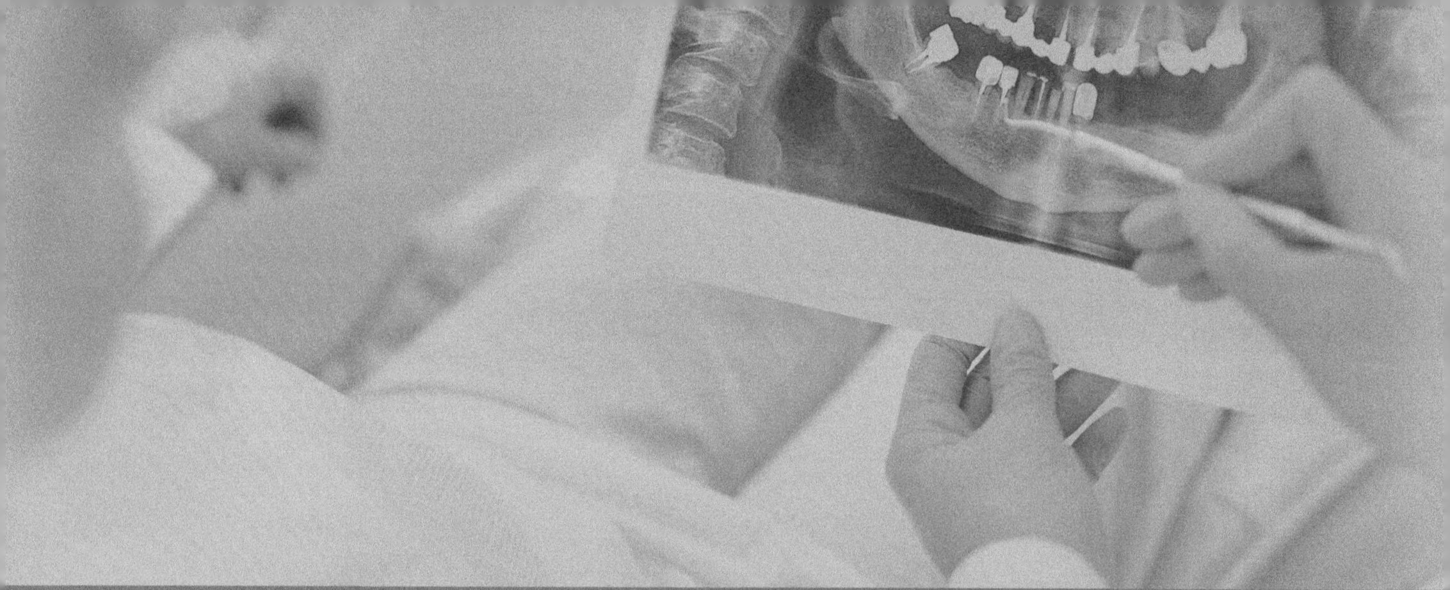

찾아보기

- 한글
- 영어

한글

영어

쉽게 배우는
디지털 치의학

2025년 7월 30일 초판 인쇄
2025년 8월 5일 초판 발행

저 자 하석민 · 김지현 · 백채환 · 이재성 · 정명진 · 한지상
강정인 · 김지영 · 윤경옥 · 윤미숙 · 이승훈 · 장지언
정명희 · 정임희 · 정화영 · 조세림 · 지민경 · 최규영
최미숙 · 최혜정

발 행 인 최경희 외
발 행 처 도서출판 의학교육
등록번호 제2013-114호
주 소 서울시 영등포구 영중로 138-1(영등포동 8가 80-2) 드림프라자 B-901
Tel 02) 2637-4806, 4863 Fax 02) 2637-4807
홈페이지 www.medipub.co.kr
E - mail okpress1208@naver.com
정 가 40,000 원
I S B N 979-11-6127-278-8 93510